医学与护理学发展史

主　编　甄　橙
编　委　（按姓氏汉语拼音为序）
耿笑微
郭记敏
唐文娟
夏媛媛
甄　橙
甄雪燕

北京大学医学出版社

图书在版编目（CIP）数据

医学与护理学发展史/甄橙主编．—北京：北京大学医学出版社，2008.9

ISBN 978-7-81116-607-1

Ⅰ．医…　Ⅱ．甄…　Ⅲ．① 医学史－医学院校－教材 ② 护理学－医学史－医学院校－教材　Ⅳ．R－09

中国版本图书馆 CIP 数据核字（2008）第 108317 号

医学与护理学发展史

主　　编：甄　橙

出版发行：北京大学医学出版社（电话：010-82802230）

地　　址：（100191）北京市海淀区学院路 38 号 北京大学医学部院内

网　　址：http：//www. pumpress. com. cn

E - mail：booksale@bjmu. edu. cn

印　　刷：北京地泰德印刷有限公司

经　　销：新华书店

责任编辑：吕晓凤　**责任校对**：金彤文　**责任印制**：张京生

开　　本：787mm×1092mm　1/16　**印张**：17　**字数**：427 千字

版　　次：2008 年 9 月第 1 版　2008 年 9 月第 1 次印刷　**印数**：1—3000 册

书　　号：ISBN 978-7-81116-607-1

定　　价：36.00 元

本书由
北京大学医学部科学出版基金
资助出版

前 言

医学是一门实践性、社会性和服务性都很强的应用学科，医学实践的主体人群是医生、护士和病人。医学职业的特殊性限定了医生要与形形色色的人，尤其是与身体不适的人接触，而人是有多种情感的高级的社会生命体，因此特殊的服务对象注定了医学实践是一个错综复杂的过程。在医疗活动中，除医生之外，护士也是非常重要的群体。护士的积极参与和恰当护理，对于病人树立战胜疾病、恢复健康的信心大有帮助。因此，护理工作与医疗实践密不可分，护理工作不容忽视。

护理工作是一项平凡而崇高的工作。现代护理学的创始人南丁格尔曾说过："护理工作是精细艺术中之最精细者。"护理学作为一门独立学科在医学体系中的确立，是医学发展史的巨大进步。

自20世纪30年代以后，我国的医学史研究逐渐开展起来，陆续建立了一批专业的医学史研究队伍，成立了医学史的专门研究机构，在大专院校中开设了医学史课程，但遗憾的是这些活动均以中国医学史研究为主，而且在有限的西医史研究中很少涉及系统的护理学发展史的研究。在多年的医学史教学和科研的实践中，我们越发深刻地感受到开展护理学史研究的重要性。护士是医生和患者之间相互沟通的重要环节和纽带，但是护士的作用常常被忽略了，护理工作没有得到应有的重视，护理学在医学发展史中曾经发挥的重要作用没有得到充分肯定。实际上，如果能够充分发挥护士的主观能动性，护士可以协调医患之间的许多冲突，这样医患矛盾可能会减少，甚至可以化解。

基于以往编写医学史教材的经验，本教材立足于历史的视点，述说医学与护理学的创建，阐述医学与护理学的关系，在历史的长河中品味医学与护理学的发展。既述古今，也说中外，回顾历史，反思现实，展望未来，试图用历史的事实启发我们应该如何做医生、如何做护士、如何做病人，如何构建和谐的医疗环境，如何面对医疗实践中不断出现的新问题……

本教材的绪论由甄橙执笔，医药及护理的起源由甄雪燕和夏媛媛执笔；第一篇的第一章至第四章由夏媛媛编写，第五章至第七章由甄橙、唐文娟编写，第八章由甄橙、耿笑微编写；第二篇由甄雪燕编写；第三篇由郭记敏编写。柳林老师为撰写教材收集了大量的资料，吕晓凤编辑为编辑此教材付出了大量的心血，胡俊在校对文稿的过程中做了大量的工作，北京大学医学出版基金为此书的出版给予了大力的支持，在此一并表示最衷心的感谢。

毋庸讳言，编写这样一部教材是一种创新，也是一种尝试，书中的疏漏和不当之处在所难免。真诚地期待读者提出批评和指正，以使这本教材能够不断地得到改进和完善。

编者

2008年3月

目 录

第二篇　中国传统医学与护理学史

第三篇 中国近现代医学与护理学史

绪 论

一、什么是医学史和护理学史？

医学史是研究医学的发展过程和规律的科学，护理学史是研究护理学的发展过程和规律的科学。它们分别具有典型的医学和护理学的特征，同时也都具有一般历史学的特点；它们既是交叉学科，又是综合学科。

医学史不但关注医学理论和医学技术的发展演化，而且关注社会经济、文化传统、哲学思想、宗教信仰等因素对医学发展的影响。因此，医学史是通过医学与社会、政治、经济、哲学、科学、文化等的关系来研究医学的发展规律。医学史并不仅限于考察过去的人物和事件，更重要的是从历史中得到经验和启迪。医学史有很多种分类方法，如国别史、断代史、专科史、社会史、思想史、疾病史等。最简单的分类方法是将其分为医学通史和医学专科史。医学史课程是医学生了解医学历史的重要途径，主要借助医学通史的形式达到教学目的。1946年北京大学医学院（今北京大学医学部）建立“医史学科”，成为最早在我国高等医学院校开设医学史教学和科研的机构。除了因历史原因暂时将医学史课程中断外，一直将其作为本科生的必修课程，这种情况在我国高校极为罕见。1957年，卫生部委托北京医学院和中国中医研究院（今中国中医科学院）举办医史师资班，不久全国部分高等医学院校陆续开设了医学史课程。20世纪80年代以后，随着医学教育改革的深入，医学史作为一门融合医学科学和人文社会学科的交叉学科，在医学生的人文素质教育中的作用越来越受到重视。1989年，北京医科大学建立医史学研究中心，2000年北京医科大学与北京大学合并后，“中心”更名为“北京大学医史学研究中心”，成为迄今为止国内西医高等院校中唯一的医学史专门研究机构。

然而遗憾的是，即使在北京大学医学部这样的高等教学和科研机构里，护理史教育并没有得到充分重视，没有独立开设护理史课程，没有独立地进行护理史研究，因此十分必要大力提倡护理史的教学和研究。

近代概念上的护理专业是在19世纪中叶，随着现代医学的发展而产生的。护理是人类在与自然的斗争中进行自我保护的产物。护理与人类的生存繁衍、文明进步息息相关，随着社会的演变、医学的进步，护理学的内涵不断拓展。狭义护理学是指护理工作者以照料病人为主的医疗、护理技术工作，如对老幼病残者的照顾。广义护理学是在尊重人的需要和权力的基础上，改善、维持、恢复人所需要的生理、心理和社会环境变化中的适应能力，以达到预防疾病、提高健康水平的目的。护理学是科学、艺术和爱心的结合；要成为一名优秀的护士，需要具备丰富的护理知识和精湛的护理技艺。护理工作是医疗卫生事业的重要组成部分。医学的进步在客观上对护理学科提出了新要求，随着医学模式由单纯的“生物”医学模式向“生物-心理-社会”医学模式转变，护理学必须作出相应的变革，构建以人的健康为中心的护理成为现代护理学的目标。

护理学史与医学史有很多相似之处，它同样需要借助社会、政治、经济、哲学、科学、宗教、文化等关系来研究护理学的发展规律。由于护理学是医学的必要组成部分，因此研究护理学史更多地需要考察医学史的内容。从这个角度来说，护理学史可以被看作是一门医学专科史。又因为在高等医学院校，尤其是高等西医院校，常常设有护理学院，并将其视为护理学科的独立教学和科研机构，因此，护理学史的教学和科研就显得更重要和必要。护理学史可以分为护理学通史和护理学专科史。护理学专科史的研究在我国目前尚属少见，护理学通史的研究虽然有开展，但是很不系统，二者均有待深入研究。

二、为什么要学习医学史和护理学史?

医学伴随着人类的出现而诞生，源于生物本能的医疗活动，经人类的努力发展为活人之术，并继之成为人类文化的组成部分。人道主义在很大程度上体现在医疗和护理的实践中，因此无论是医生还是护士，都要对病人施以人道主义的关怀。这就要求医护人员必须具备良好的人文素质，医学史和护理学史是提高医护人员人文素质的重要桥梁。

（一）理清西方医学的发展脉络

医学的目标是解除人类的病痛、维护人类的健康。医学不同于一般科学，医学史也不同于一般科学史。西方医学与希腊哲学起源于同一时期，人类在思辨的基础上建立起对疾病、药物和治疗的符合自然规律的哲学解释。西方医学在发展的过程中，经历本能医疗、经验医疗、魔术医疗、僧侣医疗等不同阶段，直到文艺复兴以后，以人体解剖学、生理学、病理学等学科为基础，医学才有了新突破，并逐渐发展到今天的水平。现代西方医学发展迅速，器官移植、试管婴儿、基因诊断、介入治疗等诸多新技术为西方医学插上了翅膀，以至于如果中断学习，就会因为知识老化被抛在医学队伍之后。

（二）理解护理学在医学中的作用

护理是最古老的艺术之一。世界上有各种各样、不同程度需要帮助的人，病人和受伤者需要照顾，婴儿和老人需要照看；将世界上最伟大而普遍的母爱般的照料给予需要者，这种行为就是“护理”。

在最原始和本能的照顾中，不存在护理、医学或科学之间的区别。虽然古代留下很多关于医疗的记载，但几乎找不到关于护理的记载。这是因为人们只重视医疗救助行为，而没有重视普遍的医疗照顾；只注意记录那些与众不同的或令人震惊的事件，却忽略了那些貌似平凡、司空见惯的关怀与照顾。但是，无论怎样仍然可以从大量的医学史文献中找到护理学发展的踪迹。

护理学是一门年轻的科学，在我国的情况更是如此，但是学科年轻并不意味着不重要。回顾医学和护理学发展史会发现，在医学形成的早期阶段，护理远远比医疗更重要，而且在现代的医疗活动中，护理也是不可忽视的环节。

（三）理解中西医学和中西护理学的差异

在研究视角、研究方法、医学理论、治疗原则等许多方面，中、西医学的观点并不相同。比如西医学从物质一元论的观点出发，应用还原论的分析方法，而中医学从气的一元论观点出发，应用整体论的方法；西医学强调祛除病灶的治疗，而中医学强调辨证调节。

医护一体是中西古代护理的共同特点。19 世纪以前，世界各国都没有护理专业，但已具备护理思想。如希波克拉底指导患者漱洗口腔，提倡精神病患者欣赏音乐，肾脏病患者注意饮食，从现代医学的观点看，这些都是有益于病人康复的护理活动。在中国传统医学中并无“护理”两字，但中医学“三分治，七分养”的治病原则包含了护理原则。历代名医在他们的著作中，不仅介绍治病方法，也总结养护手段，凸现了医护的紧密结合。西方古代护理与宗教的关系非常密切，僧侣和修女承担了大量的护理工作，中世纪以前的护理处于家庭护理和经验护理的阶段。生物医学的发展和医院医学逐渐成熟，为近代西医护理学的形成创造了条件，也使中西护理的差异日益明显。

由于中国传统医学始终保持医护统一的特殊性，因此中医护理学没有形成独立的分科。伴随着西方医学传入中国，护理作为一门独立的学科逐渐在中国得到确立和发展。

三、怎样学习医学史和护理学史？

（一）储备多学科知识

医学史是考察医学的历史，护理学史是考察护理学的历史。在这些过程中，需要思考疾病的历史变迁、护理活动的时代特点、医学技术的发展变化、医护理论的不断更新，需要借助历史、哲学、宗教、社会学、伦理、法律等多学科的知识评价医疗和护理活动在人类社会生活中的重要作用。力争依据史料，借助思维，回顾过去，展望未来，对医学与护理学的发展作出较客观的评价。因此无论是学习医学史还是护理学史，较广博的知识都是必须的基础。

（二）掌握辩证分析的哲学方法

历史的魅力，在于超越时空的限制，重新展现事物发展变化的本来面目。不仅需要借助可靠的史料尽可能地揭示历史的真实，更需要通过哲学层面的分析，描述医学和护理学发展的轨迹，分析发生各种变化的原因，预测可能出现的种种问题。在医疗和护理的问题上，不讲整体不行，只讲整体也不行；不研究局部不行，只研究局部也不行。因此研究人体科学必须运用辩证的方法以克服还原论方法的不足。所以学习一些哲学知识十分必要。

（三）力争收集完备的史料

利用目录、文献索引、网络资源去寻找有价值的信息，这是研究工作的初步。史料分为直接史料和间接史料。直接史料包括医学著作、刊物、报告、法规、手稿、遗物等。间接史料包括史书、文艺著作、美术作品、评论等。运用史料要注意辨析取舍，通过一定数量的阅读，对史料进行分析、比较、判断、综合，形成对某些问题的基本看法后，梳理思路，以便进行深入的研究。

（四）做一些必要的实地考察

耳听为虚，眼见为实，实地考察对学习医学史和护理学史很有帮助。医史学家李涛教授曾经到陕西耀县调查孙思邈故里，见到千金宝要的石碑和当地的石柱，由此联想到石刻工艺与医学推广的关系；到华佗的故里考察，看到当地老人的相貌特征，从而悟出历代名人画像中的华佗确有根据。这些实地考察为医学史研究提供了佐证。博物馆文化是历史文明的再现，参观医学博物馆是学习医学史和护理学史的不错选择。例如真纳故居博物馆可以使我们身临其境地感受到乡村医生的平凡与伟大，南丁格尔博物馆使我们可以体验到她为护理学发展作出的杰出贡献，弗莱明实验室博物馆可以让我们认识到青霉素对于战胜细菌的重要性。

（五）重视中国近现代医学史与护理学史的研究

近代以来，中国的医学和护理学都取得了突飞猛进的进步。但以往的研究似乎过多地强调了古代史，忽视了近现代史研究。2008 年 1 月卫生部陈竺部长在全国卫生工作会议上指出，2008 年要切实抓好五个方面的工作：一是稳步实施医药卫生体制改革；二是实现新型农村合作医疗制度全面覆盖；三是将加强社区卫生服务工作作为今年的重点任务；四是继续完善公共卫生服务体系，抓好重大疾病的防治工作；五是加快发展中医药事业。这些卫生系统的新举措、政府的新思想、卫生工作的新方向也应该成为医史学者关注的重点。

当前我国护士的职责不够明确。多数情况下，护士仅仅发挥执行医嘱的作用。湖北省卫生厅一官员说，护士在一天中大大小小的工作有 104 项之多，其中 1/4 的工作为非护理专业的内容，协助医生诊断治疗的工作很少，由此导致护士对职业产生厌倦，感受不到护理工作的价值，这种恶性循环阻碍了我国护理事业的发展。2008 年 1 月 23 日，国务院总理温家宝主持召开国务院常务会议，审议并原则通过《护士条例（草案）》。该条例指出：护士是医疗卫生专业队伍的重要组成部分，护理工作直接关系医疗安全和肉体健康。条例草案对设立护士职业注册制度、护士的权利和义务、优秀护士的表彰和奖励等作了明确规定；草案还规定了医疗机构在保障护士权益、加强护士队伍建设中的责任。随着当前医疗卫生体制的改革、社区医学的发展、医疗技术的发展以及医学回归人文的需要，护士的作用越来越重要。相信随着我国经济社会的发展以及“护士条例”的推出，护士的社会地位将不断提高。

四、如何评价和应用医学与护理学发展史？

医学史和护理学史对于医护人员掌握具体的临床技能和实验室技术似乎没有直接的联系，但是它可以启迪我们去思考医学和护理学的重要事件，分析著名医学和护理学人物的思想，评说医学和护理学的进步，评价医学和护理学对社会的影响及社会对医学和护理学的需求。学会独立思考，拥有批判精神，是学习医学史和护理学史的核心之一。

（一）认识发展过程，把握发展方向

唐太宗曾说：“以铜为鉴，可以正衣冠；以史为鉴，可以知兴替；以人为鉴，可以明得失”。因此历史不仅仅是研究过去的事件和人物，历史的现实作用是不容忽视的。在某种意义上说，历史是一门古老而又充满生机的年轻学科，有时历史学对现实的意义是任何其他学科所不能代替的。医学史和护理学史同样具备这个特点。

人类进入奴隶制社会以后，随着生产力的发展和认识能力的提高，一些人开始对自然现象进行思考，于是产生了朴素的自然观念。当试图用哲学思想来解释医疗经验时，产生了“医学”。在西方古代有希波克拉底提出的“四体液学说”，在中国有“阴阳五行学说”，在印度有“地、水、火、风”四大学说。欧洲的中世纪被称为“黑暗时代”，神学渗透到一切领域，医学掌握在僧侣手中，笼罩在宗教神学之下的医学陷入停滞状态。文艺复兴以后，西方医学以人体解剖学为基础，先后建立了生理学、病理学、病理生理学。随着诊断技术的进步，临床医学发展起来。20 世纪抗生素的应用和外科手术的发展，使人类迎来医学的新时代。20 世纪中期以后，人们开始关注影响人类健康的心理和社会因素。1977 年美国医学家恩格尔提出了“生物-心理-社会”医学模式。21 世纪医学将朝着整体化、综合化、多元化方向发展，基因组医学将成为新世纪人类医学的研究主流。

对护理学而言，职业护理从朴素的家庭护理和生活护理发展而来。欧洲中世纪并不是护理的黑暗时期，相反，它为护理学的发展提供了契机。宗教的力量促使大批僧侣、修女担当了护士的工作。19 世纪以后，医院医学的迅速发展为护理学成为一门独立的学科奠定了基础。南丁格尔的杰出工作确定了护理学的职业地位。20 世纪医学模式的转变，向护理学提

出了新要求。21世纪的护理学也将向着多元化的方向发展。

（二）总结经验教训，推动学科发展

以解剖学发展为例，古罗马医学家盖仑曾被尊为解剖学权威，他的解剖学经验主要是基于动物解剖的结果，应用到人体中难免发生许多错误。但由于他的权威地位，使他的学说延续了千年之久。欧洲文艺复兴运动的来临，意大利科学巨匠达·芬奇实现了从艺术到解剖的追求。在对盖仑的经验进行继承和对其谬误进行批判的基础上，16世纪比利时解剖学家维萨里建立起真正的人体解剖学，终于结束了盖仑的错误时代。在纠正前人错误的基础上，人体解剖学奠定了近代西方医学的发展基础。

（三）明确医护责任，提高自身修养

学习历史是提高人生修养的最佳途径之一，学习医学史和护理学史是培养医护人员和医学生道德情操的最佳手段之一。学习医学前辈的高尚品德，明确自己肩负的责任，有利于年轻人早日成才。20世纪80年代改革开放以后，医学史的桥梁作用日益凸现，不仅成为从基础医学到临床医学的桥梁，也成为自然科学和人文社会科学之间的纽带。90年代后，随着素质教育的提倡，医学史成为医学院校人文素质教育的重要内容。

德国柏林大学胡费兰德（Hufeland）教授曾说："医生活着不是为了自己，而是为了别人，这是职业的性质所决定的。不要追求名誉和个人利益，而要用忘我的工作去救活别人，救死扶伤，治病救人，不应怀有其他目的。"这句话充分体现了医学人道主义精神。选择了医学就等于选择了奉献。不仅医生需要奉献，护士也需要奉献。护士不仅要让病人感觉到关爱与照顾，更要让病人感觉到"美"，这种美不仅指形象的美，还包括谈吐、举止、发自内心的微笑，这就是素质。

虽然学习医学史和护理学史似乎不能直接帮助学生提高临床医护技能，但经过历史的文化熏陶，可以增加医学人文情怀，提供医学与护理学发展的全方位视图，进而比较全面地把握医学与护理学的技能和全面发展的前景。

医药及护理的起源

提要：伴随着人类的出现，原始的医药活动也开始了。原始社会是人类社会最低级的形态，人类对于自然界的了解十分有限。这时的医药卫生知识还处于萌芽状态，不可避免地混杂着许多谬误。即使如此，人类的全部医疗卫生经验还是从这个时期开始了。人类在生产生活中的经验、发现、发明奠定了医疗卫生和护理知识的基础。

一、人类的起源

要探讨医药的起源，必须从人类的起源说起，因为医药和护理的活动是伴随着人类的出现而产生的。

（一）人类起源说

关于人类诞生的地点，存在单一起源说与多地区起源说。单一起源说认为现代人是在非洲形成的，大约在15万～30万年前（一说78万年前），现代人类走出非洲迁移到欧亚大陆，取代了原先生活在非洲的直立人。20世纪80年代以来，分子生物学家运用分子遗传学方法，通过基因检测，证明世界各地人种是单一的统一体，现代人类祖先的基因库起源于非洲。多地区起源说认为现代人是在亚、欧、非等地各自独立出现的。贾兰坡院士主张亚洲起源说，认为青藏高原是人类的诞生地。近年来，我国一批学者认为，由于印度板块向欧亚板块的碰撞，导致青藏高原强烈抬升，造成特殊的生态环境，迫使猿人改变生活习性，逐步向人类过渡，随后迁徙到云、贵、川和南亚一带。近几十年来在这些地区发现了震惊世界的不同时期猿人的化石，从上千万年前的开远森林古猿到距今800万年的禄丰古猿、到170万年前的元谋人以及陕西蓝田、四川大荔、四川巫山、安徽和县、广东马坝、南京汤山、湖北郧县、广西柳江、辽宁金牛山等几十个古人类化石地点。1977年在江苏双沟发现1000万年前的双沟醉猿，在安徽繁昌发现200万～240万年前人类活动的踪迹。90年代在江苏溧阳上黄、山西垣曲发现4500万年前中华曙猿化石。人类学家认为，在中国大陆所发现的各个年代的人类化石建立了一条人类发展的进化链，这些发现为人类起源亚洲说提供了佐证。法国古生物学家伊夫·科庞也认为亚洲的现代人与亚洲古人类之间确实存在连续演化关系。但是我国学者周国兴认为，曙猿是人类及其近亲猴子、类人猿的共同祖先，这种化石与人类起源没有直接关系。因此，要确立中国起源说，还需要更多的、系统的化石证据。

（二）古猿变人说

从近几十年发掘出来的化石资料分析，人类的演化呈现枝杈繁多的灌木丛样结构，也就是原始人与进步的人类出现同时存在的现象。古人类学家认为生活在距今500万年的南方古猿才是人类的直系祖先。古猿从树居生活下到地面，随后出现四肢分工进而到直立行走。古猿是使用天然物质进行觅食和防卫的，这期间经历了千万年时间才逐渐进步到人工制造工具的时代。长期以来，人们认为劳动是促进古猿变成人的决定因素。当代学者认为，古猿变成人，有自然环境因素，也有自然选择、遗传变异等生物学因素，还有社会群体劳动等社会因素，是众多内外因素综合作用的结果。人类演化过程中经历了南方古猿、能人、直立人、早期智人（古人）和晚期智人（新人）多个阶段。

南方古猿是处于从猿到人的过渡阶段的猿人，是一群社会化动物，他们能用手从事各种活动，使用自然物进行劳动，脑容量在450毫升以下，已具有初步意识，萌发了初步的“自觉能动性”。猿人约生活在200万年前，脑容量已达到700～800毫升，已经开始使用和制造工具，在人类进化的分类过程中处于人属地位。人与动物的区别是人能制造工具，人类开始制作的石器工具是一些稍经敲打制成的简陋石器。旧石器时代的石器，大体可分为尖状器、砍砸器和刮削器三类。北京猿人已能根据不同用途制成不同类型的石制工具。我国发现的古人化石有广东的马坝人、湖北的长阳人、山西的丁村人，当时已进入旧石器时代中期，丁村人制造的石器已有明显的专业分工，形成了一种大型的以厚尖状器和砍砸器为主体的石器文化。我国发现的新人化石有广西的柳江人、四川的资阳人、内蒙古的河套人和北京周口店的山顶洞人，当时已进入到旧石器时代晚期。这时期石器的主要特征是用窄而长的石针制成各式各样的工具和武器，制作的工具有矛和标枪、渔叉和渔钩以及有针孔的针。当时骨器有了相当大的发展，在山顶洞人遗址发现一端带孔的骨针，表明他们已能用兽皮缝制衣服。到了中石器时代，普遍使用细石器，出现了复合工具和弓箭。新石器时代以磨制石器及陶器的发明与应用为标志，磨光石器的形状多种多样，石器更加规整、光滑、锋利。当人类进入定居的农业和畜牧时代时，出现了社会分工。大约距今五六千年前，中国已经进入父系氏族社会。到原始社会末期，生产力发展到一个新阶段，人类的劳动所获有了剩余，私有制便应运而生，氏族成员之间的财富分配出现不平等的现象，引起社会矛盾的激化，最终导致原始公社的解体，人类进入到阶级社会。

二、早期的医疗活动

(一) 工具制造与早期的医疗活动

石器不但是生产劳动的工具，也是最早的医疗器械和外科手术工具。我国古代文献即有“以石刺病”的记载。早期，先民们用砭石来热熨、按摩、切割痈肿、放血、叩击体表。石器时代先民们也曾应用骨针、竹针放血排脓。据考古发现，从旧石器到新石器时代，在欧洲、非洲、南美洲、北美洲和南太平洋区域的许多岛屿，均发现史前时期的钻孔颅骨，有的甚至出现多到5个单独的颅骨切开孔。1995年我国考古工作者在山东省傅家村大汶口文化遗址发掘了一个颅骨，经碳元素年代分析，证实该颅骨已存在5000年之久，在颅骨顶端偏右处有一较为规则的圆洞，直径为31毫米×25毫米，周边有十分明显的骨组织生长愈合的痕迹。此外，在青海省民和县的阳山墓地发现了4000年前颅骨穿孔标本。考古工作者在河南、黑龙江等地均发现三四千年前带有规则圆洞的头骨，经过研究分析，这些带有圆孔的颅骨证明这些患者实施开颅手术后仍存活过一段时间。试想在远古时期，被实施开颅术的人若想继续生存下来，必然要得到特殊的照顾。因此，在原始的医疗活动中，护理病人的工作必然是不可缺少的。

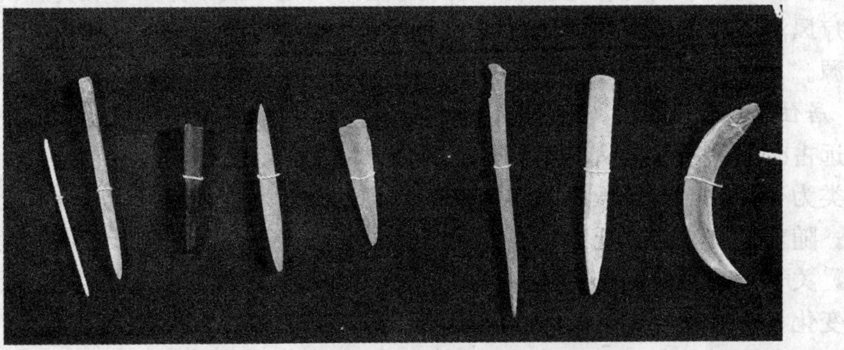

图1　骨针、骨锥、骨簇（新石器时代）

(二) 火的发明与医药

人类在距今200万年前的早期猿人阶段就已经知道用火。我国考古工作者在西侯度文化地层中，在元谋人、蓝田人、北京人遗址中，均发现了使用火的遗迹。在非洲肯尼亚切索旺扎（距今140万年）发现最早的炉灶遗址。在旧石器时代中期的早期智人阶段，人类发明了人工取火的方法。击石取火可能是最早的人工取火方法，钻木取火可能和击石取火的历史一样悠久。

人工取火对于人类自身的进化、健康的维护和最终脱离动物界有着至关重要的深远影响。火的发明和使用，使人类可以征服黑夜、严寒和野兽侵袭。用火取暖，使人类可以迁移到寒冷地区，扩大了生存空间；火可以驱赶猛兽、围歼野兽，减少了动物对人类的侵袭；火可以用来协助开垦荒地，扩充了人类的食物来源。火的发明与使用，推动了人类由生食走向熟食，使难以下咽的鱼鳖螺蛤都能够成为人类的食物。火还可以对食物进行消毒灭菌，减少人类患病的可能。熟食的摄人，缩短了消化食物的过程，增进了健康，延长了寿命。熟食促进人类的体质发育与大脑的进化。

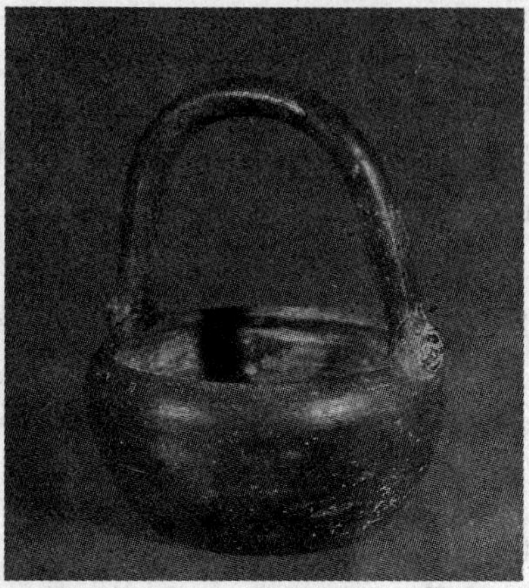

图2 新石器时代的黑陶篮（保存火种）

火的发明与应用，在人类卫生保健史上，有着极为重要的意义。火是先民们最早的一种治疗方法。当先民们受寒、腹痛、关节酸痛时，用温热的石块、草灰等进行局部热敷，这是灸熨法的起源。近代中国的鄂伦春族、藏族等兄弟民族，至今保留着在身体的特定部位进行热敷以治疗风湿病和关节炎的习惯。先民们创用的热能与药物、酒结合的方法，可作为药熨治法的起源。

（三）居住条件

早在远古时期，人类刚从动物中分离出来，仍然过着“穴居野处”的生活。在漫长的岁月中，人类为了保护自身免遭风雨和野兽的侵袭，构木为巢，栖身于树上，此即传说中的有巢氏时代。随着大自然的变迁，气温下降，巢居难以避寒，于是人类逐渐过渡到穴居。《礼记·礼运》关于“昔者先王未有宫室，冬则居营窟，夏则居橧巢”的记述，反映了人类为适应气候的变化，采取了“巢居”与“穴居”交替的居住方式。

巢居与穴居，在一定程度上是为了免遭野兽的侵害，但风雨和潮湿仍严重威胁着人们的健康。随着火的发明和工具的使用，原始人在自然面前取得了很大的主动权，开始在平坦的原野上建造房屋，改善自身的居住条件。《周易·系辞》记载：“上古穴居而野处，后世圣人易之以宫室，上栋下宇，以待风雨。”从考古发掘的遗址来看，新石器时代，人类的祖先已能根据不同的地理环境筑起不同形式的房屋。从最初的土窖、地窖逐渐发展为有墙壁、屋顶的土屋、木屋和石屋。如考古发掘出的中国西安半坡村遗址，房屋多为圆形和长方形的建筑，室内有出入门户的通道，有透光和透风的天窗。在住宅旁边还发现有20多个储藏食物的窖穴，此外还有两个用细木柱围成的圆圈，考古学家认为这可能是用以豢养家畜的圈栏。众多房屋周围在围沟之内、房舍之侧还有防止野兽袭击的深沟，有埋葬幼儿的陶罐和成人的墓地。在浙江余姚河姆渡遗址，发现了距今7000多年前的世界最早的干栏式木结构建筑遗迹，还发现一口距今约5500～5800年的人工水井。水井的出现，对改善饮水条件，减少多种疾病，促进人类卫生保健的发展，具有不可估量的积极作用。

（四）衣着的发明

在由猿到人的进化过程中，人体大部分毛发脱落，从而失去了毛发对身体的保护作用，皮肤直接暴露在空气中，导致很多疾病的产生。原始人在经历了相当长时期的赤身裸体的生活以后，出于保护自身的需要，逐渐学会了缝制衣服。他们将树皮、兽皮或者羽毛、树叶、茅草等加以简单的编织披在身上，这就是人类最早的“衣服”。《礼记·礼运》中记有“昔者先王……未有麻丝，衣其羽皮”，说明远古时期的人类，在衣着上产生了原始的文明，由裸体进步为半裸体。

到了氏族社会，随着制作骨器技术的进步，人们开始利用磨制的骨针来缝制衣服。随着生产的改进和提高，人们又发明了原始的纺织技术。在我国出土的许多新石器时代的遗址中，都曾发现有纺轮。在河姆渡文化遗址还发现有管状骨针、木刀、木棒等，有学者认为这可能是原始的纺织用机刀、卷布轴、梭子和分经木等。在江苏吴县草鞋山下层，曾发现有麻布的残片。河姆渡文化遗址还出土过一件以象牙制成的木杖端饰，外表刻有编织纹和一圈“蚕”纹图像，在孢粉分析中发现了桑树花粉，很可能6000年前河姆渡的先民已经学会了种桑养蚕。

衣着的改进，增强了人类对自然界寒暑风雨变化的适应能力，减少了由于严寒湿冷而产生的疾病，这是人类卫生保健史上的进步。

（五）药物知识的起源

早期猿人的食性与猿类相同，主要以素食为主，偶尔吃些动物类食物。早期由于人类对于自然界的极端无知和饥不择食，常会误食一些有毒的植物而出现呕吐、腹泻、昏迷等中毒症状，甚至引起死亡。经过无数次的尝试和经验积累，逐渐获得了一些辨别食物和毒物的知识。

对于早期人类来说，从中毒得到的经验知识首先应该是“此物不可食”的概念。食物与毒物的界限不是绝对的。有些食物多食也能致病，如果服食毒物适量或加工得法，也能转害为利。“食药同源”无疑是早期人类获取药物知识的重要途径。当人类进入农耕时代以后，对植物的知识有了进一步的认识，更加有意识地利用这类植物治病。继植物药之后，人类又通过渔猎活动获得动物药的知识。进入畜牧时代以后，对动物的习性以及动物药的功能又有了进一步的认识。原始社会末期，人们通过采矿和冶炼获得了矿物药知识。药物和食物不仅可以治病，同时也是人们护理身体、维持健康的好方法。

新石器时代是以磨制石器及陶器的发明与应用为其标志的。陶器使原始人的生活发生了巨大的变化，人们有了较为固定的饮水盛食器具。人们通过烹饪调制出各种可口的主食和菜肴，并发现了许多食物的药用功能；而且发现通过煎煮的方法可使生药转为熟药，由单味用药转向复方用药。

（六）酒与医药

在自然界中，凡富含糖类的物质受到酵母菌的作用后，都会自然地生成酒。畜牧时代人类将未饮完的畜奶贮于容器中，放置久了也能发酵成为奶酒。新石器时代以前，人们在无意中发现自然酿成的酒。

人类开始人工酿酒，可以上溯至距今六七千年前的新石器时代早期或中期，粮食生产的发展为酿酒提供了原料；制陶技术的进步为酿酒的发展做了技术上的准备。在距今五六千年前的新石器时代中期的遗址中，发现了大量与酒酿造、贮存、加热、饮用等有关的器具。原

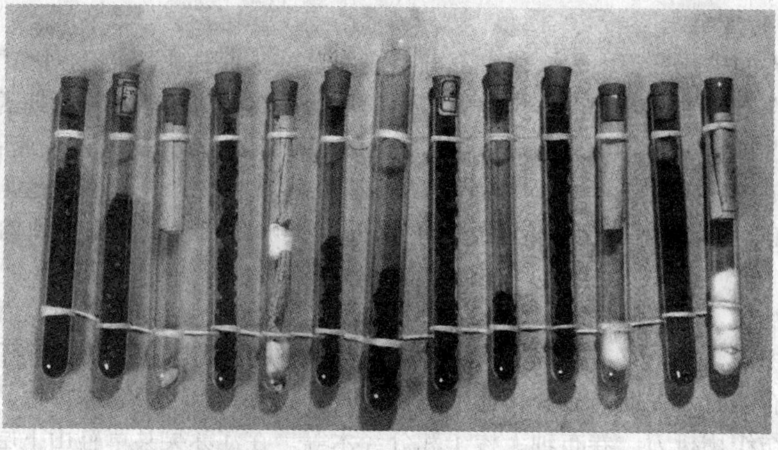

图 3 商代药材标本（河北藁城出土，桃仁、郁李仁）

始社会的酒是浓度极低的连酒糟一起吃的醪糟。1974 年河北藁城台西村商代遗址中发现制酒作坊，展示商代中期酿酒工艺已发展到相当的规模与水平。商代除酿制粮食酒外，还可能酿制果酒和药酒。甲骨文中有“鬯其酒”的记载，鬯即是一种用黑黍和草药酿制的酒。

我国的文字“醫”（医）从“酉”，可见酒与古代的医药有密切关系。《黄帝内经》记载用汤液、醪醴治病，《汉书·食货志》称“酒为百药之长”，可见其对酒的推崇。

（七）外治法的起源

远古时代，先民们生活艰苦，环境险恶，随时可遭受猛兽、虫蛇的伤害。由于生活条件极差，意外伤害较多，氏族部落间的械斗使骨折、创伤经常发生，当时人类伤亡率极高。考古学家在古人类的化石上，经常见到各种伤痕。在新石器时代人骨化石中，还见到骨质增生、骨性关节炎、口腔疾病等。

据民族学调查，处于原始阶段的民族已掌握了医治骨折、脱位和创伤的简单方法。可以做最简单的外科手术，会把坏牙拔掉，会治疗蛇咬伤、脓肿、伤风等疾病。有的民族已能采用按摩术、冷热水疗法、蒸汽浴、放血、洗肠等多种方法治疗疾病。随着生产工具的改进和与疾病斗争经验的积累，先民们甚至用石刀施行剖宫产术、断肢术、穿耳鼻术、骨固定术、阉割术及穿颅术。在这些外治的方法中，有许多起到直接的治疗作用，也有一些方法如按摩术、冷热水疗法、蒸汽浴起到调护身体、帮助身体恢复健康的作用。

三、早期的护理知识

（一）家庭形成与医疗护理

人类为谋生存，在与大自然作斗争的过程中，不断适应环境，探索克服困难的方法，历经采集、石器、渔猎、农牧等时期，积累了丰富的生活经验和生产经验。由于群居，人类繁殖的数量与日俱增，逐渐按共同祖先的血缘关系发展为最早的氏族公社，进而组成家庭的形式。

据人类发展史有关资料记载：在氏族公社时期，已有一定的劳动分工并略具社会秩序的雏形；男人狩猎耕种，女人育儿采集。随着生产力的发展，狩猎、捕鱼、耕种成为固定和持久的集体劳动。婚姻、配偶没有形成规范，儿童只知其母不知其父，母系氏族社会在女权时期应运而生。妇女除养育子女、采集、管理事务外，还是氏族的组织者，在经济生活中起着支配作用，受到普遍尊重。在世界各地许多原始人遗址中发现一些人物雕像是以女性居多。

家庭是人类的生活中心，是孕育生命的摇篮。在古代的文明国家中，如中国、埃及、印度，诸如按摩、伤口包扎、分娩、拔火罐、凉水降温、泥湿敷、固定骨折、热石止血、尸体包裹等活动都是在家庭中进行的。出于母爱的本能，女性在扶老携幼、操持家务、维护家人健康、照顾病残等方面所起的作用，日益受到人们的重视。这也是医疗护理活动的萌始。

（二）护理经验的积累

劳动促进人类大脑的发达，产生了意识和思维，人们开始自觉地积累医疗护理经验。人类在“用火”的过程中，发现身体的某一部分用火烤后感觉异常或减轻了疼痛，于是，便用兽皮、树叶、沙土烧烤后敷贴在身体的某一部位，产生了热敷的护理手段。

生活护理是早期医疗护理的重要内容，由日常生活经验积累而成，包括生活习俗、日常生活方式等很多方面。周代人们已经有了沐浴的习俗，如“头有创则沐，身有疡则浴”，认为沐浴不仅是一种清洁皮肤的卫生方法，而且是一种预防疾病、护理身体的好方法。这一时期人们还认识到疾病与环境卫生的关系，《周礼·秋官》记载：“庶氏掌除毒蛊，以攻说禬之，嘉草攻之”，人们专门采集樟科植物叶片，用来熏杀虫害病毒，早在浙江河姆渡遗址就有室内燎烤，用药草熏攻消毒，维持室内卫生。《诗经》还记有灭鼠的活动，强调不仅要洒扫庭院，还要堵鼠洞以熏杀老鼠。这些对预防传染病的流行、保护环境、避免污染有着积极意义。气候反常或季节变换，往往会引发疾病流行。对于季节性疾患或流行性疠疫患者，古代常采取隔离措施。甲骨文中有记载：“疾，亡入，亡入，疾”，说明健康人不得进入疾疫流行区域，或者患者不得进入无疫病的地方，从而防患于未然。

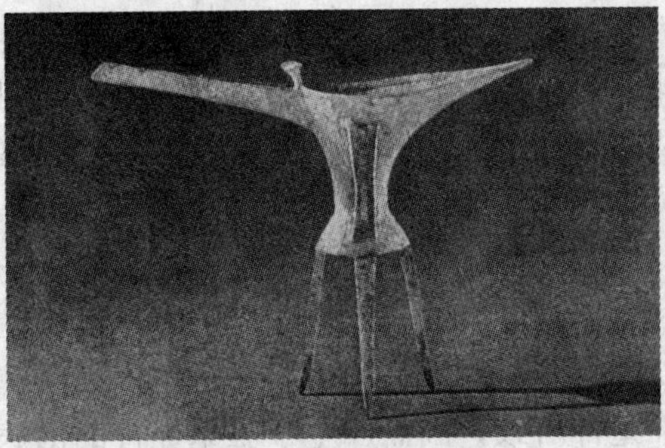

图 4　夏代饮酒器

生命在于运动的观念，早在夏商时期人们已有所认识，当时称肢体锻炼为“导引”。《吕氏春秋·古乐》记载：“昔陶唐氏之始，阴多滞伏而湛积，水道壅塞，不行其原，民气郁阏而滞著，筋骨瑟缩不达，故作为舞以宣导之。”

饮食护理方面，古人养成了许多良好的饮食卫生习惯。主张熟食“以化腥臊”，以利于灭菌消毒，扩大食物营养来源，帮助人体消化吸收。《周易》记载的“观颐，自求口实”即要把住病从口入这一关，强调进食时要细嚼慢咽，不贪食过饱。注意饮食器具的清洁卫生，借助匕、柶、勺、斗、瓒、刀、削、叉、箸等餐具进食，避免手不洁抓食而致病从口入。另外，殷墟出土的人类头骨鉴定资料表明，当时在部分人群中还有剔牙除齿间积垢的洁癖，从而保护牙齿。

(三)护理人员的出现

春秋时期,中国已经出现了专职的医生队伍,医生同时担任了护理的角色,医护不分。文献记载医缓、医和、扁鹊及其弟子子阳、子豹等都是当时著名的职业医生。

师徒相授的传统医学教育模式在周代已经形成,学徒或弟子在担任实习医生的同时也充当了助手和护理员的角色。扁鹊是春秋战国时代的杰出名医,《史记·扁鹊仓公列传》记载了他如何指导学生对病人进行针刺、热敷等医疗护理实践活动。《周礼·天官》里最早记载了中国最早的医事制度,医师之下设有士、府、史、徒等专门的医务人员,其中"徒"兼有护理照顾病人的职责。

四、宗教、巫术与医疗护理

(一)原始的自然观与宗教

有人认为,医学从其开始便与宗教和巫术有着不可分割的联系,医学起源于巫术,最早的医生就是巫师,最早的治疗就是巫术。

从考古学发掘的资料来看,迄今尚未发现旧石器时代早期有关宗教的任何实物证据。北京猿人时期也未形成宗教观念。旧石器时代中期以后,人类在强大的自然界面前,仍然显得软弱无力,只得在自然现象和自然事物的背后寻找某种超自然的力量,从而把自然现象神化并加以推崇,于是产生了宗教观念。在欧洲旧石器时代中期尼安德人的遗址和北京周口店山顶洞人的遗址中,均发现埋葬死者的墓葬。埋葬死人是灵魂崇拜的一种表现形式。随后在欧亚各地的旧石器时代晚期的遗址中,均发现宗教的遗迹。

人类最早的宗教是自然崇拜。当人类对强大的自然力量无法制驭时,遂把那些与人类最有影响的自然物、自然力或对人类生活有利害关系的自然现象奉为崇拜对象。动植物崇拜或图腾崇拜,是先民们相信人与某种动物、植物或无生物之间有某种特殊关系的证据,于是把这些对象加以人格化或神化。灵魂、祖先和鬼神崇拜是人类对自身精神活动和机体活动的无知以及对梦和生死的错误认识造成的。偶像崇拜是灵物崇拜的发展。后来,人们的抽象力进一步提高,把原有各种神灵作用集中于一神之身。

(二)原始宗教对医疗护理的影响

医疗护理从其形成的时刻起,就在病理观念和医疗方法上打上了宗教的烙印。

原始人认为,人之所以能活着是由于灵魂寄居在身体内;灵魂一旦离开躯体就会产生疾病,甚至死亡。疾病是由于鬼神所致,因而产生了驱鬼媚神的治病方法。在氏族社会中,出现了专门管理宗教仪式的人,如祭司、僧侣和巫师等。他们成为人和鬼神之间的调停者,采用禁咒、祷告、献祭、招魂等方法,给人禳灾祛病。

巫医的产生和巫术的盛行,是人类历史发展到一定阶段的产物。因为人们不能解释疾病的原因,遂将病因归之于神灵鬼怪的作祟,企图通过卜、筮诸法寻求征兆指示,通过超自然力的方式祈求祖先的宽恕和神灵的保佑,以禁咒、符箓来驱除鬼魔。这一时期的医疗护理方法和卫生习俗无不蒙上原始宗教和巫术的色彩。如用催吐药或泻下药是为了驱除体内的魔物;烧毁疫疠病人的衣物是为了消除恶魔,防止疫病传播。

宗教巫术是人类历史中出现的文化现象,是原始人对人和自然关系的一种认知和探索,也是先民们最初的理性思维方式。在古代,巫术疗法曾是医学构成的组成部分。中国古代曾把医写成"毉",表明巫术曾经在某个时期中渗透到医疗活动中来。原始宗教产生之初,尚没有专业的巫师和巫医。新石器时代晚期，由于生产力的发展，有了剩余产品，出现了社会分工，从而产生了专事祈祷、祭祀的巫师。巫师除从事宗教活动外，又参与政事活动，他们掌握某些医药知识，以巫术为人治病，从而造成医巫相混的局面。历史上确有一个阶段医学为宗教巫术所控制，但即使在巫师占统治地位的年代，民间仍保留有许多朴素的医疗经验。巫师们所采用的医疗方法，主要是人们在与疾病斗争实践过程中积累的知识。

自从有了人类，就有了人类的医疗和护理活动，医药和护理知识是人类在生产劳动和疾病斗争的实践过程中积累起来的，随着生产力和生产工具的不断提高和改进，人类的医药护理知识也得到不断的发展与进步。

思考题

1. 火的发现对医药卫生的贡献。
2. 药物的治疗效用是如何发现的?
3. 怎样理解医学起源于实践?
4. 家庭的形成对护理产生哪些影响?

第一篇　世界医学与护理学史

第一章　文明古国的医学和护理

提要： 原始社会末期，私有制和阶级出现，原始公社瓦解，国家产生，人类进入到奴隶制时期。在奴隶制社会中，社会分工进一步扩大，出现了兼职或专职医生，实践中积累起来的医疗和护理经验日益增多，并把对自然界观察所得的一般理性知识直接用于解释人体的生理现象和疾病现象，形成了早期的医学理论。在古文明的发源地，医学和护理活动日益发展起来。

一、古埃及医学与护理

（一）古埃及的文化和自然科学

古埃及气候炎热，纵贯境内的尼罗河每年定期泛滥，洪水退后留下肥沃淤泥，有利于作物生长。因此，埃及人把肥沃土地称为“尼罗河的赠赐”。

公元前4000年前后，埃及南北出现了两个奴隶制王国。公元前3100年前后，上下埃及统一。公元前332年亚历山大征服埃及，延续了3000多年的古埃及在刀光剑影下终结。

古埃及文化发达，公元前4000年发明了原始象形文字，多用于铭刻。祭司体文字和民书体文字一般写在纸草上。许多古埃及文献（包括医学史料）多以纸草书形式保存下来。此外，古埃及王国中宏伟的金字塔及神庙的建造、第一部太阳历的发明、木乃伊的制作都反映了古埃及人在天文、数学、物理、化学以及医学等方面的成就和创造力。

埃及地处亚、非、欧三大洲的交汇地带，自古交通位置重要，和西亚及爱琴海地区很早就建立了联系。埃及的地理位置，使其在文化交流上有着特殊地位，其医药文化对东西方产生了深远的影响。人们可以从考古学家在埃及发现的一些纸草文中窥测古埃及医药文化的概貌。

（二）纸草文中的医药记录

史密斯纸草医学文献，全名称为《埃德温史密斯外科纸草书》（Edwin Smith Surgical Papyrus）。该文献抄写年代可能在公元前21世纪—公元前16世纪。文献中主要记载了48个外科病例。此外还记载了火棍疗法、冷敷疗法、外科手术、药物治疗等治疗方法。史密斯纸草医学文献所反映的资料表明，古埃及医生对人体的解剖、生理、病理等已有了一定的认识，认为通过切脉可知道病人心脏的情况。

埃伯斯纸草医学文献（Ebers Papyrus）是依照莱比锡大学埃及学教授埃伯斯（G. Ebers，1837—1893年）的名字命名的。该文献的抄写年代大约在公元前1552年，是一部治疗疾病的百科全书，包括内、外、妇、儿、眼、皮肤科及卫生防疫等内容，记载药物700余种，方剂877个。剂型包括片剂、丸剂、粉剂、煎剂、膏剂、栓剂、糊剂等。对生理解剖和疾病防治也有论述。

柏林纸草医药文献（Berlin Papyrus）约抄写于公元前1450年，其中一篇与埃伯斯纸草医药文献类似，另一篇为儿科病的诊治技术与用药。赫尔斯特纸草医学文献（Hearst Papyrus）约抄写于公元前 16 世纪，载方 260 首，记述了多种疾病的诊治方法。康洪氏纸草医学文献（Kahun Medical Papyrus）大约抄写于公元前 1950 年，记载了妇、儿及兽医学的内容。伦敦纸草医学文献（London Medical Papyrus），约抄写于公元前 11 世纪，记载药方 63 首。

这些纸草医学文献是直接反映古埃及医学水平的珍贵史料，展示出古埃及医药卫生文明的状况。

（三）木乃伊

古埃及人有一种宗教信仰，认为人死后灵魂离开尸体而逸去，以后还能返回并获得永生。这种借尸还魂的宗教观念，使古埃及人有了把尸体制成木乃伊保存的风俗。

公元前 16 世纪时，木乃伊的制作技术已达到颇为完善的程度。最讲究的方法是将脑髓和内脏取出后，用椰子油洗净尸体，撒上香料。头颅及躯体的内腔填以没药、乳香和桂皮等防腐剂，然后进行缝合，在苏打或盐液中浸泡 70 天，取出干燥后，涂以香膏并美容，再用亚麻布将尸体裹好。取出的脑和内脏，经过洗净和防腐处理后，分装于四个坛子内，和木乃伊一同保存于石棺中。

通过制作木乃伊，古埃及人不仅发明了防止尸体腐烂的方法，而且对人体的解剖部位的认识、外科切割及缝合包扎技术都有一定的提高。木乃伊还为人类留下了疾病的证据。从现存的木乃伊上，可以观察到一些疾病，如天花、冠心病、埃及血吸虫病、胸膜炎、膀胱和肾结石以及动脉硬化等病理痕迹，还有一些显而易见的骨骼系统的疾病，如典型的风湿性关节炎、脊椎结核、软骨病、骨折，这些疾病的证据为进行疾病史研究提供了重要的实物史料。

（四）生理、病理、病因概念

古埃及人认为呼吸对人来说具有极重要的作用，如果呼吸停止，血液就停止流动，生命就要终结。血液对人也很重要，血红的颜色曾被古埃及人认为是生命的象征。古埃及人的生产、生活与尼罗河息息相关，因此古埃及人很关心河水的季节泛滥。基于类比联想，他们把气象与河水的观察结果与人体现象联系起来，认为人体是由固体成分（土）与体液（水）组成。脉管相当于“沟渠”，体温是火，呼吸是气，体液与气流注于脉管中。脉搏则相当于河水涨落。血液则是人赖以生存的源泉。来自空气中的灵气（Pneuma）赋予人以活力。灵气与血液流注的管道乃称“气动脉”（Arteria，拉丁文 art 为“气”的意思）。灵气与血液失去平衡则发生疾病，这种灵气与原始体液病理说，对古希腊医学影响很大。

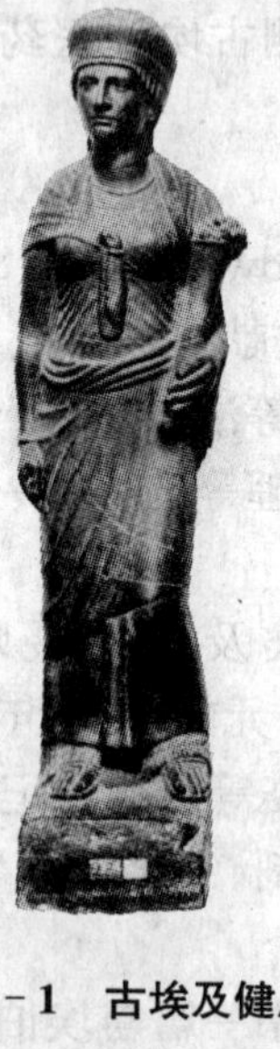

图 1-1-1 古埃及健康之神

（五）卫生法规与习俗

古埃及医学在卫生方面有很大进步，可以说已存在社会医学的雏形。

古埃及人除对尸体精心处置外，对尸体掩埋、牲畜屠宰、居室清洁、饮食、性生活、堕胎等都有严格规定。如埃及法令严禁堕胎和弃婴；规定婴儿断乳后喂牛乳，以后添加青菜；规定男孩到 14 岁要施行包皮环切术；每月定期做预防性灌肠，习惯使用催吐剂及时排除胃肠积滞物。

古埃及的卫生法规规定：要保持室内外环境清洁，注意饮食，对屠宰的动物肉要由祭司检查可否祭祀，若不合卫生要求则不许食用。古埃及医疗法规要求每个医生只能专治一种病，因此各地都有大批专病专治的医生。

古埃及医生行医受特殊法规约束，医生按经典条文医治时，如患者死亡，则医生无罪；若违背条文，则要处死。古埃及医生习业是在神庙中接受学校式的教学训练，同时也须学会祭祀、通祷文与巫书。因此，在古埃及医生构成了特殊的社会阶层，他们常得到属于祭司一类的头衔，享有显贵阶层拥有的尊荣与特权。

（六）药物与外科

《荷马史诗》中说："在埃及肥沃的大地上，生长着各种各样的草药，有的对人类有利，有的却有剧毒，那里的居民个个精通药理，为其他地方的居民所不及，因为他们是神医派埃昂的后代。"古埃及人还知道蝎、毒蛇、毒蜘蛛、蟾蜍等有毒药物的应用。法老墓室中的毒药，往往使接触法老墓室中的器物、木乃伊或翻阅埃及古书的人出现皮肤红斑、呼吸困难，被称之为"古埃及病"。

埃及人最常用的药有：蜂蜜、各种麦酒、酵母、油、枣、无花果、葱、蒜、亚麻子、茴香等；其次为没药、芦荟、莴苣、红花、鸦片和各种诱导制剂；也常用动物的脏器，如海马、鳄鱼、羚羊、鹿、各种鸟、爬虫、鱼等等。矿物如盐、铝、锑、铜、碳酸钠等也常用。通常将丸剂和栓剂用作通便及缓解疼痛之用，还用栓剂插入阴道治疗妇科疾患。更有使用催吐剂、灌肠剂、糊剂和软膏等剂型。此外还记载将金属器械烧红以止血的方法。

埃及的外科学也较发达，已有使用麻醉术和绷带的记载。埃及人所用的外科器械，最常用的是刀。最古时用石刀，其后用铜刀，更后用铁制的刀。公元前 2600 年前后，埃及人用铜制作手术刀，其锋利程度完全能够满足包皮环割等简单手术的需要。古埃及医生对浅表肿瘤、脓肿都可施行外科手术，特别是颈部肿瘤。他们用刀剃毛，切开脓肿，并摘除肿瘤。在疮疡的治疗中，详细描述了敷裹的方法：用麻布做绷带，敷以没药和蜜，如此敷裹四天。此外还有多种治烧伤的药方。

埃及医学对地中海地区的医学影响很大。公元前 6 世纪后，在希利俄波利斯的学校中，有许多希腊人、犹太人、腓尼基人、波斯人来此受业。古希腊著名的哲学家泰勒斯、毕达哥拉斯，历史学家希罗多德，医圣希波克拉底都曾来埃及游学。

（七）古埃及的护理

在古埃及，庙宇代替了医院，医生由祭司担任，寺庙里高职位的女祭司很可能扮演了护士的角色。因为女性在埃及享有更高的地位，更自由，更有尊严。虽然与现代意义上的护士不同，但护理者的职责包括给破伤风的患者喂食、包扎伤口，为病患洗澡，并为濒死者提供情感支持。作为护士的女性通常被看作是成功女性的象征。另外，在古埃及"乳母"（wet-nurse）也是护士的职责之一。当母亲由于某种原因或血统高贵无法自己哺育孩子时，就会寻求乳母的帮助。乳母享有较高的报酬和较高的地位。父母可以和乳母签订持续数年的法律文件让她来护理孩子，在此期间乳母不可怀孕。贵族家庭的乳母是人们羡慕的对象，这些有贵族血统的乳母通常嫁给高等法院的法官。

二、巴比伦医学与护理

西南亚的幼发拉底河和底格里斯河的中下游地区，地势平坦，农业发达，古称"美索不达米亚”，意指“两河之间的土地”。公元前5000年—公元前4000年，这里产生了最早的苏美尔文明。公元前2000年时，来自叙利亚草原的一支闪族阿摩利人占据巴比伦城，建立了巴比伦王国，创造了灿烂的巴比伦文化。公元前1595年古巴比伦被北方入侵的赫梯人所灭。一千多年后，西部沙漠的迦勒底人在巴比伦建立新王朝，史称“新巴比伦”，其势力从美索不达米亚扩展到地中海之滨，并和邻近的伊朗、印度、埃及发生了文化交流。公元前538年，波斯帝国推翻了新巴比伦，其后该地又受到希腊、罗马和伊斯兰文化的冲击，美索不达米亚的辉煌逐渐消亡。

（一）神话与医学

巴比伦人崇拜古老的医神，早期的医学充满神话色彩。美索不达米亚最古的医神是月亮神，掌管药草的生长，因此有些药不能见日光。植物与神有密切关系，人们认为植物有消灭恶鬼的能力，诸神能左右人和动物的生命，慈善女神伊丝达（Istar）也是送子娘娘和月下老人。公元前2000年时，两河流域的医疗活动几乎都掌握在僧侣手中，以魔术符箓来治病，符号和预言完全支配着人们的生活。马都克（Marduk）善治百病，是魔术师的祖师。宁朱尔撒格（Ningchursag）女神在医学神话中很重要，与她有关系的医神还有8个，每个神能医一种病。尼努塔（Ninurta）是医神之长，尼那祖（Ninazu）为医神之王，这些医神的标志是木棒和蛇。叫做萨善（Sachan）的蛇被作为医学的符号，并被认为富有神力。巴比伦人认为天、地、水对人的生命健康至关重要，疾病是由外来的病魔侵入引起的。

（二）医疗法规

古巴比伦第六代王汉谟拉比在位时（约公元前1792年—公元前1750年），国势渐强，他制订的《汉谟拉比法典》具有很进步的法律观念和惩罚观念，由此推知古巴比伦的医生是在一定的法律约束下行医的。《汉谟拉比法典》所载医药的条文有四十余款，约占全部条文的七分之一，是研究古巴比伦医学法律的重要史料。据法典所记，古巴比伦医生用青铜刀实行难度较大的手术，涉及法律方面的主要是外科手术、整骨、眼科手术等成败的规定。在医疗事故处理上，对发生在统治者身上的医疗事故处理严厉，而发生在奴隶和平民身上的医疗事故则处理较轻。

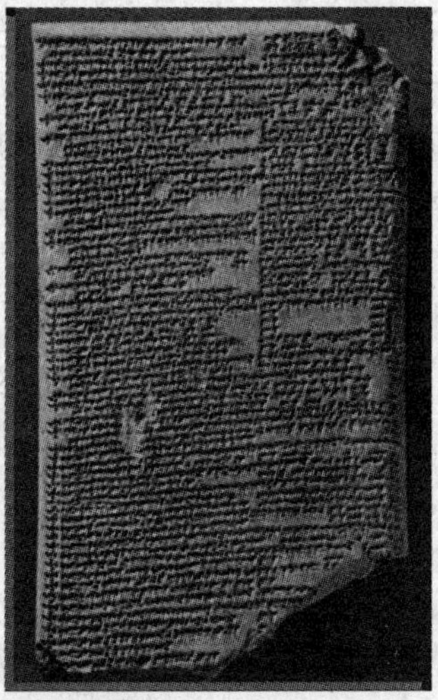

图1-1-2　泥板上的楔形文字

在《汉谟拉比法典》内，还特别严格地规定奴隶若患某些疾病，则他的卖身契可以失效，其中最常提及的两种病叫做bennu和siptu，有人考证，这两种病就是癫痫和麻风，也有人认为是其他疾病，总之是使患者不能工作的病。

巴比伦人还有这样的习俗，就是将生病的人放置于街道上，根据法律规定，得过这种病的路人应该向病人提供他们曾经患病的经验、护理的手段和治疗方法。有些处方就是这样获得的，关于疾病、医疗和护理的知识就这样逐渐丰富起来。

（三）生理与病理

巴比伦人有很发达的占星术和丰富的天文知识。他们把星辰运转奥秘、与天体现象有关的周期律用之于人。巴比伦的宗教和哲学极其相信这种掌管大宇宙和小宇宙的至高无上的规律，甚至认为人的生老病死也逃不开这种天网。从这种天体现象和生物现象之间的因果关系的朴素概念中，产生了一种与天体研究密切相关的宗教。人体的健康和疾病都与天象有关，巴比伦人把人体比为小宇宙，认为一切自然现象都会影响人体。

古巴比伦人重视肝脏，认为肝脏是人体最重要的器官，是“灵魂”的居所。对动脉和静脉有了一定认识。认为前者是鲜红的，后者是暗红的。但又认为血管与昼夜变化联系在一起，动脉管内的血液是白天的血，静脉管内的血液是夜间的血。古巴比伦人还认为心主精神，耳主意志，清新血液是长寿的要诀。

根据出土的泥板记载，古巴比伦人按照身体部位将各种疾病进行了分类，并以各种疾病症候群来观察病人。在有关医学的记述中，提到各种发热病、中风、肺痨和鼠疫，对精神疾病已能鉴别。此外，对风湿病、心脏病、肿瘤、脓肿、皮肤病及各种性病也留下记载。

（四）卫生和用药

巴比伦人注重清洁卫生，在一些古城下发掘出供水管和黏土制的排水管。这种卫生设施不仅改善了环境，而且对于减少疾病的发生也是很有好处的。法律规定麻风等传染病人要远离城市居住，反映出对传染病的一种早期隔离思想。

巴比伦人常用的药物有各种植物的果实、叶、花、皮和根等，如藕、橄榄、月桂、桃金娘、鸡尾兰、大蒜等；动物的各部分和各脏器；还有各种矿物质如明矾、铜、铁。与现代医学不同，巴比伦人还使用多种秽物，大约是出于利用秽物魇住魔鬼，促使其离开患者身体的缘故。巴比伦人也有多种丸、散、灌肠等制剂，体操疗法和按摩法也是巴比伦人常用的。

（五）巴比伦人的护理

在巴比伦，妇女的地位长期处于被征服与依赖的地位。由于帝国屈从于伊斯兰教的压制，妇女的地位就更加低下了。她们只能在家中从事照顾病患和伤者的工作。

三、古印度医学与护理

印度位于亚洲的南部，为亚细亚大陆中央南方突出的一个大半岛，在地理上，喜马拉雅山把印度—巴基斯坦地区与亚洲的其他地方分隔开来，形成了“印巴次大陆”。古印度泛指以印度河为代表的整个南亚次大陆地区，包括今印度、巴基斯坦、孟加拉国等整个南亚次大陆。

古印度第一个文明繁盛时期是哈拉帕时期，当时已有了文字符号，一般被认为是公元前3000年前的达罗荼人所创造，可惜这种文化突然中断了。大约公元前2000年代中叶以后，操印欧语的雅利安人大批从西北部入主印度。公元前1000年代中叶后，波斯人、希腊人、大月氏人相继侵入印度，从而使这里的居民逐渐复杂起来。在漫长的历史年代中，印度各族人民创造并传承了传统的医药文化。公元前3世纪，阿育王定佛教为国教，此时的印度医学逐渐发达起来，并传播到亚洲、东欧和北非。相传印度与中国之间佛教文化交流始于先秦，后汉安世高既是佛教翻译家也是名医，他曾较早地将一些佛教医学文献与印度医药学术传入中国。佛教经典中有许多关于医药卫生的内容，如佛说婆罗门避死法、佛医经、疗痔疾经、治百病的陀罗尼经、治疗白内障的金篦术等。

（一）《吠陀》与医学

公元前10世纪，雅利安人中产生了婆罗门教，其经典是《吠陀》。“吠陀”（Veda）的意思是“求知或知识”，也解释为“圣经”。吠陀是当时人的诗集，也是表现印度宗教初期最古老的文学。《吠陀》约著于公元前2000年，最初有三种，因此也称“三明”，后来增加一种，即所谓“四吠陀”。第一部是《梨俱吠陀》，也有译作《赞诵明论》，大约于公元前1500年—公元前900年陆续写成，是印度医学的起源，也是四吠陀中最早的作品，其中提到药用植物，并提及麻风病、结核病、外伤等疾病；第二部是《沙摩吠陀》；第三部是《耶柔吠陀》；第四部被称为《阿闼婆吠陀》或译作《禳灾明论》，约著于公元前七世纪，其中除讲述礼仪外，还记载77种病名和创伤、蛇、毒虫的病例以及治疗这些疾病的草药，并提到妇人病和保健术。此外还记载了兽医学以及解剖学的内容。

婆罗门各派还编辑了一些文献，称为“梵书”，这些典籍中的散载的医药卫生及保健知识，作为一种法规、习俗在社会上流传。后来续吠陀的书有《优婆吠陀》(Upaveda)，《寿命吠陀》或《阿输吠陀》(Ayurveda)，讲述了健康医疗或生命学等内容。

《阿输吠陀》中分医学为八科，成为阿输吠陀系医学的圭臬。以后印度医学家所编的医书，大致据此分类，即拔除医方，为拔除异物、敷裹绷带等外科；利器医方，使用利器治疗头部五官等病；身病医方，似今日普通内科；鬼病医方，印度人深信各种精神病是受鬼的影响；小儿方，为胎儿、幼童、产妇之治方；解毒剂论；长寿药科；强精药科。

《阿输吠陀》提出关于健康与疾病的三体液学说，是印度《阿输吠陀》医学的根基。三种体液(Prabhava)或叫作“三大”(气、胆、痰三种因素)。三者必须均衡才能保持人体的健康，其体液太过或不足，平衡即破坏，疾病由之产生。后来人们将三者称为原素(Doshas)。此外尚有7种成分(Dhatus)，即乳糜、血、肉、脂、骨、骨髓、精，一切食物均要化解为此七种成分。以后三体液学说又增加了血液，成为四体液说，但基本理论并未改变。

(二)《妙闻集》

妙闻，音译名为苏斯拉他(Susruta)，大约生于公元前5世纪，是古印度伟大的外科学家。他的著述被辑录为《妙闻集》。该著作为阿输吠陀系医学的外科学代表性典籍。书中分六篇，共186章。其中通论46章，病理学16章，解剖10章，药理学8章，治疗法40章及全身外科66章。书中记载的外科手术包括切割、截除、划痕、结石取石、摘除、缝合、整骨、穿耳孔美容术、内障切除、疝修补、鼻成形等手术，还能剖腹取胎、治疗肠梗阻、进行胎儿倒转等。并记载有脱臼的复位法以及用夹板固定治疗骨折等。当时已知道用听取骨折的摩擦音的办法判断是否骨折；注意到化脓性及非化脓性肿胀的区别；更提到中箭取出或体内异物取出法；“穿耳眼”的方法，颇与中国妇女穿耳眼的方法相似。

书中还讲述了应怎样学习医学，如第一篇第二章中述及什么样的学生适于研究医学；第九章讲到外科医学生应当以植物、动物的表皮或死动物作为实习对象，练习切开、割截、刮除、结扎、缝合、静脉切断的技术及烧灼术。

《妙闻集》中记载植物药达760种。内服药主要有吐剂、下剂、喷嚏剂。除了丰富的植物药外，动物的骨、角、脂肪、肉、血液、乳汁和蜂蜜常用于治疗。矿物类药有硫黄、砒霜、硼砂、明矾等，并广泛使用汞来治疗皮肤病、神经病及梅毒。

《妙闻集》中强调医学道德，认为“医生要有必要的知识，还要洁身自持，要使患者信赖，尽量为患者服务。正确的知识、广博的经验、敏锐的知觉及对患者的同情，是医生的四德。”

(三)印度的外科

公元前6世纪至公元前5世纪，古印度释迦族王子乔达摩·悉达多创立了佛教。佛在梵文中被称之为“佛陀”，意为“彻底觉悟的人”。佛陀本人也是医学的献身者，经常在自己的帐篷里为病人看病，佛陀的追随者认为，看护病人是宗教上的义务。由于佛教的支持，古印度的吠陀医学在寺庙中得到了发展，并使寺庙成为医学教育的中心。佛教时期印度医学最发达，佛教也将《医方明》列为应当学习的五明之一。但是，由于佛教禁止杀生，禁止用动物献祭，也禁止解剖，这给外科的发展带来严重的不利影响。尽管如此，印度外科在古代已独立发展起来。

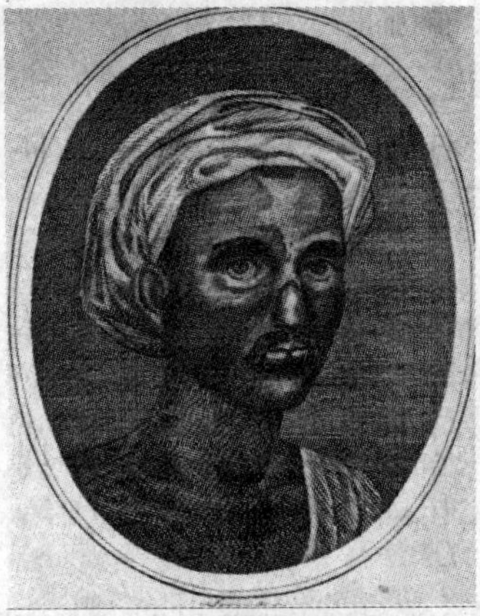

图 1-1-3 鼻成形术

印度的民间外科也很发达，最有价值的技术为鼻成形术。由于削鼻在印度是一种刑罚，也是复仇的手段，所以需要安装假鼻。《妙闻集》中说，医生拿一个树叶，按削去鼻子的大小裁剪好，然后在颊上照样子切下一块皮来，随即将此块组织安在鼻根上加以缝合，然后在鼻孔内放入两管以便呼吸。假使假鼻过大就割去，另行安装；假使太小，便将其扩大。如果耳翼等部位需修补时，也是自颊部切取组织，如补鼻一样。这些手术方法，对西方传统外科医学的影响很大。如 18 世纪英国人是从印度传统医学中学得鼻成形手术。

（四）印度的内科

阇罗迦（Chrana）是公元 1 世纪印度最负盛名的内科医学家，是古印度内科医学的奠基人。《阇罗迦集》是阿输吠陀医学典籍内科学的代表作。全书共 8 篇，计 119 章，包括通论 30 章，解剖 8 章，病理 8 章，药物 12 章，治疗术 30 章，论感觉 11 章，洁治法 12 章。记载了千余种药物，并对其形态、功效、主治等有详细论述。阇罗迦认为良药有四种特性，即药力强大、适合疾病、能与其他药混合、经久不变质。除论述临床治疗之外，《阇罗迦集》中尤注重卫生与保健，认为营养、睡眠、节食是维持健康的三大要素，并且还强调精神调摄。阇罗迦还指出，医生治病应该既不为己，亦不为任何利欲，而是纯为人类谋幸福，所以医业高于一切。这些思想曾长期影响着古印度医学。

印度医师的诊病方法，除了望诊、叩诊和听诊以外，还有闻声和尝味。在古代医学文献内记有皮肤和舌的外观及肿胀的形象，以供诊断。医生还知道糖尿病人的尿有甜味。关于疾病预后的知识尤为丰富，很确实地指出各种疾病的死亡征象，并记有病人表现的各种预后现象，如幻觉、谵妄、失眠、突然麻痹等。

印度医学认为治疗的基础是饮食法。医生知道某些植物有疗效就经常使用；医生使用放血术、杯吸术和水蛭吸血法。印度有五类治疗方剂：吐剂、泻剂、冲洗剂、油灌肠、喷嚏剂。在用这些药以前都要先用油脂。印度人的治疗法中，油脂很重要，兼用做内服和外用。

（五）卫生与保健

卫生在印度医学中占很重要的地位。特别强调沐浴，在《阇罗迦集》中，沐浴被看作一种规则：“沐浴能清洁身体，增长力气，解除疲劳，延长寿命，洗去汗液和污垢，能增长力量和生活力”。这也是人们自我护理的有效措施之一。在《妙闻集》一书中，有一整章专门论述沐浴、按摩、刷牙以及梳洗的作用。

按照《摩奴法典》，严格的卫生和经常洗涤是宗教崇拜的基本事项。只有为祭神而屠宰的动物的肉方可食用，多种蔬菜如蒜、葱和蘑菇等皆被禁止食用。主食是米和豆类。每次饭后皆需洗涤，与他人订约后需要沐浴。所有排泄物和沐浴过的水，均需立刻倾倒室外。主张常洗眼。妇女在经期和产后均有严格的卫生规定。这些措施不仅尊重了宗教的教义，而且对于身体的健康是有益的。

关于运动的价值已被认识到。瑜伽术是印度的国术之一。瑜伽的梵文原义有“统一”、“和谐”等多种含义。从广义上讲，瑜伽是一种哲学思想，认为宇宙充满了“气”，气是宇宙运动的能量；人体小宇宙也充满了“气”，气是生命攸关和充满活力的能量；生命修养在于调动潜伏于体内气之能量，达到身心合一的最高境界。从狭义讲，瑜伽是一种修炼方法，讲究调息、调心、调身，是人的精神和肉体结合的运动，以此来增进身体、心智和精神的健康。瑜伽功法和瑜伽哲学二者不可分割。瑜伽作为一种修炼方法，对于养生保健、开发人体潜能、防治多种心身疾病有效。瑜伽术源远流长，影响到东方和西方。

（六）印度的护理知识

在印度，对生命现象已经有了较深刻的认识，认为患病是身体的不协调所致，表示身体中的体液与外在的地、水、火、风和空气所构成的生物体之间存在不和谐的因素。对疾病的概念已形成以人、环境、健康为中心的概念。虽然认识到人在患病以后需要特殊的关照，但是尚未将护理活动纳入到医学中来。又因为在传统男性主宰的文化里，妇女不能外出工作，所以在古印度，对患病者的照护是由男性看护兵担任的。

对于看护者有较大寓意的记述是对于男侍者的描述，在《妙闻集》和《阇罗迦集》这两种书中记载相似。医生、病人、药物及侍者为治疗程序中的四要素，缺少良医，其他三素便失去效果。侍者必须合理地护理和服侍病人，侍者还应该具有健康的身体、冷静的头脑、愉快的举止，不背后议论他人，注意病人需要，并且必须严格地遵照医生的指导而行。在《阇罗迦集》中指出：“侍者必须心灵手巧，必须有纯洁的心身，必须掌握药物配制和调制的知识，以及对病人的忠心”。从这里可以看到古印度人已经把侍者服从医生看得很重要了，并把它作为护士的道德准则详细地加以记载。但是，在古代印度，还未能将女性的敏感、亲切、关爱、养育的特质建构于护理的工作中。

思考题

1. 埃及木乃伊中所反映的医学成就有哪些？
2. 《汉谟拉比法典》中对医疗法规的记载反映出哪些医疗现象？
3. 古印度“三体液”学说的主要内容是什么？
4. 古印度医学对世界医学的主要贡献有哪些？
5. 文明古国的医学中积累了哪些护理病人的知识？

第二章　古代西方的医学与护理

提要： 古希腊医学汇集了多民族的医药知识，这和古希腊的地理特点、发达的对外贸易、广泛的文化交流、唯物主义哲学与辩证法比较发达等因素有关。民间医药学派彼此争鸣，互相促进，特别是希波克拉底学派，形成了独具特色的古代医学体系，对欧洲以至世界医学的发展产生深远的影响。古罗马医学受到古希腊医学的深刻影响，名医辈出，学派蜂起，著述繁多，解剖学、生理学、药物学以及临床各科均有许多成就。基督教的兴起出现了西方古代护理学的萌芽。

一、古希腊医学与护理

古希腊是巴尔干半岛南部、爱琴海群岛、小亚细亚西岸古代奴隶制城邦的总称。它比现在希腊共和国的版图要大许多。早在公元前 4000 年，希腊半岛已出现了史前文化。公元前 20 世纪—公元前 12 世纪为古希腊青铜器时代史称为爱琴海文明或迈锡尼文明。公元前 11 世纪—公元前 9 世纪为铁器时代，史称荷马时代或英雄时代。公元前 8 世纪—公元前 6 世纪史称殖民时期。雅典与斯巴达成为希腊两大霸主。公元前 5 世纪—公元前 4 世纪前期，古希腊城邦由盛而衰，史称古典时代。从公元前 4 世纪晚期至公元前 2 世纪中期，希腊化的时间一直延续至公元 1 世纪，为马其顿统治时期。

古希腊医学是指公元前 12 世纪—公元 1 世纪的希腊医学，包括从氏族社会到奴隶制度瓦解时期。它的特点是汇集了多民族和地区的医药经验知识，这是由于希腊人很早就向海外移民和发展贸易的缘故。希腊人的活动遍及爱琴海诸岛和小亚细亚沿岸、整个地中海沿岸，包括南意大利、西西里岛、非洲北部以及今日的法国马赛、部分西班牙地区、黑海北岸等地。这就使古希腊有可能吸收并与多民族的医药知识相融合。黑格尔曾经说过，东方世界是希腊世界的基础。正是古希腊人从美索不达米亚、埃及、印度等文化圈中汲取了文化知识，从而创造并充实了自己的文化。古希腊医药文化是西方医药学之滥觞，在医学史上，它穿越时空，传播到世界各地。

（一）古希腊的医药卫生文化

1. 荷马时代的医学

古希腊文明最早产生于克里特岛。公元前 11 世纪—公元前 9 世纪，古希腊各部落大迁徙，《荷马史诗》成为重要的文化遗产。

充满大量史实的《荷马史诗》是记载早期古希腊医学思想发展和医业实施的重要文献。在《荷马史诗》中记述了瘟疫、战伤、眼病、妊娠病、精神催眠法、止疼止血等医疗经验，反映出古希腊人已具有较丰富的医药知识。荷马时代的医学是一种高贵的艺术，善于打仗的著名英雄是医学能手，也有给人治病的普通医生。《荷马史诗》中记述了 140 种创伤，还提到摘除体内异物的方法，应用压迫法或敷以树根粉末或使用绷带止血的方法，还提到魔术医疗，并把魔术医疗列于医学的次要地位。诗中还记述用符咒辅助治疗。从《伊利亚特》中可以知道已有职业医生。

疫病曾多次伴随战争出现，给古希腊人造成惨重的灾难。雅典人修昔底德（公元前460—公元前400年）所著的《伯罗奔尼撒战争史》，记载了战争初期雅典疫病的流行情况。为使民众体质强健，斯巴达人采用奇特的育儿方法：养育子女不是由父亲决定，而是由部落的长老们审查而定。妇女对于初生婴儿不用水洗浴，而是用酒洗浴，以此作为一种对婴儿体质的试验。斯巴达城邦还规定了青年人结婚的年龄，选择有利于生育的时间与情况，以期生出美丽健壮的孩子。古希腊人有爱好卫生的传统，浴室设备较精致。斯巴达人爱好蒸汽浴。在公共浴室里有水桶和水池，这些淋沐设施常与健身房在一起。这些措施不但强健了身体，而且使人们积累了防病健身、护理身体的经验。

2. 神话医学和僧侣医学

古希腊人崇奉众神。太阳神阿波罗被认为是医疗技术的创造者。他的姐姐阿提米斯被尊为妇女和儿童的保护者。传说阿波罗和阿提米斯把医术传给凯隆，后者又把医术传给了阿波罗的儿子阿斯克雷庇亚斯。后来阿斯克雷庇亚斯成为古希腊最受崇敬的医神。他的一个女儿名叫海吉娅（Hygia），名字的本意含有“卫生”之意，所以海吉娅被称为卫生女神。阿斯克雷庇亚斯的另一女儿名叫巴拿西（Panacea），专门协助病人恢复健康，被认为是最早护理病人的妇女。

很可能在公元前770年左右古希腊人第一次建造了阿斯克雷庇亚斯圣殿，用以供奉医学之神，蛇的崇拜由此风行。建造神殿的速度非常迅速，这些庙宇大多选在树林和温泉的附近，可能与矿产丰富有关。圣殿的景观辉煌，直到5世纪人们还一直保留着拜访神庙的习惯，神庙成为主要的医疗活动场所。神殿里的治疗基本上都采用洗浴和斋戒的方式。当病人清洁后准备接近神坛时，一个叫做“阿巴顿”的安抚仪式就会举行，人们确信疾病藏于身体的内心深处。在神坛上，病人被毯子包裹，躺在羊皮上，通过禁食消耗自己的能量，靠睡眠医治疾病。这时候，治疗的最关键时候就到了：病人一睡着，教士们就在圣蛇的牵引下围着病人的睡床进进出出，让蛇舔吸病人身上疼痛的部位。每个病人苏醒后都要诉说他刚刚做过的梦，教士会解释梦的寓意，并开出对症的治疗处方。疾病有时会被治愈，但有时无效，教士们会把早已准备好的一套话告诉病人。病人离开神庙前要付费，并留下一块写有病人名字的供奉牌匾，上面记录了病人的痛苦以及治疗过程。牌匾会挂在神庙的墙壁上，毫无疑问，这会让神庙的新访者更加对神庙深信不疑。

其他治疗的方法有矿泉浴、按摩、涂膏、放血或使用泻、吐等剂。古希腊人早就有催眠术，这种方法后来也被古罗马人、波斯人、犹太人所采用。除神庙医学外，古希腊也有民间医学，多为家族式传授，也有师带徒的形式。

3. 自然哲学与医学

随着奴隶制文明的发展，公元前7世纪古希腊自然哲学蓬勃兴起。自然哲学家追索自然现象的本质、原因和变化，对生命现象也进行了广泛的探索。

泰利士（Thalas，约公元前639年—公元前544年）认为万物皆由水所生。阿那克西曼德（Anaximander，约公元前6世纪）把气作为万物之源，进而推演为水、土、火、气四元素说，宇宙元素分裂为对立统一的二元，如干与湿、热与冷等。赫拉克里特（Heracletus，约公元前556年—公元前480年）认为世界的本原是火，由火而产生气、水、土。毕达哥拉斯（Pythagoras，约公元前 570 年—公元前 489 年）认为“数”是一切存在的根源，万物是和谐的数。他还提出生命由元素土、气、火、水组成，四元素分别与干、冷、热、湿四物质配合形成身体的四种体液，即血液、黏液、黄胆汁、黑胆汁。四体液的配合决定着人的健康。哲学家阿尔克马翁（Alcmaeon，公元前 6 世纪）是生理学家和医生，与毕达哥拉斯学派的思想相近，认为人体的热、冷、干、湿等液体之间保持平衡就是健康，不良的营养、气候、环境等因素都可破坏四体液之间的平衡。

受毕达哥拉斯学派的影响，恩培多克勒（Empedocles，约公元前 483 年—公元前 423 年）的哲学思想也遵循四元素说，不同量的四元素组合成不同性质的物质，四元素的统一决定生殖和生命的各种形式，健康则是四元素平衡的结果。他认为外界的气由身体的毛孔进入身体，呼吸不仅通过肺，而且通过皮肤的毛孔。他认为心是循环的中心，血液来自心，灵气由血液输送到身体内部。他论述了有机体的发生和进化史，认为在有机体的家族中，最先出现的是植物，其次是动物，最后才是人；在有机体的发展过程中，只有能适应环境的种类才能生存下来，因而有人称他为达尔文的先驱。

德谟克利特（Democritus，约公元前 460 年—公元前 360 年）主张原子论，并用原子论来解释生命现象。认为物质是由极小的永远运动着的微粒子所构成，认为原子通过人体的毛孔而活动，并由此而决定人的健康与疾病。元素之间不平衡就导致疾病。他的原子论成为解释生理、病理过程以及治疗疾病的理论工具。

古希腊的自然哲学家们，以其唯物主义与自发辩证法的自然观、人体观、疾病观，有力地冲击了宗教与唯心主义的观念，这些哲学思想被引用到医学领域中，对希腊医学的发展产生了深刻的影响。

（二）医学流派

公元前 6 世纪末，在古希腊出现了具有代表性的四大医学流派。

1. 克罗吞医学学派（Crotone school）　该学派最早产生于南意大利的克罗吞，阿尔克马翁是该学派的代表人物。他根据毕达哥拉斯的思想提出同律观念，即构成人体的所有物质是完全和谐的。按照这种观点，健康就是一种完全和谐的状态；疾病是和谐受到破坏的结果，而治疗的目的就是使人体恢复到和谐状态。

2. 西西里医学学派（Sicilia school）　产生于南意大利和西西里岛，创始人是恩培多克勒。该学派认为四种基本元素构成人体，四种元素和谐人体就健康，混乱就会发生疾病。主张“灵气”（Pneuma）说，认为“灵气”弥漫在人体之中，是生命的基础。该学派还注重解剖动物，在治疗上重视饮食调养。

3. 尼多斯医学学派（Knidos school）　该学派产生于希腊本土东部的小亚细亚沿岸。由于地理上的原因，受美索不达米亚和埃及文化的影响较大。该学派注重临床观察和疾病分类，对疾病症状描述精细，诊断准确，为古希腊医学吸收古代东方医学文明成果产生过重要作用。该学派的名医克提西阿斯（Cotesias，约公元前 5 世纪—公元前 4 世纪）是一位具有丰富妇产科知识的医生。

4. 科斯医学学派（Cos school）　代表人物是希波克拉底（Hippocrates，约公元前 460 年—公元前 370 年），故又称希波克拉底学派。该派最有影响力，主要是因为它拥有代表古希腊医学最高成就的名医希波克拉底。

（三）希波克拉底

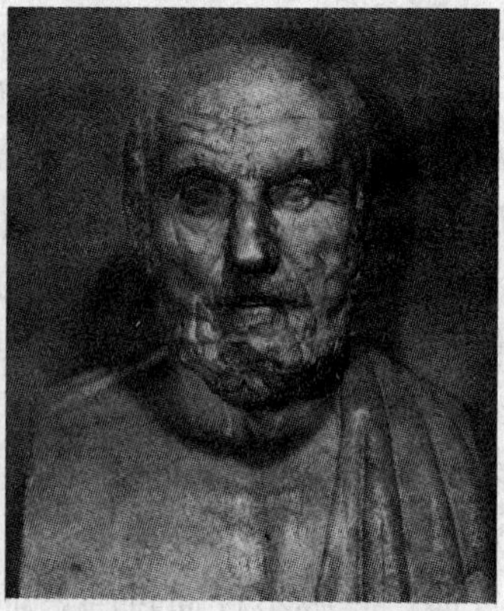

图 1-2-1　希波克拉底

希波克拉底出生于科斯岛的医生世家，生活在伯力克利王朝时代。他敏于观察，善于思考，治学严谨。公元前 3 世纪初期，亚历山大利亚的学者们在托勒密王的委托下编辑成《希波克拉底文集》，并收藏于亚历山大利亚图书馆。希氏文集最初为爱奥尼亚文，后译成拉丁、希腊、法、俄、意大利、英等文字。《希波克拉底文集》内容丰富，包括总论、解剖生理、摄生法、病理、治疗法、内科、外科、眼科、妇产科、儿科、诊断及预后、药剂学、箴言、誓词等。

1. 体液病理学说

希波克拉底摈弃各种神学思想，认为身体由四元素构成，即气（风）、土（地）、水、火，每一种元素都有自己的特质，即冷、热、干、湿，四元素组成机体的各部分。希波克拉底将四元素理论发展成为“四体液病理学说”，认为此四种液体配合正常，身体就健康，此四种液体配合不当，便生疾病。他还在四体液病理学说的基础上提出气质与体质理论。

2. 诊断与预后

希波克拉底学说认为观察病人是医生最基本的职责。他向后继者指出“必须从最重要的且最容易认识的事物开始，必须研究所能看见、所能感觉、所能听到的以及所能辨认和利用的一切”。

希波克拉底强调医生须在中午前巡视病人。在询问病人昨晚的自觉症状、病情、肠道功能后，医生应该进行仔细的体检，包括检查病人的汗和尿，观察病人的呼吸，以手接触病人的胸口以测量体温。希波克拉底的描述精确并且到位。例如关于胸膜炎的病人，他说道：“因为肺与肋骨粘在一起，病人咳嗽时，胸廓出现疼痛，听起来就像皮革互相摩擦的声音。”

希波克拉底把疾病看作是全身性的反应。重视疾病过程，把疾病发展过程概括为 3 个阶段：未成熟期，即体液因某种原因而变得不平衡；消化期，即自然帮助体液恢复正常或促进身体排除有害物质的过程；转变期，即机体动员自然疗能抵抗疾病，使疾病好转或恶化的过程。

希波克拉底注重判断预后，每个细小的变化都被仔细地记录下来，这对进行正确的诊断与治疗有深刻的影响。直到今天，我们都称呼一种面容为希波克拉底面容，这是提示危险的信号：“鼻尖高耸，眼窝深陷，双颊瘪空，双耳冰冷、紧缩并外展，全身冷汗，皮肤蜡黄……”这是病人临死状态的表现。其他一些诊断预后的征象也冠以他的名字，例如希波克拉底演变就是指胸部有脓肿时听到的溅水音。

3. 外科学

希氏全集的外科部分对当时的外科知识和技术做了有价值的记述。当时已知道用铅制和铜制的探针，有直的也有弯的，有实心的也有空心的。还确切地记述了各种刀子，凸形、凹形的细刀以及烙器和刮匙。

对于绷带和缚裹绷带的方法已有正确的描述。绷带必须用三天再更换。第 7 日左右消肿后，应当换较紧的新绷带。30 天后骨折可以被治愈。对骨折的处置已有正确指示，如肱骨脱臼的整复法是助手协助，用医生的脚、肩或手置于患者腋下牵引，或用木桩、梯、树干牵引；股骨脱臼则用木制的所谓“希波克拉底凳”，令病人躺在上面，然后绷扎，以行牵引。此外，对于肩、手、手指和下颌脱臼的整复法均有许多重要说明。

4. 治疗学

希波克拉底及其学派认为人体与自然相统一，注重研究气候、空气、土壤、水质、居住条件以及其他环境因素对健康的影响，强调预防，讲求卫生。希波克拉底注重人的自然疗能，他认为“自然力是疾病的医生”，凡能调动“自然疗能”的医疗方法，如强壮疗法、饮食疗法、体育疗法、精神疗法、空气疗法、淋浴、按摩等都被采用。药物疗法的主要目的是促进病态物质的排除，调整体液平衡。故常用吐剂、泻下剂、利尿药以及放血疗法等。

5. 医德论述

希波克拉底对临床医学的贡献是多方面的，更可宝贵的是他提倡医学道德修养。在《誓词》、《操行论》、《规律》、《箴言》等篇中广泛论述了医师的职业道德。其道德规范的基本要求是：客观、体谅、谦逊、端庄、仁慈、果断、聪敏、有判断力、知识渊博、厌恶一切邪恶行为、决不迷信、不骄傲。具有代表性的是沿用了两千多年的《誓词》。有三条箴言特别值得注意：第一，禁止医生行堕胎术；第二，明确表示医生不许做任何损伤病人健康的事；第三，保守职业秘密。

《论可贵的品行》和《论箴言》表现了最完善的医学道德。希氏认为医生同时又是哲学家，犹如众神。医学和哲学之间没有大的不同，因为医生也应当具有优秀哲学家的一切品质。他关于行医的教训在今日仍然适合，“爱人与爱技术是平行的，医生在病人面前遇到困难，觉得发窘，并无害处。如果是由于缺乏经验，不能明辨病情，就应找别的医生会诊……被请来会诊的医生，永远不应做尖刻的争辩，也不应当彼此嘲笑。”

希波克拉底是一位具有科学精神的古希腊医学的代表人物。欧洲从中世纪起称其为“医学之父”。

（四）古希腊的护理知识

1. 《荷马史诗》的记载

《荷马史诗》是记载早期希腊医学思想发展和医业情况的重要文献，其在记载医学发展的同时直接或间接地记述了护理知识。

在《伊利亚特》中记载，涅斯特（Nestor）把受伤的马乔恩（Machaon）抬到帐篷内治疗，还记载攸利披勒斯（Eurypylus）的大腿受了箭伤，就去找巴特罗格拉斯（Patroclus）拔箭头，用温水清洗伤口，然后敷上镇痛油膏。巴特罗格拉斯叙述了精通医术的医生治疗希腊英雄的情形。此外，还提到护士有不同的分工，有的看护病人，有的看护神灵。

荷马的诗歌记述了 140 种创伤，提到处理创伤和止血的方法，现在看来，很多工作都属于护理的范畴。

公元前 1134 年，埃彼道拉斯（Epidaurus）神庙是一个非常美丽的地方。当时供奉医神的庙宇有很多，大多修建在空气清新、风景秀丽的地方。神庙主要是为那些向神祈祷的人提供栖身之所，它作为医院的意义只是病人在这里可以得到照顾。病人自己带来被褥，神庙里有沐浴侍者和奴隶为病人服务。虽然那时没有系统的护理，可是已知道如何选择适合病人修养的地方。

2. 希波克拉底对护理的贡献

希波克拉底提出的医学理论长期在医学实践中处于统治地位。他告诉人们疾病不是魔鬼作怪，而是对自然法则的破坏。他提倡对疾病进行仔细观察并注意分析病人的姿势、表情、呼吸及症状的意义。他在著作中对热疗、膏药等提供了全面的指导；讲授对发热的病人应该予以流食，并建议用冷的海绵降温。他强调使用干净、光滑的亚麻床的必要性；建议对心脏病人要清洗口腔，并提供清淡和规律的饮食，而对肾病病人提供流食；建议用音乐来控制精神病人……在缺少有效治疗的情况下，这些护理措施发挥了重要的辅助治疗作用。

“医生进入病人的房间时，应当注意举止言行；医生的衣着应当整齐，态度要沉静，对病人要非常关心，沉稳地应对病人的异议，不可发怒，在困难面前要保持镇静。最主要的是反复地检查，以免错误……注意病人卧床休息是重要的，床的位置要随着季节和疾病的不同而变换。要避免嘈杂和臭气。不要向病人透漏即将发生的事，或者足以惊吓他们的事，因为许多病人会因此而引起不幸。”《希波克拉底文集》中所提出的对医生的道德要求，如今看来很多要求是针对护士提出的。

二、亚历山大利亚的医学

马其顿位于希腊北部，公元前338年喀罗尼亚战争之后，希腊沦为马其顿的附庸。亚历山大（Alexander，公元前356年—公元前323年）是腓力普二世之子，马其顿国王。公元前336年率马其顿、希腊联军大举进攻东方亚西亚、波斯、埃及，经十多年征战，建立起亚历山大帝国，史称“希腊化时期”或“希腊文化的扩张时期”。这一阶段，东西方文化得到了融合。

（一）解剖学与生理学成就

亚里士多德（Aristotle，公元前384年—公元前322年）是一位思想家和博学之士。他对文化思想史的影响，甚至延伸到16世纪以后。他出生于马其顿，父亲是马其顿国王的御医。17岁时进入柏拉图主持的雅典学园，后迁居于小亚细亚，开始研究生物学。公元前342年应马其顿国之诏，作为王子亚历山大的教师达7年之久。公元前336年当亚历山大远征亚细亚时，他赴雅典，并终生于此探讨学问。他的《自然之阶梯》涉及进化论、发生学、遗传学等科学思想。亚里士多德的生物学知识，特别是在动物学方面代表了精深研究的成果。《动物志》是他精心和长期研究的问题，其分类原则至今仍然被部分地采用。与当时的传统思想不同，他主张自发生殖的可能性，认为雄性物质使卵受胎并非绝对需要。从亚里士多德身上可以找到比较解剖学的起源，他通过动物解剖来比较研究人体，认为心脏是人的重要的思想器官。亚里士多德的学说对古代的医学产生了重要影响。

在亚历山大利亚的托勒密王宫的医学家中，有两位医学家在解剖学上最负盛名。一位是希洛菲利（Herophilus，公元前335年—公元前280年），他是记述解剖学的创始者。他曾大胆地进行人体解剖，观察和研究人体内脏。他发现小肠起始端的长度约有十二指，遂定名为十二指肠。他发现了男性尿道起始处的腺体，并命名为前列腺。他还研究了眼睛的构造，记述了睫状体、玻璃体、视网膜和脉络膜，从而使他有可能改进白内障手术。他研究了肝、胰、唾液腺，发现了舌骨、乳糜管和淋巴。他是最早研究脑和脊髓和神经解剖的人，论述了脑是神经系统的中心，鉴别了感觉神经和运动神经，记述了脑脊髓膜、第四脑室、窦汇。他还是当时唯一研究过女性生殖器的人，描述了卵巢与输卵管，并探讨了妇女病问题。他发明水钟，试图测量病人的脉搏次数。他看到动脉壁和静脉壁之间的差别。他认为作为一个临床医生应该熟悉营养学、药物、手术和助产术。

另一位著名的解剖学家是爱拉吉斯拉特（Erasistratus，约公元前 310 年—公元前 250 年）。爱拉吉斯拉特很推崇亚里士多德，他认为医生应该掌握身体结构及其正常功能的一般知识，并试图通过定量和实验的方法来解决生物学上的问题。他把人的心脏比作“风箱”，认为心脏收缩和舒张是由其内在力量所致，他给三尖瓣命名，记述了半月瓣的功能、室壁间的腱索。他否认体液病理说，认为疾病的原因主要是组织和血管的改变。他是西方精气学说的创始人，认为世界上存在生命的精气，“生命之精”包含在吸入的空气之中，由肺进入左心，再进入动脉，成为心脏搏动和产生体温的原动力，借以维持人体的消化和营养。“动脉之精”产生于脑，通过神经达身体各部，给人类以感觉和运动。

（二）教条主义和经验主义学派

亚历山大利亚时期的医学派别比较复杂。既有许多现实主义的学者热心于探讨生命现象和疾病的原因，也存在着教条主义和经验主义学者。教条主义学派把精力集中在对希波克拉底著作的注释上，崇尚空谈。他们聚集在亚历山大利亚图书馆内，常因对医学文献的解释各异而进行激烈的争论，从而使医学陷入形而上学的空论之中。经验主义学派则反对空谈，认为只有操作才能培养医术，没有理论也能行医。他们一方面把自己的学说建立在经验的基础之上，一方面利用希波克拉底由观察所得来的知识，并且以希波克拉底为师。他们认为一切经验的基础，首先应是个人的观察，其次是别人的传统观察，最后是传统观察的类似物，其代表人物有菲洛尼亚斯（Philonius）、塞拉皮昂（Seraplon）、革劳希阿斯（Glaucius）等。经验主义学派在外科和妇科方面有相当的知识。他们在应用绷带、正复脱臼、疝、白内障和膀胱结石术方面都是著名的。

（三）药物学

亚历山大利亚时期的药学很著名，出现了原始药房，希腊字 Pantopoli 就是指专门加工制备药物的地方。制药专业人员也随之出现，Pharmakotribae 指研磨草药的人，药剂师即从其演变而来。

西方的植物学之父——西奥夫拉斯塔斯（Theophrastus，公元前 370 年—公元前 285 年）对许多药用植物都有研究。毒药和解毒药的研究风气也盛行一时。作为药物化学的前身，亚历山大利亚的炼丹术比较有名，据说公元前 200 年亚历山大利亚人就已知道炼丹术了。公元前 200 年是炼丹术的初级阶段，炼丹术被称为 Chemeia。Chemeia 的本义带有返老还童或长生不老之药的含义。公元 100 年前后，印度人带着他们的长生不老药来到亚历山大利亚，此时称丹药为 Chumeisa，这是亚历山大利亚炼丹术发展的第二个历史阶段。公元 200 年，中国炼丹术直接或间接地传入亚历山大利亚，此时的丹药名叫 Chrusozomion，已经由原来对丹药的方言确定为希腊语学名。

（四）亚历山大利亚医学的兴衰

亚历山大利亚是地中海沿岸的重要城市，早在公元前 4 世纪末，亚历山大利亚就成为希腊文化的中心，托勒密在埃及的亚历山大建立了自己的首都。托勒密王鼓励学术，他还建立了亚里士多德学园、动植物园和解剖室，汇集了一批著名学者，并且培养出一些医学人才，聘请各地学者，进行自然科学与医学研究。公元前 300 年，建立了一所医学校，其中有实验室、图书馆、临床诊室等。

亚历山大利亚医学家已经认识到唯有那些熟知人体内部构造、熟知调节人类机体生命规律的人才能从事医疗技艺。他们把亚里士多德的比较解剖和埃及的解剖学知识结合起来，托勒密王允许科学家利用刚处死的罪犯的尸体作为研究之用，从而亚历山大利亚的解剖学得以发展，促进了由动物解剖向人体解剖的进步，并带动了临床外科、产科和手术治疗的进步。同时实验医学和药物学也有了长足的发展。

亚历山大利亚汇集了各地的医药文化，因而经验主义和教条主义在那里也有其市场。经验主义医生认为解剖学知识无益于治病，生理、病理是多余的；教条主义医生则在亚历山大利亚的图书馆中进行空泛的争论，使医学陷入空谈。当恺撒征服埃及后，亚历山大沦落为帝国的一个外省城镇。公元前168年马其顿被罗马帝国所灭。公元1世纪，随着亚历山大利亚文化的衰落，医学发展也逐渐失去了往昔的辉煌，医学中心转移到罗马帝国。

三、伊特鲁立亚的医学

古罗马是意大利的一个城邦，位于意大利半岛。在石器时代这里就有人类居住，公元前6世纪末，罗马从王政时期进入共和国阶段。古意大利半岛及周围岛屿居住着许多民族，如高卢人、伊特鲁立亚人、希腊族、迦勒底移民等。在罗马兴起前，伊特鲁立亚人在意大利各部族间起主要作用。伊特鲁立亚人的医学受到希腊的影响并与罗马医学密切相关。

伊特鲁立亚人用动物内脏作祭物占卜健康和吉凶，特别盛行肝卜。从拉丁文的解剖词汇中可以看出当时内脏占卜者所用的术语，如股骨（fumur）、胫骨（tibia）、骨折（fractura）、瘘管（fistula）等，说明伊特鲁立亚人通过观察动物已掌握一定的解剖知识。

考古学者从塔奎纽斯统治时期的废墟中发现了金丝缠裹的牙齿。佛罗伦萨博物馆也存有伊特鲁立亚有关牙齿的文物，说明当时在牙科方面已有较高技巧。此外，在庞贝城遗址中发掘不少外科器械，说明伊特鲁立亚人在外科方面取得一定成就。

伊特鲁立亚人为了战胜疟疾，曾在城市和乡村中挖凿坑道和地下隧道，并将凝灰岩的山铺平，这是具有重大意义的工作。著名的马克西马暗沟的修建防止了瘴气的危害，在这个巨大工程实施之前，它只是个排水系统，只是在建筑成为暗沟后才有了排除城市污物的作用。

四、古罗马的医学与护理

早期的罗马医学并不发达，医药文化带有浓郁的神秘色彩。卡纳是掌管生命的女神，阿波罗和马尔斯是保健之神，卡斯托和波拉克斯被奉为健康之神，鲁西娜是保护月经和分娩的女神。

罗马的民间医药也积累了一些经验，如奴隶主卡图（Marcus Porcius Cato，公元前234年—公元前149年）采用民间疗法治疗农奴疾病。以羊毛蘸芸香和油的膏剂治疗外伤；用羊毛蘸蜂蜜擦齿龈以通畅呼吸；用羊毛蘸玫瑰油塞鼻止鼻出血；用油、硫黄、醋、树脂与碱的合剂治腰疼等。卡图还把卷心菜当作一种万能药。治疗消化不良和寄生虫病时，先让病人内服汤剂（含石榴花、陈酒、茴香根、蜂蜜等），然后，让病人攀缘木梯，上下十次。这些疗法反映出罗马早期医学的朴素性。

（一）王朝和共和时代的罗马医学

公元前4世纪罗马就出现了医生。《十二铜表法》规定，医生因手术疏忽使奴隶死亡时要赔偿。此时期法律中已有一些卫生法规，如禁止市内埋葬、保护饮水卫生等。但是在希腊医生没有来到罗马以前，罗马并没有真正的职业医生，他们认为行医是家长的职责。甚至到罗马共和国末年，医生几乎都是外国人，当时仍认为医生的职业不是罗马公民值得做的。但一些事情渐渐地转变了罗马人的观点。到罗马来的希腊医生能得到最显贵的罗马公民的爱戴，他们被接待到执政官家中，受到罗马贵族的保护，与罗马最勇敢的士兵和最著名的作家得到同等对待。共和国末期，医生享有越来越多的公民权利。医生的地位之所以能够得到确立，得益于阿斯克雷庇亚斯（Asclepiades），人们称他为“医生之王”。

阿斯克雷庇亚斯（Asclepiades，公元前128年—公元前56年）生于俾西尼阿的普卢萨，青年时代曾学习过修辞学、哲学和医学，以其出色的口才、精湛的医术成为当时罗马享有很高威信的希腊医生。阿斯克雷庇亚斯是个唯物论者，他把德谟克利特和伊壁鸠鲁的原子说介绍到罗马，主张人体由原子组成，并用原子说解释人体的生理、病理现象。他认为微观粒子是一个移向另一个不断移动而结合在一起，是借着小管或小毛孔而完成运动的。健康是微观粒子在毛孔中的正常活动。微观粒子是可分的，是无限的。微观粒子的移动和再分裂构成了所有的机体。构成灵魂的微观粒子更加完善。

阿斯克雷庇亚斯注重临床观察，正确地描述了疟疾，清晰地区别了急性病和慢性病，记述了某些疾病的节律性病程。他否认希波克拉底的自然治愈力观点，重视饮食疗法，他的治疗大都包括禁食、限制饮食、禁肉食、散步、骑马、按摩、水疗。他很少用药，避免使用泻剂。对于精神病，他是个周密的观察家，能区别幻想和幻觉。反对向精神病人施行粗暴方法，主张用阳光与和蔼的态度、音乐与歌曲去治疗。他还是第一个提到气管切开术的人。

阿斯克雷庇亚斯不仅是一位有成就的医生，而且是一位有成就的教师。他编撰了大约20部书，尤其偏爱饮食营养学，也有论述各种物理治疗的书。他是一位多才的人，忙于进行各种酒的治疗特性的研究，酒的应用提高了他的声望。他的学说后来演变为方法学派。

（二）帝国时代的罗马医学

1. 医院建设

随着希腊医学的引进，罗马医学有了长足的进步。恺撒大帝时代，城市中开业的医生得到市民权，其社会地位也有提高。罗马的富贵一般都在家中接受诊治，不过大部分医生是为公众服务的，医生的报酬由市政会支付。

虽然很多医生在自己的家中开设诊所和医护室，但作为公共医疗机构的医院是由罗马人首创的。医院常常为两种社会成员提供服务：一种是家奴，另一种是士兵。古罗马注意到医院建设，尤其是军医院，罗马帝国扩张时期在许多较大的要塞内设立了军医院。在军医院内设有伤员接收中心以及供行政人员、医务人员和后勤人员使用的区域。医院中的庭院常被用来种植药用植物。医院设计成一排排方形的与走廊相通的房间。由于医院常常位于离前线几十英里的后方，它们收留的往往是生病的患者而不是战场上受重伤的士兵。一些较小的要塞医院则只收留要塞士兵而不收留患病居民。要塞医院的规模不断缩小，公元220年左右，军队政策转向依靠野战部队，因而要塞医院的使命结束了。

城市中出现了专为贵族服务的医院，以后又建立了具有慈善性质的民众医院，最早的慈善医院是一位老妇人于公元4世纪在罗马创建的。

2. 外科成就

罗马医生对所用解剖刀的质量非常在意，他们通常选用奥地利生产的高质量钢材。除解剖刀外，罗马医生拥有较大的截肢用刀锯。在庞贝城出土的手术钳具有精细平直的带齿钳口，还保留着3件精度极高的扩张器。插入患者体内的扩张器有着完美无缺的平滑表面，直到18世纪这类器械才能被再次制造出来。

在医治泌尿生殖系统疾患时，罗马医生使用公元前 3 世纪古希腊医生埃拉西斯特拉图斯（Erasistratus）首先发明的导管。罗马的导管制作精良，与现代的同类器械大体相同。已有记载罗马医生可施膀胱结石摘除术。罗马妇科学家索兰纳斯还提到阴道扩张器的使用情况。

3. 公共卫生

罗马以其公共设施而闻名于世，这些公共设施使罗马的城镇清洁而益于健康。为了防止流行病，罗马人修建了城市的水道、下水道和浴场。公元前 1 世纪在法国附近修建的蓬迪加尔（Pont du Gard）高架引水桥就是一个精美的典范。罗马帝国宫殿废墟中常有浴室设施，每一所罗马人的房子都有输水系统供给洁净水，还有盥洗室。甚至在罗马的最早年代也已经修建下水道，将污水排到环绕着小丘的沼泽里，以保持城市的清洁。

食物的供应由地方官控制，他们监督市场和集市的食品，有权禁止售卖腐坏食品，有权处罚小贩。

4. 医学流派

罗马帝国时期出现了不同的医学流派，是罗马医学繁荣的象征。重要的医学流派有：

百科全书学派：罗马帝国重要的医学文献多出自百科全书派的作家之手，其最有成就的代表人物是塞尔萨斯（A. Celsus，约公元 1 世纪），被誉为“万能博士”。塞尔萨斯所著的《论医学》（De re medicine）在 15 世纪成为第一批被印刷的教科书，影响广泛。《论医学》分为 8 卷。在这部书里，不仅介绍了医疗方法，还有很多方面涉及护理知识。他对饮食和卫生特别重视，强调轻微运动、旅行、乡居，禁止剧烈运动，避免饮食和生活方式的突然改变，他将药物按照效用分成不同组，在麻醉药中有鸦片丸，需要更大的药力时，则用莨菪子和曼陀罗草根。他对颜面及口腔的整形术、鼻息肉摘除术、甲状腺摘除术、结石取出术都有记载。此外，他对骨折和腹部损伤的外科处置流传久远，如会阴膀胱取石术、唇上皮癌 V 形切除术、环状截肢术等。他详细地记述了当时的外科器械，有各式各样的解剖刀、杯、探子、钩、钳等 100 多种。塞尔萨斯还精确地记述了不同类型疟疾的症状，指出炎症的四种主要征象。从塞尔萨斯开始，罗马人开始用本国文字拉丁文写医书。因此塞尔萨斯的著作是欧洲医学家最易阅读的作品。他的书籍涉及医学史、食物、治疗学、病理学、内科疾病、外科疾病。《论医学》显示了古罗马医学所达到的较高水准。

方法学派：是罗马帝国极盛时期最重要的医学学派，其创始人是塞米松（Themison of Laodecea），他大约生活在罗马奥古斯丁（公元前 31 年—公元 14 年）时期。他接受了阿斯克莱庇亚斯的原子病理学说，把疾病分为两种形式：紧张状态和松弛状态。这两种状态都是由于毛孔的不正常收缩所致，在治疗上采用抗紧张和抗松弛两类药物。索兰纳斯（Soranus，约公元 98 年—公元 138 年）是妇科和产科的创始人，也是方法论学派的著名人物，其主要著作有《论妇女病》、《论急慢性病》和《论骨折》。《论妇女病》最为著名，此书在其后的 100 年中一直作为妇产科的范本。方法论学派的代表人物还有普罗克鲁（Proclus）、戴俄尼喜阿斯（Dionysius）、安提巴特尔（Antipater）等。

灵气学派：于公元 1 世纪前半叶盛行于罗马，其创始人是阿西纽斯（Athenaeus of Attalia）。公元 41 年—公元 68 年曾在罗马行医。该派认为人体最主要的元素是灵气（pneuma），人体的行动、感觉和欲望皆由灵气而来。灵气随空气经毛孔进入身体，借血管而分布于各器官。灵气可使脉保持一定的紧张度，切脉可探知人体是否健康，故重视切脉。灵气学派的思想来自希波克拉底的体液学说，认为疾病是由于体液紊乱破坏了“灵气”的平衡所致，因此主张应用饮食、物理等疗法，以调整体液。

折衷学派：该派在理论上是“灵气”论者，但在实践中不受任何学派的束缚，博采众家之长，表现为折衷。其创始人是阿加提奴斯（C. Agathinus，约公元 50 年—公元 100 年）。阿加提奴斯著有关于脉学和应用藜芦治病的论文，他特别提倡冷水浴。折衷主义学派的其他代表人物有阿尔齐金斯（Archigenes of Apamea）、穆萨（Antonius Musa）等。

5. 医学家盖仑

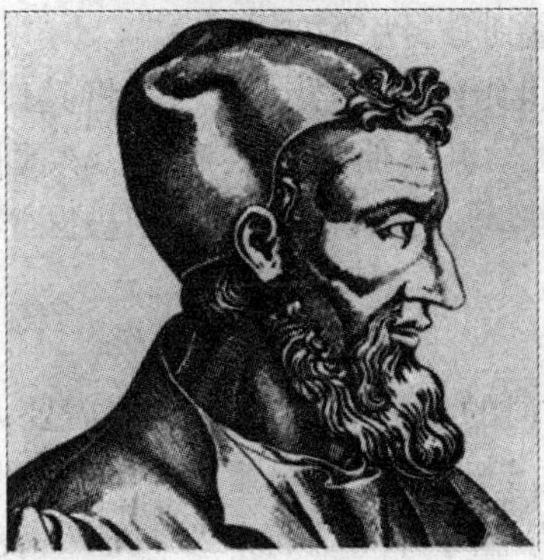

图 1-2-2 盖仑

盖仑（Galenus，约公元 120 年—公元 200 年），生于帕加蒙（Pergamon）。早期在帕加蒙的哲学学校接受教育。17 岁以后去听萨提拉斯（Satyros）等医生讲学。20 岁时丧父，以后游学各地，有机会目睹人体解剖。28 岁回到帕加蒙任角斗士医生，观察到各种外伤，从事过护理工作，增加了解剖学知识。公元 170 年，“哲学家皇帝”马卡斯·奥里欧斯（Marcus Aurelius）将盖仑诏回首都，让其安心地做御医、搞研究、讲课、演说、辩论，不知疲倦地写作，完成了 250 万字的书稿，但多已佚失。盖仑解剖过许多动物，写成了第一部系统的《论解剖规程》。

（1）医学思想

盖仑学过各派的哲学，又师从于希波克拉底学派、伊壁鸠鲁学派、亚里士多德学派、斯多噶学派的学者，因此其医学思想具有明显的折衷倾向。他在科学上是个注重观察与客观描述的实验家，在信仰上是个目的论与神创论者。他相信“上帝”是万物创造者，认为自然界的一切现象都各具其目的。他还认为自然不做无用和多余的事；器官的生成与其功能是完全一致的，机体各部分都与某种预定的目的相适应。

（2）解剖研究

盖仑时代，教会不允许解剖人体；但由于盖仑在亚历山大利亚观看过人体解剖和人体骨骼标本，又从事角斗士医生，所以积累了不少人体解剖知识。特别是他曾解剖多种动物，包括猪、羊、牛、狗等，因此具有丰富的比较解剖学知识。骨学的记述是盖仑唯一根据人体标本写成的。特别是对手、肩等部位的描述，堪称杰作。肌学的记述也比较突出，精确地描述了大约 300 块肌肉的形态、起止点和功能。在神经学方面，盖仑研究了脑，特别是牛脑。记述了胼胝体、第四脑室、硬脑膜与软脑膜、导水管、蚓突、垂体等。12 对脑神经中，他描述了 7 对，并已知脑是神经系统的中心。

（3）生理实验

盖仑曾用动物当众演示呼吸器官的结构、功能与发声的关系。指出胃有三种功能：容纳食物；消化食物；将食物送至小肠。盖仑在神经生理方面的研究尤为出色。他区分了运动神经与感觉神经；做过脊髓离断实验；证明切断颈神经，破坏了神经中枢和心脏的交通时，心脏则停止跳动。盖仑用实验证实动脉内含血，否定了当时流行的动脉内含气的说法；最早用实验观察到动脉的搏动。他将柏拉图的三种灵气说作为其生理思想的基础，提出了血液运动的“潮汐说”。直到 17 世纪哈维证实血液循环，才纠正了这一错误。

（4）临床医学

盖仑是优秀的临床家，他继承了希波克拉底的重视病史、敏于观察的经验，在疾病的诊断和治疗上有许多独到之处。他最早认识到“肺痨”具有传染性；区分了膀胱与胃的溃疡，胸膜炎与肺炎；鉴别了化脓性感染和单纯性损伤，胸膜炎的胸痛与肝胆疾病的绞痛；记述了狂犬病的各种症状。

在治疗上，盖仑推崇饮食、药物、体操、按摩、气候疗法等。他更重视药物治疗，曾记述540种植物药、180种动物药、100种矿物药，多用复方。他有自己专用的药房，大量利用植物药配制丸剂、散剂、硬膏剂、浸剂、煎剂、酊剂、洗剂等各种剂型的制剂，储备待用。因而后来药房制剂被称为“盖仑制剂”。盖仑还特别强调心理疗法，注意到心身疾病的发生。

盖仑的朴素唯物主义观点中混有“目的论”观点，这被中世纪经院哲学所利用，将其作为教条。盖仑反对阿斯克莱庇亚斯的原子说，尖锐地抨击方法学派，他强调疾病转变期理论。由于盖仑是西方医学史上继希波克拉底之后最有影响的医学家，他的著述曾长期被医学界视为经典，盖仑因此被誉为“医圣”。

（三）罗马医药文化的传承

希腊和东方医学对罗马医学的影响是显著的。随着罗马帝国的发展和军事征战的需要，在军事医学、公共卫生、医学教育等方面也了有显著进步。医药著述繁多，解剖学、生理学、药物学以及临床各科均有许多成就，尤其在妇科、眼科、颅脑手术等方面，罗马医生表现出精湛的医术。医疗器械的制作技术和工艺也非常精良。

由于罗马帝国的四处征战极大地消耗了国力，再加上懒散和奢侈的生活方式、伤风败俗及专制主义、极高的赋税、农业的衰败，使得罗马帝国开始走向衰落。公元395年罗马分裂为东西两部分，即以君士坦丁堡为中心的东罗马和以罗马城为中心的西罗马。公元5世纪末，西罗马帝国灭亡，欧洲进入了“黑暗时期”，科学与医学沦为了神学的婢女。那些传统的医药优秀文化在东罗马得以保存和发展。

五、教会女执事和基督教医院的护理

在希腊和罗马时期，虽然护理学没有成为一个独立的学科，但人们十分注意疾病的护理，认识到护理是促进病人恢复健康的重要措施。如果说人类自觉的护理产生于远古时代的自然环境，那么基督教是西方近代护理产生的根基。

（一）追随基督教

“基督”一词是希腊文的汉字音译，原意为“救世主”。基督教是一种信仰上帝和救世主的宗教，于公元1世纪兴起于罗马帝国东部。

公元前63年，犹太人被罗马军队征服后流散于小亚细亚、埃及、希腊等地，他们渴望被人拯救，于是在巴勒斯坦创造了一个救世主的形象“耶稣”，宣扬博爱精神，并称救世主不久下凡，会拯救人类，帮助人类进入幸福的千年之国；只有信仰上帝并虔诚悔罪的人才能进入天国，否则要下地狱；穷人易升天国，富人则相反；信教者应把财产献给公社，一起过共产生活。这些主张在当时是有进步意义的，因此许多奴隶、贫民对此深信不疑，基督教很快遍布罗马，逐渐形成统一的基督教会，医病、济贫等慈善事业也在这个过程中逐渐盛行起来。

（二）宗教行为的护理活动

早期慈善活动只是由传教士为徒步朝圣者兴建许多休憩站，并为他们提供食物与水，照顾生病的人。后来这些休憩站逐渐演变为养老院、麻风病院和精神病院。这时的护理活动是教徒的宗教活动之一，属于个人行为，不是独立的工作。

基督教作为一个新生事物，最初遭到罗马统治者的敌视。他们迫害教徒，焚毁教堂，控制和把持基督教。直到公元 313 年，罗马皇帝君士坦丁才颁令承认基督教的合法地位，4 世纪末宣布基督教为国教，此后基督教就完全变为罗马奴隶主阶级的统治工具。

受基督教的影响，妇女地位得到提高，妇女可以有受教育的机会；妇女可参加公众聚会；男女地位平等。在基督恩赐观念的影响下，不少贵族妇女走出家庭，进行访贫问苦的工作；有的捐款修建医院，收容贫苦的病人和难民；有的甚至把病人接到家中亲自进行护理。

（三）教会女执事的护理工作

这时期，教会女执事的护理工作是必须要提及的。女执事，也称女会吏，是献身于教会并服务于人群的妇女。她们一般都出身名门，自愿参加教会，具有高尚的品德、渊博的学识和热忱服务的精神。她们认为服务人群便是服务上帝，因此，除了在教会中从事传道工作外，也做社会服务与护理病人的工作。例如：给需要的人钱财和食物；照顾和探访病人、老人、孤儿和无家可归者，并协助他们祷告。女执事的护理活动是以神学式及经验式的方式在家庭中展开的，公元 400 年这种活动在君士坦丁堡最为盛行，其中影响较大的个人与组织有：菲比（Phoebe），希腊人，生于公元 60 年，家庭很富有，是第一位女执事，也是第一位家庭探访护士。她首先发起组织女执事社团，除协助讲道外，还经常巡视教区卫生状况并进行家庭护理，为现代公共卫生护理之先驱。寡妇会由年长未婚女性及寡妇组成，其成员不参加圣职，只做服务工作。童贞女会，地位相当于教会牧师，主要工作为参与救济和捐献物品。

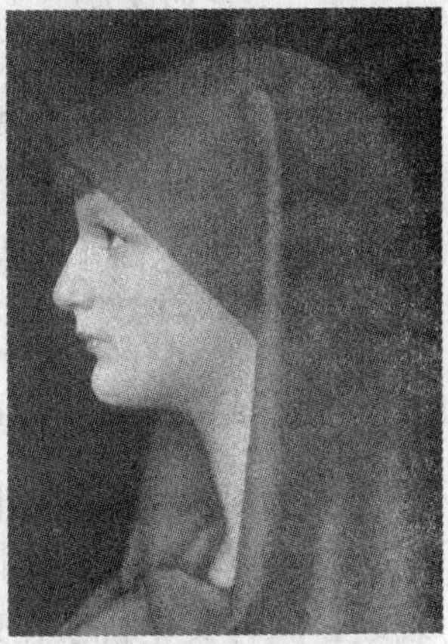

图 1－2－3 菲比奥拉

另外，罗马主妇会又名“妇女会”，主要由贵族妇女组成，以开设医院和修道院的方式开展工作，以普及教育为主要任务，同时竭力推进各种护理工作，在将家庭护理转化为社会化与组织化护理的过程中贡献卓越。主妇会较有影响的人物有玛斯拉（Marcella），她是罗马主妇会的领袖，一生从事布道、救济等工作，她将宽敞的住宅改建为罗马第一所女修道院，收容病人，并给予照顾。此外，她还介绍有关护病的常识，对宗教、医疗及护理工作均有很大贡献。菲比奥拉（Fabiola），生于公元 4 世纪，是罗马主妇会最活跃的人物，她把自己的财富捐献出来作为济贫和社会服务之用，还将自己的住宅改建为地中海西部第一所收容所并亲自照顾病人，告诉他们自行护理的方法，并为痊愈的病人介绍工作，这可看作是医院社会服务的开始。玻拉（Paulla）是罗马贵族妇女，捐款修建女修道院及医院。她救济了许多穷苦人，并亲自照顾病人，影响许多人自愿加入到医院护理工作中。

女执事们虽未受过专业护理训练，但由于她们具有服务精神，爱护病人，帮助病人，并且工作认真，使得她们所从事的工作已初具护理雏形，又由于她们的形象颇佳，使得护理工作很受欢迎，这对于日后护理事业的发展及护理人员地位的提高很有帮助。

思考题

1. 简述“蛇杖”的由来。
2. 简要介绍希波克拉底对于医学和护理的贡献。
3. 简要介绍古罗马的医学流派？每一流派的代表人物和主要观点是什么？
4. 盖仑的主要贡献有哪些？

第三章　中世纪的医学与护理

提要：欧洲中世纪的科学文化处于停滞状态，宗教神学统治着一切，医学的发展受到了严重阻碍，出现了几次大的疫病流行，严重威胁到人们的生命，更进一步加重了经济文化的倒退。通过疫病流行，医生们不断总结经验，诞生了最早的隔离制度、海港检疫制度等卫生防疫措施。中世纪末期，十字军东征促进了西方与东方的交流，医学教育开始兴起，并出现了护理团队。

一、基督教与经院哲学

公元 476 年，北方日耳曼族的入侵摧毁了西罗马帝国，结束了西方历史的古代史时期，同时开始了第二个重要阶段——中世纪时期。罗马帝国势力的瓦解使经济发展呈现灾难性的衰败，同时文化科学在这一时期几乎陷于凋零的境地，医学的发展受到严重阻碍。彼特拉克（Petrarch，1304—1307 年）把 5—15 世纪的中世纪欧洲称为“黑暗时期”。这个时期的文化是对神学利益的关心而不是对自然界的兴趣。

（一）基督教的影响

在思想领域，基督教神学成为当时占统治地位的意识形态，教会是最高的权力机构，为了维护封建统治，教会实行愚民政策。教会认为，凡与信仰无关的知识都是无用的。中世纪初，教皇格里高利一世在《对话录》中宣扬：“不学无术是信仰虔诚之母。”他下令烧毁了古罗马图书馆，不少有价值的古代典籍被烧毁。公元六世纪意大利的哥特人国王塞多立克（Theodoric）和拜占庭帝国皇帝朱斯汀（Justin）都不会读书，甚至连自己名字也写不出来。由于害怕科学思想动摇人们对神的信仰和基督教义，教会极力扼杀一切科学思想。西欧的各类学校都处于教会和修道院的控制之下，教育大权掌握在僧侣手中。以僧侣为师，按宗教的需要设置课程，圣经成了金科玉律，一切教学活动都要以基督教义为准则，都要为神学服务。古希腊时期所获得的自然科学知识，或者被抛弃，或者被歪曲，或者把科学知识变成僵死的教条。20 世纪著名的医学史家纽贝格（M. Neuburger）评价，“这一时期的医学已退化到原始医学的时代”。基督教义认为世俗医学无法治疗受到伤害的人体，唯有基督是至高无上的医师，是灵与肉的救世主。人是为受苦赎罪而活着，灵魂是可贵的，人的肉体如果妨碍了灵魂的善举，就应该去死；疾病是对罪恶的惩罚，人人应当忍受，医药无济于事。因此最好的办法是祈祷。这时期医学被僧侣掌握，他们给人看病，也为病人祈祷，利用病人求治心理进行传教，形成了所谓“寺院医学”。每治好一次疾病，又被看成是一个宗教奇迹，而不是治疗过程的自然结果。这时期，一些医学自助手册大量涌现，只介绍简单的诊断和治疗方法，主要涉及营养。另外由于基督教会对医学甚至所有科学的控制，很少能见到教会允许范围外的书籍。现在流传下来的公元 800 年至公元 1000 年间的医学文献不过 1000 部。

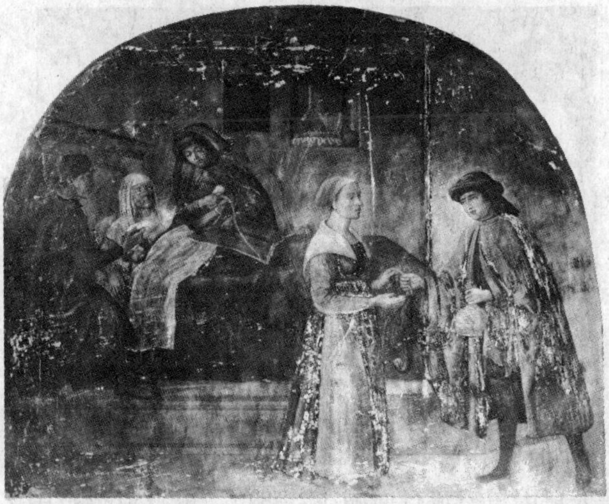

图 1-3-1 探望患者

(二) 经院哲学的影响

经院哲学又称烦琐哲学，是中世纪的官方哲学。公元 8 世纪时查理曼大帝（Charlemagne，742—814 年）在宫廷和各地修道院设立经院，令王侯贵族子弟学习，为基督教义寻找理论依据，解释或论证《圣经》的真实性。经院哲学崇尚空谈，轻视实践，这种经院哲学对医学的影响很大。经院医学只是对教本的注释和解说，只重视古代权威的教条，凡是希波克拉底、盖仑和阿维森纳的著作均被视为绝对正确，即使有明显的错误，也千方百计地加以辩解。

此外，外族入侵，造成社会动荡。罗马帝国连年的战争已使学术倍感艰难，410 年蛮族入侵后更使人心惊不安，文化遭到遏制，加之罗马贵族奢侈放纵，罗马居民苦于军役和重税，无暇研究医学。又由于古希腊、罗马发达的哲学、科学及医学只有贵族才可以享有，广大人民无缘接近和研究。当贵族阶级灭亡后，依靠这些人维系的哲学、科学及医学也随之消灭。再者自公元 6 世纪起，罗马帝国流行鼠疫，人心惶惶，无暇顾及文化和医学的发展。这些既是医学无法发展的原因，也是医学停滞不前带来的严重后果，由此形成恶性循环，使欧洲的科学及医学经历几百年而进展缓慢，直到 12 世纪以后才逐渐发展起来。

二、瘟疫流行

由于医学的停滞，加之战争、饥寒等原因，更大的灾难降临了。鼠疫、麻风、流感、梅毒、天花等传染病袭击了欧洲广大地区，其中以鼠疫、麻风和梅毒最为猖獗。

(一) 黑死病

黑死病，也称淋巴腺鼠疫综合征，是中世纪医学史上的最大灾难。从中世纪开始到结束，欧洲始终处在鼠疫破坏性的袭击中。

鼠疫的第一次大流行是在拜占庭皇帝查士丁尼（Justinian the Great，527—565 年）统治时代，从下埃及或埃塞俄比亚传播过来，因而被叫做“查士丁尼瘟疫”。瘟疫最先在东地中海流行，542 年在拜占庭帝国都城君士坦丁堡暴发，造成每天死亡者一万余人。最悲惨的鼠疫流行发生在 14 世纪中叶，仅 1347—1350 年第一次暴发就使欧洲人口减少了 1/4。

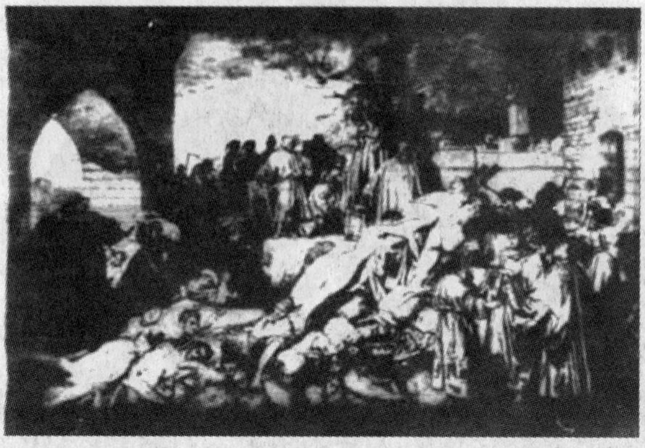

图 1-3-2　中世纪佛罗伦萨瘟疫的流行

1338—1447 年佛罗伦萨人口因鼠疫流行而减少约 3/4。鼠疫流行范围之广，延续时间之长，死亡人数之多，在历史上实为罕见。

（二）麻风

在中世纪，并不仅仅是鼠疫才令人惊恐，麻风在欧洲的传播也达到了危险的程度。麻风古时已见于埃及、犹太、腓尼基、罗马等地，6—7 世纪时流行于中欧诸国，特别是十字军远征以来，其流行趋势更加猛烈，13 世纪时达到顶峰。据不完全统计，当时每 200 人中即有一位麻风患者。由于恐慌，人们对麻风病人往往采取兽性的、不人道的方法。法王菲利浦四世心血来潮，欲肃清麻风患者，下令用火将他们活活烧死。为了防止麻风病的传染扩散，12、13 世纪建立了数百个麻风病收容所，到 1225 年欧洲大约有 1.9 万个这种机构。英国有 200 多所，法国多达上千所。

麻风病人被关在麻风收容所里，或迁移至距居民区较远处，居住在白十字标记的麻风茅屋里。麻风病人要身穿黑色衣服，胸前绣有两只白手，帽上有白带做标志。上街时身上挂铃铛或吹响号角，以引起健康人的注意和回避。

隔离措施的出现，一方面促进了隔离病院的兴起，另一方面控制了麻风病的流行。随着麻风病的下降，这类收容所用于收容可疑的传染病者、精神病者，甚至穷人，其中一些收容所后来发展成为普通医院。14 世纪，鼠疫肆虐整个欧洲时，麻风病院首先被征用为鼠疫医院。

（三）梅毒

除了鼠疫与麻风外，在欧洲大流行的传染病还有梅毒。哥伦布及其同伴常常遭到谴责，因为他们把梅毒从美洲携带到欧洲，并由此传遍世界。1494 年梅毒暴发于遍及那不勒斯五国的一场战争。法国国王查理八世带领五万人出征，于第二年 2 月入侵了那不勒斯，并在那里加冕为王。可惜好景不长，一种传染病在他的士兵中间广泛流行：最初，他们觉得身上发痒，痒处微微发红，慢慢感到剧痛；后来患处逐渐变为硬结，接下来发展为下疳、小脓疱、皮疹和传染性腹股沟腺炎；最后皮肤表面开始糜烂，渗出黏性分泌物；同时全身淋巴结肿大，不仅生殖器和耻骨部位，身上皮肤与黏膜接壤处也出现深浅大小不等的脓包，发出奇特的恶臭。结果是，一半以上的士兵肢体残疾，出现失明或耳聋，很多人甚至死亡。最初该病被称作“那不勒斯病”，它在法国军队中迅速泛滥，致使法国不得不放弃了这一战役，查理的军队崩溃瓦解，以致后来在与米兰、威尼斯、奥地利和教皇的对抗中，被切断了退路，连查理八世本人也做了俘虏。部队解散后，波兰、英国、匈牙利、瑞士及德国和法国士兵返回本国后，该病又在这些国家蔓延，并成为众所周知的“法国瘟疫”。后来，有人注意到西班牙的一些士兵曾伴随哥伦布第二次航海到达过美洲，因此产生了梅毒发源于美洲的见解。到了16世纪，伏拉卡斯特罗发表了一首脍炙人口的长诗为《论梅毒或法国病》，用清新隽永的诗句描绘了一个名叫 Syphily 的少年染此恶疾的情景，并描述了此病的症状及治疗方法，从此人们就用此少年之名命名此病为 Syphilis（梅毒）。

中世纪期间，除了鼠疫、麻风、梅毒侵袭之外，还有过天花、流感、昏睡性脑炎以及一些不知名的流行病，如“圣安东尼之火”病、“英国出汗病”、“舞蹈病”、“儿童十字军症”等。中世纪瘟疫的大流行，使无数人丧命，在人类历史上留下了悲惨的一页。

三、卫生法规的建立

疫病的流行造成的后果是可怕的，但也不全是消极的，它促进了医家们对疫病本质的探讨以及对防治疫病的研究。人们从疫病的大流行中得到教训，知道直接接触病死者的衣服、器具以及从流行地区来的旅行者都可能使疾病蔓延。于是在城市实行了严格的保持卫生的规章制度，如清扫街道，不许向街道倾倒垃圾、动物尸体和废弃物。对发病或疑似患者实行严格隔离。病人尸体在晚上运出城市，连同死者衣物、用具均予销毁。当时米兰、威尼斯实行极严厉的办法，禁止病人进入港口或城内。后来其他地方争相效仿，如亚得里亚海东岸的拉哥萨共和国颁布了对海员的管理规则，指定在距离城市与海港相当远的地方为登陆处。所有可疑的旅客须在空气新鲜、阳光充足的环境里停留30天后才准入境，并且把与他们接触的人也都隔离，这种办法称为 Trentina（30天）。后来恐怕30天不管用，又延长了10天，称为 Quarantina（40天），这就是后来“海港检疫”的来源。1353年，马赛建立特设的海港检疫站，禁止有疫病嫌疑的船只进港，断绝疫区的交通。

由于这种方法对预防传染病很有作用，不久全欧洲都采用了这种方法，直到近世，海港检疫已为世界通用。威尼斯及其他沿海都市都将这些防御措施用法律形式规定下来：对有传染嫌疑的房屋都施以通风和熏蒸，室内家具在日光中暴晒消毒，有传染可能的衣服与被单等物品全部被焚烧，对街道和水源也加以管制。于是在客观形势驱使下建立起卫生法规。威尼斯第一个设立了水务官，1438年又增设水源供应员，并选居民代表三人协助，1358年增设特殊卫生官员职位。可以看出，中世纪后期已经形成了良好而切合实际的卫生预防观念，并制定了适当的卫生法规。

四、解剖学及外科学

由于受到教会及经院哲学的束缚，中世纪的解剖学一直囿于盖仑的经典而没有得到发展。随着时间的推移，教会对解剖的禁锢渐渐放松了。1281年博洛尼亚大学的瓦利纳纳等人对一名被毒杀的可疑尸体进行了法医学解剖，此后各地纷纷效仿。解剖材料大多来源于罪犯的尸体。博洛尼亚大学的另一位著名教授蒙地诺（Mondino de Luczzci，1270—1326年）则是当时欧洲的解剖学权威。他曾于1315年公开解剖一具女尸，并在1316年写成解剖学专著《解剖学》。其内容有：解剖术式、腹腔、胸腔、头部及颅腔的解剖所见；生理学、病理学及外科学之间联系的记述。此书流传甚广，发行23版之多，发行200多年后仍被推举为解剖学专用课本。

早期的解剖演示是在公共场合进行的，几乎成为一种景观，其目的是为了炫耀教授的解剖知识。侍者持刀操作，教授则身着长袍，坐在高高的椅子上，从盖仑的著作中朗读相关章节，教授的助手指向所提到的器官。当时医学生要在读过两年的课程后才允许参与解剖，而且每人在大学期间只可参加两次男尸解剖和一次女尸解剖，而且每次解剖参加的学生不得超过 20 人。对于解剖的研究是从博洛尼亚兴起，扩展到意大利各地，传至法兰西和德意志，为 16 世纪的文艺复兴做了解剖学上的准备。

除了人体解剖受到限制外，在中世纪，处于医学中最恶劣境地的就是外科。传统的外科是由理发匠外科医师进行的。中世纪晚期，外科学在战争中得到了发展，外科医师也分划为两级。一类是膀胱结石截除术及其他手术的操作者和理发师；另一类是在澡堂中替人取胼胝的人。此时的外科医生仅能做些简单的手术，大多限于创伤、骨折、脱臼、截肢以及脓肿和瘘管的切开。

意大利南部的萨勒诺医学学派（Salernitan）盛行于 11 世纪。该学派非常注重外科技术，尤其是以处理颅脑损伤而著名。它提出了干燥处理伤口的观点。这一观点在尼伊·乔利阿克（Guy de Chauliac）的著名文献《外科学总论》中得到扩展。在巴累之前，这部书同蒙地诺的论著皆被视为外科学的经典。该书强调了伤口清洁和闭合的重要性，叙述了各种外科手术的新方法。他还总结了作为外科医生的四个必要条件：博学、熟练、敏捷、一定的道德修养。这四条标准，不仅在当时，而且也是后人作外科医生的准则。尼伊·乔利阿克的功绩在于创建了法国的外科学派，为现代外科学之父巴累开辟了道路。

五、医院的建立和医院护理

6 世纪以后，西欧开始建立医院。542 年在法国里昂，641 年在法国巴黎建立医院。医院最初兼做旅店，是患病的教徒、旅客和香客的医务所和避难所。这些医院按照教会的规定，一般位于大教堂附近。因此，教会与病人的关系非常密切，医院的组织与工作都带有宗教性质。这一时期医院内的护理重于医疗。虽然病人在医院内也可能解决肉体上的痛苦，但医院的主要目的在于洗净灵魂，因此对病人实施护理比对病人实施治疗更重要。早期的医疗机构因其目的不同，名称各异。例如：照料病人的地方称为医院，接收病人的地方称为收容院，收容穷人的地方称为济贫院，收容妇女及女孩的地方称为妇婴院。无论名称怎样变化，在这些机构中都有护理工作者。在整个中世纪，除在 9 世纪出现产科医院外，医院内几乎是不分科的。

11 世纪后，由于麻风病人剧增，欧洲大约设有 19000 个麻风院，仅法国就有 2000 个。医生对病人的治疗办法很少，主要是进行护理，如为病人洗涤伤口。12 世纪时，收容病人的机构与收容贫民和老人的机构分离，正式医院开始兴起。1204 年建于罗马的圣灵医院是第一个正式医院，但是它的管理权仍操纵于教会之手。14 世纪后，欧洲麻风病人减少，许多麻风院逐渐改作普通医院。

中世纪晚期医生渐由非神职人员担任。为了使香客、军人、旅客和工匠等人都能得到医治的机会，医院有了进一步的发展。14 世纪中叶，医院的规模明显扩大，最大的医院床位达 220 张。14 世纪末，医院的组织管理日臻完备，尤其是意大利的大城市中的医院，建筑富丽堂皇，装饰精致。政府对医院的投资力度较大，仅在 1348 年一年内即拨出 2.5 万金币

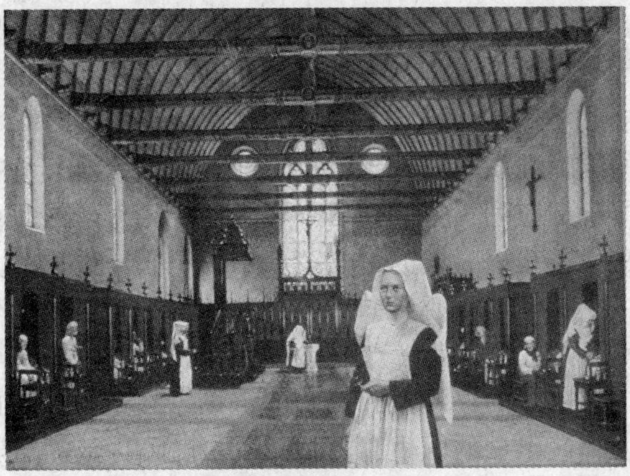

图 1-3-3　一所中世纪医院

的经费维持圣玛丽亚医院的运转。

六、医学教育的兴起

11 世纪至 13 世纪，十字军东征给欧洲造成了很大的灾难。与此同时，东征也沟通了东西方的文化交流，工商业及交通事业有所发展，从而扩大了欧洲人的眼界，也刺激了自然科学的发展。反映市民要求的城市文化形成了一股与教会抗衡的力量。西欧世俗的城市学校和大学应运而生。欧洲人从阿拉伯人那里和东侵的过程中重新认识了古希腊文化，欧洲的文化科学从此出现转机。

中世纪医学的中心是大学。大学是在 12 世纪兴起的，到 13 世纪迅速发展起来。比较著名的大学有意大利的萨勒诺大学、帕多瓦大学、法国的特派利尔大学、巴黎大学等。医学校的在校人数很少，各系总共不超过数十人。教师也少，分别教授医学理论、临床和药物学。学校仍实行师徒制。学制 5～10 年不等。课程包括物理学、哲学、逻辑学、修辞学、星象学、解剖学、生理学、病理学、诊断学、外科学、妇产科学、眼科学等。教材多以希波克拉底、盖仑和阿维森纳的著作为主，实行考试制度。学生毕业时授予医师学位。

在诸多高等学校中，萨勒诺和帕多瓦是西欧中世纪受经院哲学影响最小的两所大学。因此，在促进中世纪医学的发展过程中，它们发挥了重要作用。

9 世纪，萨勒诺医学校成为中世纪第一个著名的医学中心，它由普通百姓所建，为不同国籍、民族和不同语言的人们提供医学训练场所；同时，它也是发扬古代学术、研究医学的中心，被称为“希波克拉底之都”。其医院的设备比较完善，有内科诊所、外科诊所、孤儿病院、慈善会、药局等，可以进行动物及人体解剖。11 世纪，在医学校的基础上兴建了萨勒诺大学。萨勒诺大学除了将希波克拉底、盖仑、阿维森纳的著作作为基本教材外，还编有《亚历山大利亚医学纲要》。萨勒诺医学校一直保持着非宗教性医学的特点，准许妇女学习，学术自由，学者们重视实践，使 500 年来极度沉闷的西欧医学重新活跃起来。

13 世纪开始，教会禁止僧侣兼做医生，萨勒诺大学乘势而起。这里有普通人组成的教授团，他们为了教授学生，以冷静的批判态度与热烈的情绪从事解释古代医书的工作；他们结合成为一个整体，就是讲课也是集体的合作，而不是出自一人。萨勒诺大学编著的大量出版物，显示出它将希腊和阿拉伯经典医学融汇结合。萨勒诺大学的教学大纲经过精心斟酌，后来为许多大学所采用。教学在医院和化验室内进行。上基础理论课时，学习盖仑的解剖学，教师让学生以小猪代替人体做解剖；上临床课时，每个学生都必须接受床边指导，实际参与外科手术；学生直接接触病人，摒弃一切空论、迷信和占星术。1220年起，萨勒诺医学校在欧洲已具有一定的国际性质。腓特烈二世专门将发给医师行业执照的特权给予这所学校，并指出利用尸体研习解剖应列为重要科目。经过萨勒诺医学校训练的学生，行医时受到普遍的信任，许多医生在文艺复兴时期的医学革新中发挥了重要的作用。

萨勒诺医学校衰落之后，学术中心转向帕多瓦和博洛尼亚两所大学。帕多瓦大学因尊崇阿维罗埃斯学说而享有盛名，几乎成为一个异教的大学。博洛尼亚大学是早期经院学派的坚强堡垒，那里产生了不少有才能的注释家和热心的辩论家。最负盛名的医生是塔地奥·阿尔德罗蒂，他被誉为“意大利最出众的医生”。他是第一个亚里士多德学说的忠实翻译者和医学辩证法的创始人。另一个最知名的外科医生是威廉（William of Saliceto，1210—1277年），他首倡内外科应取得紧密联系，对外科的推进起着巨大的作用。他缝合过断开的神经，鉴别了喷射性的动脉出血与静脉出血。对于骨折的诊断强调“骨折音”。

15世纪后半叶，随着人文主义的兴起和对古典著作研究的恢复，各大学日益强调医学平民化的发展方向。大学的教育组织日臻完善，虽然在实地教学方面还存在着一些细节问题，但开始了对占星学和魔术医学的第一次冲击。大学的创建为整个文化事业发展作出了贡献，医学院校的建立为促进医学的发展发挥了重要的作用。

七、护理团体的建立

中世纪欧洲的政治、经济、宗教变革以及战争、疫病流行等事件，对护理工作的发展都产生了影响。

（一）十字军东征与收容救护

十字军东征是西欧封建主、大商人和教会以维护基督教的名义，对地中海东岸地区发动的侵略性远征。因士兵的衣服上有十字标记，故称为十字军。东侵活动从1096年起，到1291年止，历时近200年，大规模的侵略共发生8次。1095年，罗马教皇乌尔班二世在法国南部克莱蒙召开宗教大会，宣布组成十字军远征，要从回教徒手中夺回圣城耶路撒冷。但实际上，天主教会、封建主和大商人都企图扩大势力、掠夺财富，教会更想以武力在东方传播天主教。拜占庭帝国的皇帝则期望超越西欧封建主的势力，抵御突厥人。参加东征的国家有法、意、德、英等国，大批没有领地的骑士成为主力军，许多君主、贵族、农民、商人、流氓、乞丐、强盗、罪犯以及朝圣者也为了各自不同的目的参加了远征。在八次十字军东征中，只有第1次（1099年）从穆斯林教徒手中夺回了圣地，其他7次均以失败告终。而战争直接导致的战伤者却不断增多，不少战士由于从西方行军到东方，不能适应新环境而发生疾病。长期的远征导致许多战士营养不良，加上军中的卫生条件极差又引发了多种疾病。另外，从四面八方涌来朝圣的男女老幼在遥远的路途中也不断有人病倒，这些情况极大地刺激了欧洲救护运动的开展。许多基督教徒、武士和地方慈善者组织了十字军救护团，开办了收容所，创立了军队医院和教会医院。在这些机构中对老弱伤残者实施医疗和救护。

（二）救护团

救护团收容贫民的机构和诊所结合在一起，共同发挥医院的作用。救护团又分男、女骑士团。男骑士团负责运送伤病者，并采取急救和各种护理措施，女骑士团则只在医院里护理伤病者。这些医院的技术、设备均较好，管理有序，护理人员对病人认真负责，护理效果明显。另外，她们对贫困者还给予帮助，受到了社会的赞扬与捐助。较有名的救护团有：

1. 圣灵教团　首创并普遍在医院门外加入一只带有铰链的箱子，母亲们可以匿名留下婴儿，由医院收容弃婴并进行治疗。圣灵教团的医院不仅照料病人，而且收留孤儿、穷人、残疾者、衰老者和流浪者。

2. 圣约翰骑士团　最初由一群修道士组建，除了照顾骑士、十字军战士外，还照料疫病流行期的病人。十字军东征初期，他们曾参加过战斗。后来骑士团发展为专门在沿途做救护工作的组织，成员来自主要为意大利富商服务的原耶路撒冷两所医院的护士——圣约翰医院的男护士与圣玛利亚医院的女护士。这个骑士团的成员一律着黑色长袍，并佩带红底白十字架。十字架有 8 个角，分别代表该骑士团的 8 种道德，即喜乐、仁爱、忏悔、谦卑、公平、同情、诚实、忍耐。该骑士团的特点是：有良好的护理技术，救护成绩显著；善于照顾病人，尤其是精神病人；医院设备齐全；重视医学训练，医生每天讲 1 次人体解剖，每周讲 1 次病理学，对护士和年轻医生的成长颇有益处；骑士团还参与社会救济工作，穷人出院时赠以衣食。

3. 条顿骑士团　是少数德国人为照顾十字军的伤兵而设立，在医院中组织了该护理团，总部设在耶路撒冷。它以服务德国病人为主，除主要工作者为妇女外，还有男护士。医院非常重视清洁水源的导入系统及污水排放的下水道设施。

4. 圣拉萨路斯骑士团　专门为麻风病病人服务，又名“防疫社团”，工作人员多由已痊愈的病人及妇女共同担任。红十字架是她们的标志。随着十字军东征，传染病也被扩散到各地，麻风病的流行成为严重的社会问题。防疫社团虽然建立了许多麻风病院，但仍然不能完全解决问题，直到 13 世纪后半叶，由于严格执行隔离制度，各地的麻风病人才得到了有效控制。

十字军东征给地中海沿岸国家的人民带来了深重灾难，几十万十字军战士的死亡、大量的军需耗费，使得西欧各国人民损失惨重。但另一方面，十字军东征推进了医院的发展。救护团的护理人员在战争中所表现出来的勇敢行为、博爱精神、严守纪律的品质在护理史上值得记载，也使护理人员得到社会的关注。

（三）修女护理

1060 年，在意大利的沙弗诺城，一所著名的医学校招收妇女学习产科，包括医院管理、护理和助产，考试及格后发给证书。13 至 14 世纪，罗马天主教教皇掌握了多数国家的宗教大权，天主教成为当时的主要宗教，在世界各地设立了不少教堂和医院。在这些医院里担任护理工作的妇女称为修女，流传至今。与此同时，有些非宗教性质的组织，不受宗教誓约的束缚，妇女可以结婚，在家中或外出护理病人。

思考题

1. 中世纪的医学衰退的原因是什么？
2. 简述海港检疫制度的由来。
3. 萨勒诺医学校在欧洲中世纪的地位是怎样的？
4. 简要介绍欧洲中世纪的护理团体有哪些？各有什么特点？

第四章　中世纪东方医学的兴起

提要： 正当欧洲处于黑暗时期，医学发展处于迟滞之际，东方医学却进入了繁荣时期。拜占庭和阿拉伯的医学都在继承的基础上发展起来。拜占庭较早地吸收了希腊、罗马文化，虽也吸收了东方的文化，但侧重在西方。阿拉伯较晚地吸收了希腊、罗马文化，但把东方文化（包括医学）逐渐吸收融合，形成中世纪世界医学的交汇点。它们不仅把中世纪医学推上了一个高峰，而且为欧洲医学的复兴奠定了基础。

中世纪的历史除了欧洲文化以外，还包括另外两种文明：拜占庭文明和阿拉伯文明。它们在保存希腊、罗马文化方面占据着非常重要的地位。

一、拜占庭医学

公元5世纪以来，西罗马帝国亡于外族人的入侵，东罗马帝国却以拜占庭的名称保存下来。拜占庭帝国是古希腊文化与医学向外扩张时的最先继承者。由于拜占庭帝国的成长和文化中心的东迁，君士坦丁堡成为欧洲医学文化的中心。由于它保存了古希腊文化才使欧洲医学没有中断，并为以后的阿拉伯医学的发展奠定了基础。

（一）医院和药房的出现

中世纪由于城市发达、人口稠密，加上日耳曼民族的大迁徙和十字军的数次东征，导致传染病在拜占庭帝国广泛流行。东欧的麻风病继之流传至地中海沿岸，拜占庭深受其害。人们对麻风病的传染性很早就有了认识，早期采取强迫隔离或者活埋等残酷的措施。当人们受到疾病折磨而又无法解脱时，于是把生的希望寄托于基督教，认为它是“灵与肉”的救世主，而教徒则以“热情和怜恤”来献身于护理工作，这种献身精神与基督教的早期教义相吻合。13世纪时，由教会创办的旅行者避难所和为高龄残疾者而设的济贫院，对黑死病、发疹性热病、结核病等传染病病人加以收容隔离，并逐渐发展成为传染病院和医院。当时医院因掌握在教会手中，教义信仰是第一位的，对世俗的医务人员进行排斥甚至摧残。科学的医术与医院很难得到发展。

拜占庭晚期出现了药房。拜占庭药商大量吸收亚洲东方国家的医药成就，如采用阿拉伯和印度药剂，把阿拉伯和波斯典籍译成希腊文等，经过不断地借鉴和吸收，拜占庭的药房达到较高的水平。

（二）主要医家

拜占庭的医学家，多是医学百科全书的编撰者。他们收集了古代医学史上丰富的遗产，并使之系统化。这些医家主要有：

1. 奥芮培锡阿斯（Oriba sius，325—403年）

他是盖仑的同乡，继承并发扬了盖仑的伟绩，被誉为“盖仑的继承者”，但他缺乏创见。

他曾在亚历山大城学医，355年被召任朱理安（Julian）皇帝的宫廷医师，曾伴随皇帝航行。他的《教堂医学》（Synagogue Medicine）共70卷，是一些医学著作的选集，是遵照朱理安的命令编纂的，目的是把古代的著作辑存在一部医书中。《教堂医学》包括一般疗法、药物学、生理学、解剖学、卫生学、护理学、诊断学、预后学、病理各论、治疗各论、外科学等。

2. 艾修斯（Aetius，6世纪）

曾去亚历山大城求学，查士丁尼时代居住在拜占庭，并写了许多希腊作家的传记。他曾编辑注释古代医书，著有《四卷集》。因此书的稿本分为四部分，每部分又分为四段，故得名。此书实为16卷，是一部编纂作品，成为外科、妇科、产科方面的文献来源。他的著作涉及各个领域，包括药剂、一般疗法及卫生、体操、小儿病、老人营养、预后、诊断、头部疾病、整容术、消化疾病、寄生虫病、皮肤病、一般外科、妇产科等。其中，对眼、耳、鼻、喉、齿病的描述可以称得上是最简练而准确的。此外，他对尿道切开术、痔漏手术的说明也尤为详尽；同时又是第一个记载肱动脉瘤结扎术的人。

3. 特拉利安纳斯（A. Trallianus，525—605年）

曾在罗马行医，声誉很高，是医学教育家、著名医生。主要著述是《疾病与药物》，这是一部12卷的关于内科病的病理与治疗的书，收集了他多年行医过程中的观察。他的著述不久就被译成阿拉伯文和拉丁文，并被许多医家所引用。他是一位经验丰富的医生，但他的解剖和生理知识有限。他曾经很仔细地研究过神经系统的疾病，认为谵妄是大脑的疾病，应用镇静剂、放血、温浴、酒等来治疗。他认为忧郁病可能变化为躁狂症，是痴呆的晚期现象。他特别致力于眼科病的治疗。对于呼吸道的疾病描述得很清楚。对于多血质的患者采用放血疗法。对于患痨病的患者，极力主张迁地疗养，海上旅行，吃容易消化的食物和饮用乳类饮料。在肠胃病方面，他是一位渊博而精细的观察者。他对于蛲虫、蛔虫和绦虫的治疗处方是用石榴子、羊齿草和蓖麻油。

4. 保罗（A. Paul，7世纪前半叶）

代表著作《论医学》，共7卷，第一卷论营养卫生；第二卷是一般病理学；第三卷论头发、脑、神经、耳、鼻和口腔的疾病；第四卷论麻风、皮肤病、烧伤、一般外科和出血；第五卷专论毒物；第六卷论外科；第七卷讲药理学。书中记载了金属导尿管、截石术、疝气手术、睾丸摘除术、女性生殖器疣、阴道闭锁手术等。根据保罗的记述，癌的最常见部位是子宫和乳腺。他认为对于子宫癌施行手术是没有用处的，因为子宫癌极易复发。对于乳腺癌主张切除，反对烧灼治疗。他精确地描述了由膀胱导尿，随后注入各种药剂的方法。他正确地指出用金属导尿管通过尿道时所应当遵循的曲线。保罗也论述了女性生殖器湿疣和阴道闭锁的手术，并描述了手术时病人应采取的姿势。关于肛门瘘、痔、肛门湿疣和静脉曲张的治疗，论述得相当详尽。

二、阿拉伯医学

（一）历史概述

在欧洲科学文化的黑暗时代，维持与发展希腊科学传统，并把它输入欧洲的是信仰伊斯兰教的东方国家，被人们称之为阿拉伯文明。阿拉伯文明的历史比拜占庭历史开始得稍先，结束得稍早，大约从630年到1300年。在一定意义上，阿拉伯文明是西方社会最重要的文明之一，因为它的冲击引起了基督教欧洲的社会和学术的变革。

公元6世纪末，阿拉伯人主要分成两类：都市阿拉伯人和贝多因人。前者生活在城市，是商人和小手工业者，许多人有文化，有的人相当富有。贝多因人多半是游牧人，他们愚昧、迷信，有杀婴的习俗，时常为水源和绿洲而卷入战争。无论都市阿拉伯人还是贝多因人都没有任何有组织的政府，氏族和部落代替了国家。到了七世纪，穆罕默德创立了严格的一神教，他自命为真主的使者，手持可兰经和宝剑，武装传教。他在逝世前基本上统一了阿拉伯半岛。一百年后，文明世界至少有三分之二处于穆斯林统治下。在穆罕默德时期，他只允许信仰伊斯兰教，否定一切科学。但到了八九世纪，随着伊斯兰教国家的强大，统治者改变了政策，主张奖励科学、信仰自由，把希腊科学、医学、哲学著作译成阿拉伯文，引进希腊科学作为阿拉伯科学的基础。后来，在政府的控制下，中学也办起来了，并且得到政府的资助变成了职业学校。在这些学校里，学生们学习语法、语言学、修辞学、文学、逻辑学、数学和天文学。

阿拉伯人成为各种文化交流和思想观念的传递者。他们的文化在科学和哲学方面是薄弱的，但他们在叙利亚却拥有未遭受损失的古希腊文化财富。一些城市的学术中心仍被允许进行学术活动。懂得叙利亚文或希腊文的穆斯林鼓励阿拉伯文的翻译事业。他们还吸收了一些必需的技术。阿拉伯人在712年占领撒马尔罕时，从中国人那里学会了造纸术。794年，阿拉伯人在巴格达建立了第一座造纸坊，当他们占领了西西里岛和西班牙后，就把造纸术引进了欧洲。

接受希腊科学文化传统的伊斯兰学者，不仅继承他人的科学成果，而且也有自己的创造。九至十世纪，在世界著名的科学家中，除中国人外，就数阿拉伯人。他们对数学、天文学都有贡献。阿拉伯数学家阿尔·花剌子模（Al Khwarizmi）不仅创造了代数学，在算数方面还发表了《印度计数算法》，并把阿拉伯十进制的数学传播到欧洲和世界各地；阿拉伯科学家阿尔·海赛姆首先明确地提出光反射定律。而阿拉伯医学是当时除中国以外最先进的医学，为后来欧洲医学的复兴奠定了基础。

（二）阿拉伯的炼金术

公元8—12世纪阿拉伯医学很发达，在化学、药物学和制备药物的技艺方面很有成就。当时的化学即炼金术。阿拉伯化学家们都已知道19世纪以前的酸碱的知识。阿拉伯科学家们使实验研究受到尊敬，并证实了这种研究的价值。在这之前，实验研究常同魔法、巫术纠缠在一起，被认为是粗俗卑下的事情。阿拉伯的化学家发明并命名了蒸馏器，区别了各种酸和碱，完成了对多种物质的化学分析，还研究和制造了数百种药品。最有名的炼金师是该伯(Geber ibn Hayyan，721—815年)。由于他的著作过于混乱，人们现在只能初步确定他写下了《炉火术》、《东方之汞》、《善行录》、《集中书》和《七十书》等重要著作。在这些著作里，他充分论述了炼金术的原理和方法，他把亚里士多德的四元素论与中国的硫汞二元论结合在一起，开辟了炼金术的新思路，他还将“量”的观念引入到炼金术中。

阿拉伯另一位炼金术大师是阿尔·拉兹（ar-Razi，全名是 Abu Bekr Muhammad ibn Zakariya al Razi)，在欧洲以累塞斯（Rhazes）著称。他发现了炼金术与医学的关系，是将炼金术用于医疗的先驱者。此后，西方的医生纷纷仿效累塞斯，加入到炼金术队伍中，由此酿成医药化学的大气候。累塞斯的炼金术著作以《秘密的秘密》最为驰名，该书第一部分讨论物质的性质及其分类，第二部分着重介绍各种炼金术仪器及其使用方法，最后是炼金术方法的精髓。他不赞成该伯将炼金术与宗教理论混为一谈的做法，而只考虑炼金术的实验技巧。他引进了一些科学的研究方法，强调实验操作的重要性。

关于阿拉伯炼金术的来源有两种说法：一说来自埃及，但近代学者则多数认为来自中国。因为中国的历史文献中记载炼金术最早，且有充分证据证明拜占庭的希腊人和回教的阿拉伯人在中世纪初叶已与中国交往。化学一词 chemistry 即源于阿拉伯文的炼金术（al-kiniya），而 Kim 则是中国“金”字的古音。

炼金术的目的虽是荒诞的，但在无数次试验中，建立了一些化学的基本原则，发现了许多对人类有用的物质和在医疗上有用的化合物，设计并改进了许多实验操作方法，如蒸馏、升华、结晶、过滤等，大大丰富了药物制剂，促进了药房事业的发展。

（三）阿拉伯的医院及医学教育

阿拉伯医学的突出成就之一表现在建设医院方面。707 年，倭马王朝出现了阿拉伯最早的医院。九世纪在拉希德统治时期，在巴格达建立了医院。十世纪时，医院开始普及。当时在科尔多瓦就有 50 座医院，1109 年仅巴格达就有 60 座医院。在伊斯兰统治地区，非洲、埃及、美索不达米亚、波斯等地的每一城镇都设有一座以上的医院，有的小镇有收容所。11 世纪时出现了流动医院，并配有医生、助手和司药人员。例如，970 年巴格达的一座医院有 25 名医生；982 年巴格达的爱杜迪（Adudi）医院工作人员达 80 名之多。1284 年开罗建立了曼苏里（Mansuri）医院，规模庞大，拥有四个大院落，附设学校、图书馆、孤儿院等。按病种分病房，有热病、眼病、外伤、腹泻、妇科等专科病房，并有男、女护士。医院还设有制剂室、药房、给水装备和讲演厅，并制定出访制度。

阿拉伯的医学教育，除了私人传授之外，还在医院的附属学校进行医学理论教育，并在医院进行临床教学。九世纪以后，在巴格达、大马士革、科尔多瓦等处的医院，已有较完善的医学教育组织。例如，巴格达医院由主任和外科医生给学生讲课、考试，还颁发毕业证书。讲授内容采用《亚历山大利亚医学概要》，后来被阿拉伯医家的著述如累塞斯、阿维森纳等的著述所替代。931 年，巴格达由皇家指令成立了医生考试委员会，规定除了皇家御医及技术上有名望的医师外，其他医师均需通过考试方可行医。

阿拉伯医学对西方医学最大的贡献，就是在保存和发展古希腊和古罗马医学方面起到了积极的作用。通过阿拉伯医学，希腊医学又迂回到西方。希腊医学经由君士坦丁堡，曾经到达叙利亚和波斯，变成了阿拉伯人的知识。通过非洲人康斯坦丁（Constantine）的转译，将古代医学经典从阿拉伯文重译成拉丁文。在此基础上，萨勒诺医学校成为中世纪第一所著名的医学中心。大学的创建对整个文化事业有着重要的推动作用，医学院校的建立培养了医学人才，促进了医学发展。

（四）阿拉伯的药学成就

公元 869 年巴格达的医院有了自己的药物手册。887 年在北非凯鲁万医院已采用盖仑的药物学作为教材。10 世纪，伊斯兰医院普遍设立了药房。阿拉伯人多用复方，每一方剂包括基本药、佐药、协助药和代替药。

阿拉伯医生除掌握传统药物外，还使用了大约 200 多种新药，如番泻叶、樟脑、檀香木、乳香、没药、罗望子、肉豆蔻、肉桂、丁香、荜澄茄、乌头、龙涎香、水银、大黄、旃那叶、山扁豆、甘露醇、印度大麻等等。阿拉伯的不少名医都有关于药学方面的论述，如累塞斯、阿维森纳、曼苏尔·迈蒙等。其中西班牙的贝塔尔结合实践经验和调查材料，把希腊和阿拉伯药学融为一体，写出了《药用植物集成》一书，成为阿拉伯最完备的药物学著作，其中记述药物1400种，新增药物300种，他的著作是对阿拉伯药物学作了一次大总结。同时，作者还注出了西班牙、波斯和其他东方国家所用的药物名称，所以从语言学的观点来看，这部书也是很宝贵的历史文献。阿尔·库英·阿尔·阿塔（Al-Kuhin-al-Attar）于13世纪中期住在开罗，他的药学书被认为是关于制药技术方面最好的著作。不仅为药剂师提供了完善的业务标准，而且详细指导如何采集药用植物，如何保存以及如何制备药剂。

阿拉伯医生在药物应用上使用了实验的方法，认识了不少药物的特性，丰富了药物知识。比如对鸦片的认识，希腊人认为此药危险，经阿拉伯医生试用，证明鸦片为治疗疼痛的特效药。

在剂型方面，阿拉伯医生采用糖浆、舐剂、软膏、擦剂、乳剂、油脂剂、香草冷饮、液汁剂等。阿维森纳还特别提倡用丸药的金、银箔衣，以提高疗效。

阿拉伯药物中也混杂一些迷信色彩，如迈蒙在论述毒物时，认为抗毒蛇咬伤最有效的药物是把一大块翡翠石含在口中。

（五）阿拉伯的重要医家

阿拉伯人并不仅是单纯地收集古老的理论，在他们中间，同样产生了一些非常著名的学者，如累塞斯、阿维森纳等，他们的著作被译成拉丁文，成为欧洲各大学科学研究的基础。

累塞斯为波斯人，是阿拉伯最有影响的医家之一。前已述及他在炼金术方面的贡献。他的著述也很多，多达237卷，涉及天文、炼金术及哲学，其中约半数为医学。累塞斯被认为是阿拉伯一位全智全能者。然而，他起初的主要兴趣并不在医学，40岁时才开始学医。他的长篇巨著《医学纲要》收集了希腊、阿拉伯、印度的医学知识，并用典型的病例加以说明。他对病人的观察与描绘生动细致，其代表作《天花和麻疹的鉴别》在世界上享有盛名。他的杰作有10部之多，分别讨论了医学概论与解剖学、气质、心性、相貌、如何选择奴隶、饮食和药剂、卫生学、化妆品、旅行的规则和治疗法、热病。在疾病治疗上，他较早应用汞油膏来治病，被欧洲人尊称为首先应用汞制剂的人。在外科方面，他描述了取出咽喉异物的器械，并首创用棉花包裹伤口。提倡环境卫生和个人保健，注意气候、天象、季节的影响，保持病室的良好空气和适宜的温度，注意选择住宅的建筑地点，采用良好的饮水、食物，经常沐浴等。累塞斯是希波克拉底的信徒，他反对任何形式的江湖医术，他是第一个反对夸大验尿术的阿拉伯人。他的著作还涉及医学心理学、医患关系、医生专业化等问题，是一位比较全面的医家。

阿维森纳（Avicenna，980—1037年），又称伊本·辛纳，不仅是阿拉伯的著名医家，也是欧、亚两洲具有很大影响的医家。他通晓数学、物理、哲学、辩证法、法理学、神学。10岁就精通《古兰经》，然后又学习文法和语文学、几何学和天文学，他曾专心研习亚里士多德的哲学。16岁时开始学习医学，18岁时已经成为著名的医生，并被召到宫中担任御医。21岁时他编撰了一本百科全书，除了研究、著述、教学及行医外，他还被任命为国家大臣。写出20部关于科学、哲学、天文学、语言诗歌的书籍，还写出与之等量的医学著述。他的医学代表作当推《医典》(Canon)，多次被译成拉丁文，很长一段时间内作为习医者的必读书。在这部著作中，阿维森纳成功地建立了完整的医学科学体系。《医典》还吸收了中国和印度的医学成就，对沟通欧、亚两洲各民族的医学知识起了重大作用。书内临床病史清晰，治疗指征准确，编排合乎逻辑，无过分的夸大，文体雄辩有力，这些足以使这部著作直到

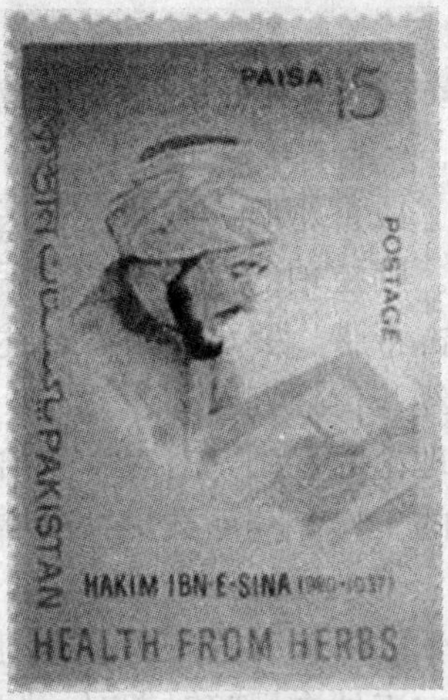

图 1-4-1　阿维森纳

17 世纪末在各国医生的心目中仍为不容争辩的权威。

《医典》分五卷，约 100 万字。卷一为总论；卷二论本草；卷三从头到脚论述疾病的治疗；卷四论全身病；卷五为药学。卷一分为若干篇，每一篇分为若干章，章又再分为节。卷一的第一篇内包含有医学的定义，医学中所用的方法和基本理论，主要内容全都是借用希波克拉底的材料。第二篇是论一般的疾病，尤其是症状，对于脉搏和验尿有冗长的观察与详细的规则。第三篇中有许多有关卫生和预防的处方，这是后来几个世纪中所有卫生书籍的主要来源。第四篇论及一般的疗法，特别是灌肠、泻下、放血、烧灼术等。后两篇直到 17 世纪，一直是临床治疗的重要方法。卷二主要是根据戴奥斯考理德的著作，但也包括许多希腊人所不知道的药剂知识。卷三专讲特殊的病理，对每一种疾病都有一大段描述症状。卷四第一篇论述各种热型，描述了许多流行病，例如天花和麻疹；卷四的第五篇是论外科，详细地描述了骨折和脱臼；第七篇是对美容术的细致讨论。卷五包括药剂制备的详细指导，各地都将其奉为药物学方面的经典著作，其影响一直延续到文艺复兴时代。在解剖和生理学部分，他特别谈论到大脑和神经的作用；在饮食营养学一章，强调年龄与饮食的关系，对住宅、衣服、营养卫生等方面讲述细致；他还记述了膀胱结石截除术和气管切开的手术。在治疗方面，他重视药物的作用；在诊断方面，注意切脉，将脉象分为 48 种，其中 35 种颇似采自中国王叔和的《脉经》。总之，《医典》既有理论，又有丰富的临床论述，富有系统性，是当时医学的总结性著述。阿维森纳与希腊的希波克拉底、罗马的盖仑堪称古典医学史上的三座里程碑。

阿布尔加西斯（Abulcasis）是科尔多瓦所培育出来的阿拉伯学派最伟大的外科医师。他曾写过一部外科学著作，此书的价值在于将当时外科的实际情况介绍出来，并且用很多有价值的插图介绍医生所用的外科器械。他还著有一部百科全书性质的著作，书名为《手册》，其中第 30 章论外科，分为三个部分。第一部分专论烧灼术，第二部分论外科手术，第三部分专门论述骨折和脱位。

迈蒙尼德斯（Maimonides）以哲学家及犹太法规学者身份闻名。他的医学著作汇集在《医学原理》一书中，约著于 1190 年，曾译为希伯来文和拉丁文；还有一部分汇集在《养生法》一书内。此外，迈蒙尼德斯还写了许多论文，其中《论性交》一篇是献给苏丹哈马的，共计 19 章。《论毒物》一书包括许多关于狂犬病、有毒的螫刺和各种毒物与解毒剂的观察，并附有病例。据说著名的“医师祈祷文”也是迈蒙尼德斯所写，其中所列的道德标准是很高的。

除此以外，尚有一些著名的阿拉伯医家为医学事业的发展作出了贡献。如胡内恩·伊本·伊沙克（Hunain ibn Ishaq）是一位出色的翻译家和学者，组织翻译了 129 部盖仑的著作。伊本·阿巴斯是累塞斯的兄弟，他的名著《医学体系》是第一部被译为拉丁文的阿拉伯医书。书中对外科的论述最为突出，对皮肤病的记载也有独到之处。其他著名医家还有海塔姆（Ibn Al-Haytham）、纳菲斯（Ibn al Nafis）、卡赛姆（Abdul-Qasim uz-Zahrawi）、苏尔（Ibn Zuhr）等。

（六）阿拉伯医学的衰落和影响

1148年科尔多瓦被阿尔蒙纳人占领，西哈里发覆灭。1258年蒙古人攻陷巴格达。阿拉伯文化在西班牙被驱逐，在东方被破坏，从此阿拉伯医学开始衰落。

当欧洲医学正处于中世纪黑暗时期时，阿拉伯医学保存和发扬了以古希腊为主的古典医学遗产，融合了伊斯兰地区，乃至印度、中国等国的许多医药经验。阿拉伯的医药著述，后来又被克雷莫纳的杰拉德（Gerard）等译成拉丁文等文字，不仅使古希腊、罗马的医学著述得以流传下来，而且使包括印度、中国等国在内的古典医药知识和经验传播到欧洲。

许多阿拉伯医家把归纳法应用于医学实践，使观察和经验成为理论的基础，对医学作出了独立的贡献。阿拉伯医学家把古代药学进一步系统化。由于他们的工作，药品数量大大增加。他们的药学著述构成了欧洲药典的基础。

阿拉伯国家所建立的医院和临床教学，成为其后欧洲医院和教学的样板。临床讲授在阿拉伯学校中风靡一时，其遗迹仍可在以后的西方文明中见到。当西方正处在黑暗时期时，阿拉伯医学家使西方古代医学传统得以保存，并培育了大量的民间医学，使西方文明得以收回这一批宝贵的财富。

思考题

1. 简述阿拉伯医学在医院建设方面的贡献。
2. 简述累塞斯的主要成就。
3. 简述阿维森纳的医学成就。
4. 简述阿拉伯医学对药学方面的贡献。
5. 简述阿拉伯医学对世界医学的贡献。

第五章　实验医学的建立与宗教改革后的护理

提要： 文艺复兴时期是欧洲文化与思想发展的一个重要阶段，人文主义和自然科学兴起，欧洲在艺术、文化、科学、技术等方面取得了显著的进步。医学方面，人体解剖学的建立奠定了近代西方医学的发展基础，实验医学的兴起使医学进入了一段崭新的历史。17世纪新兴资产阶级支持科学研究，提倡宽容。哲学上，培根强调科学哲学必须建立在科学的观察和实验的基础上。笛卡尔强调数学的重要性，重视逻辑推理，发展了演绎法，并将机械论的观点用于物理学、化学、生物学、生理学和医学的研究中。实验观察与数量分析的应用促进了基础医学的发展，人们开始运用科学手段研究医学问题，哈维发现血液循环是这一时期生命科学最突出的成就。显微镜的发明和应用、医学学派的争鸣丰富了医学的成就，同时宗教改革推进了护理学的发展。

一、艺术的复兴与科学的兴起

（一）艺术复兴

文艺复兴是欧洲文化与思想发展中的一个重要时期。14世纪末，欧洲封建社会内部孕育的资本主义手工工场已经形成，纺织、印染、采矿、冶铁、机械制造及农业种植都取得了飞速的发展。中国的火药、指南针和造纸术传至欧洲，对文艺复兴起到推波助澜的作用。1453年土耳其人占领君士坦丁堡，东罗马帝国覆灭，大批学者携带古希腊文化遗产向西迁移，这些文化遗产被广泛地用作反抗教会的思想武器，并在欧洲重现了古希腊辉煌的艺术和科学成就。这些成就蕴涵着民主思想、探索精神、理性主义和世俗观念。对古希腊文化的追求，不仅使人们认识到古希腊文化的价值，更认识到其精神价值。新兴的资产阶级从古希腊文化遗产中酝酿出人文主义的思想，成为文艺复兴时期的主导思想。

14世纪末15世纪初，葡萄牙、西班牙进行了大规模的航海活动，哥伦布发现美洲，麦哲伦实现环球航行，他们的活动扩大了地理知识，开阔了人们的眼界，促进了资本主义市场的形成，导致大西洋沿岸贸易中心的新兴。地理发现为资本主义开辟了新的全球市场。新兴资产阶级开始崛起，并对封建制度及其意识形态展开了全面的进攻。

随着封建社会的崩溃，资本主义作为一种先进的生产力与生产关系逐渐形成，一种反对宗教对科学文化束缚的思潮随之兴起，这就是“人文主义”（Humanism）。人文主义提倡科学实验，主张研究大自然的一切。人文主义者追求人性、个人的自由与奋斗，希望通过复古而实现古希腊、罗马文化的复活，表现出对人体和艺术的重视，渴望得到思想和言论自由。

文艺复兴运动首先从意大利兴起，随即传遍欧洲，尼德兰、英国、法国、德国相继产生文艺复兴运动，不久德国的马丁·路德进行了宗教改革。人文主义者利用资产阶级的新文化向封建势力和宗教观念英勇冲击，通过对古代和中世纪原始文献的搜集和整理，使古典著作得以保存，在医学领域中，表现为以希波克拉底为代表的古希腊医学文化重新得到恢复。文艺复兴运动再现了西方古代文明，创造了资产阶级的文学和艺术，同时也孕育了近代自然科学。

（二）科学兴起

自然科学本身就是反宗教的，通过揭露宗教虚伪的外衣来揭示世界的本来面目。1543年波兰天文学家哥白尼（Nicholas Copernicus，1473—1543年）的《天体运行论》出版，证明地球与其他行星是围绕太阳运转的，以崭新的日心说理论打击了教会的地心说。“他用这本书来向自然事物方面的教会权威挑战。从此自然科学便开始从神学中解放出来”（恩格斯语）。虽然他的著作被统治者视为“异说”而遭禁止，但是进步的科学家仍然发展了哥白尼的学说。意大利哲学家布鲁诺（G. Bruno，1548—1600年）一方面支持哥白尼的主张，认为太阳是宇宙的中心，地球及其他行星以太阳为中心不停地运动，同时又反对哥白尼恒星不动的解释，他认为宇宙是无限的。布鲁诺的学说于1584年发表，但遭到教会的反对，他从巴黎返回意大利不久就被捕入狱，在狱中生活了7年，最后被教会判处死刑，1600年烧死在罗马的鲜花广场。为了纪念这位捍卫真理的科学家，1889年人们在当年他被烧死的地方竖起了塑像，直到今天依然保留着。

布鲁诺是宗教狂的受害者，除他以外，还有许多进步学者遭到迫害，如意大利哲学家华尼尼、西班牙生理学家塞尔维特、意大利解剖学家维萨里等。

布鲁诺死于1600年，这一年另一位科学家笛尔德（V. Dilderp，1544—1603年）发表了《论磁石》一文。文章不但对磁石的本质做了研究，而且还指出地球本身就是一块大磁石。近代自然科学的奠基者在人文主义思潮的影响下，主张观察和实验是科学知识的源泉。以伽利略（Galileo Galilei，1564—1642年）为代表的自然科学家掀起了自然科学研究的热潮。

伽利略曾受到亚里士多德学说的影响，但并没有盲从前人的学说，他喜欢用实验来论证。他曾反复试验测量自由下落物体的加速度，1591年在比萨斜塔上完成了著名的试验，证明一个物体从空中自由下落到地面的时间与物体的重量无关，纠正了亚里士多德的错误。另外，他还于1604年起从事天文学方面的研究，自制多种仪器，1609年研制出世界上第一台天文望远镜，1610年发表《来自星空的报告》支持哥白尼的日心说，1611年借助望远镜发现了金星。伽利略的最大功绩是推翻了以亚里士多德为代表的传统的运动观念，以精密的数学形式表达物体的运动规律，开创了科学实验与数学相结合的研究方法。

在中世纪的阿拉伯，化学曾以炼丹术的形式出现。坚信四元素学说的欧洲人认为金属同其他物质一样，是四种元素按不同比例混合形成的。至于蒸馏引起的物质变化，也被认为是四元素的比例发生改变所致，这种思想一直延续到17世纪。17世纪中叶波义耳成为英国皇家科学会会员，专门从事化学研究。波义耳所在的研究组织，以观察和实验为唯一的研究途径，他们经常聚会，交流经验，公开自己的试验，求得合理的结论。波义耳在化学上的贡献颇多，由于他的成就使得化学从炼丹术中分离出来，成为一门独立的科学。波义耳认为空气是一种有重量的物质，根据空气汲筒的试验，阐明空气是维持呼吸的必要物质。他还发现了有关气体的一些法则。从波义耳开始至17世纪后半期，化学有了显著发展。另一位化学家梅犹（J. Mayow，1643—1679年）提出燃烧和呼吸的概念，并指出静脉血在变成动脉血的过程中，必定有一种物质发挥了作用，而且这种物质存在于空气中。从某种意义上说，梅犹发现了氧气，并指出了氧气在血液变化中的作用。

文艺复兴是近代科学开始建立的时期，无论在文学艺术、科学知识和研究方法上都开创了历史新纪元。物理学、天文学、数学、化学、生物学都取得了重大发展，西方医学在这样的背景下发展起来的。

（三）研究方法

英国哲学家和自然科学家培根（F. Bancon，1561—1626 年）的名言“知识就是力量”激励人们在征服自然的科学道路上不断探索。他提出经验归纳法，认为知识首先是通过接触和观察而获得的，然后通过实验和例证加以检验，最后通过归纳，将获取的素材上升为普遍的知识。他认为医学的主要任务是保持健康、治疗疾病和延长寿命。17 世纪培根提倡的经验归纳法尚未得到广泛应用，直到 19 世纪才逐渐被人们重视。

17 世纪科学方法论的另一位创始人是法国哲学家笛卡尔（R. Descarter，1596—1650 年），曾经研究过光学、天文学、气象学和解剖学。笛卡尔强调科学的目的在于征服自然、造福人类，使人成为自然界的“主人和统治者”。他反对经院哲学，主张怀疑一切，提出“我思故我在”的著名命题。在认识论上，主张唯理论，认为认识并不是起源于感觉而是来自理性，主张对事物进行考察分析，把实际应用作为科学的重要目标。在方法论上强调演绎法，认为一切知识都是从理性的天赋中演绎出来的。

（四）显微镜的应用

16 世纪以后，由于数学、机械学和物理学的进步，许多仪器被研制出来，医学上最重要的发明当属显微镜。

1. 显微镜的历史

阿基米德和托勒密等人研究过光的折射，庞贝古城的废墟中出土过透镜，古罗马的医生曾经使用凸透镜聚焦阳光，阿拉伯学者阿哈增（Alhazen，962—1038 年）是第一个了解透镜能够产生放大图像原理的人。13 世纪末欧洲一些工匠发明了眼镜。16 世纪有学者讨论玻璃的奇妙作用，发现凹透镜使人们可以看清远处的物体，凸透镜使人们可以看清近处的物体，设想如果能够把凹透镜和凸透镜合理地配合起来，就可以既看清远处的物体又可看清近处的物体。16 世纪以后，人们对光学放大原理逐渐有了更正确的认识，使显微镜的制造与应用成为可能。

最早使用显微镜的人应该说是伽利略。伽利略最早利用望远镜进行天文学研究。他也曾研制显微镜，1610 年制成放大 70 倍的显微镜，并利用这种显微镜观察了昆虫的复眼，但伽利略对显微镜的研究远没有望远镜成功。其后又有一些人从事显微镜的研制，如荷兰人德拉贝尔（Drebel，1572—1664 年）制造出改进后的显微镜，被人们称为“跳蚤镜”。1625 年费伯（J. Faber）首先给出显微镜（Microscope）现在的命名。直到英国人胡克（R. Hooke，1635—1703 年）和格鲁（N. Grew）、意大利人马尔皮基（M. Malpighi，1628—1694 年）、荷兰人雷文虎克（A. van Leeuwenhoek，1632—1723 年）和斯迈丹（Swammerdan，1637—1680 年）等加入到显微镜的研究以后，显微镜的研究和应用才有了突破。

2. 马尔皮基与显微镜

马尔皮基是胚胎学、组织学和比较解剖学的先驱者。出生在意大利，曾在博洛尼亚、比萨和莫西纳多所大学任教，担任过法国国王的侍医。他利用改进的显微镜观察了青蛙的肺脏，发现气管的末梢是一些膨大的肺泡，表面分布着联结于动脉和静脉的毛细血管，这一发现填补了哈维血液循环学说的空白。

3. 雷文虎克与显微镜

雷文虎克是荷兰著名的业余科学家和显微镜研制者。他的一生经历丰富，他曾经作过地方政府的看门人、差役、质量检查员和商店的雇员，未接受过学校教育，更未接受过医学训练，他的成就完全靠自学取得。他锲而不舍的进取精神、健壮的体魄、敏锐的观察力奠定了通向成功的基础。

他又是一位长寿的学者，在 90 多年的生活中，不畏世人的嘲讽，热衷于显微镜研究。他收集了 250 个显微镜和 400 多个透镜，并利用自己高超的磨制镜片的技术，制造了放大 270 倍的单筒显微镜。他阐明了毛细血管的功能，补充了红细胞形态学的研究，对蚊、蝇、蛙、鸡、肌肉组织和精子活动进行了细致的观察。1683 年首次在显微镜下发现"细菌"，可惜当时未引起人们的重视。他所使用的显微镜，现在看起来非常简陋，但能够观察到如此多肉眼看不见的新生物，确实令人佩服。1673 年雷文虎克的朋友格拉夫写信给荷兰皇家学会，介绍了雷文虎克的成就，并用英文和拉丁文将雷文虎克的部分发现撰成论文发表在《哲学学报》上。雷文虎克因为显微镜方面的突出成就于 1680 年当选为荷兰皇家学会的成员。

4. 胡克与显微镜

胡克是 17 世纪英国科学家、组织学的先驱。胡克是实验仪器与机械工具的发明家与制造者。他曾设计制造了发条控制的钟表、复式显微镜、望远镜、气压计、温度表、空气唧筒等。胡克对于显微镜有许多改进，不仅改进了采光法，并注意到在物体与透镜之间注入液体可以提高观察对象的清晰度。1665 年胡克出版《显微镜学》，绘制出生物学史上最早的（软木栓）细胞结构图。胡克首先给细胞命名为"cell"。但遗憾的是他所观察到的仅仅是细胞壁，并非细胞内包含的细胞质。他把细胞结构看作是多孔的物体，是一些空洞、小孔或方格，没有认识到细胞是生物机体的重要组成部分。1665 年胡克的著作《显微镜学》一书出版，公布了他的研究成果。

总之，由于显微镜的发明和利用，扩大了人们的视野，把人类的视线由宏观引入微观，使人类开始了解生物体内的细微结构。

二、人体解剖学的创建

在教会的封建统治下，中世纪欧洲反对进行人体解剖。直到 13 世纪以后，阿拉伯的一些盖仑注释家才恢复了解剖学。其后虽然在大学中开设了解剖课，但都是严格按照盖仑和阿维森纳的教本进行的，并非为了研究。因此人体解剖学在 16 世纪以前几乎没有进步。文艺复兴时期，科学文化的特征之一就是对人体的重视，这种重视从艺术开始。

（一）艺术家与人体解剖

文艺复兴时期，著名的艺术家如米开朗基罗（Michelangelo，1475—1564 年）、拉斐尔（Raphael，1483—1521 年），丢勒（A. Dürer，1471—1528 年）等大画家都对人体作了精细的描述和研究，他们为了真实地表现人体，认识到人体解剖知识的重要性。在这些艺术家中，有人甚至对人体构成及其功能的研究比纯艺术更有兴趣，他就是达·芬奇（Leonardo da Vinci，1452—1519 年）。

达·芬奇不仅是画家、自然科学家、工程师、哲学家，也是一位解剖学家。他在力学、天文学、地理学和应用技术方面都有出色的见解和卓越的贡献，他提出一个十分重要的思想：科学和艺术的对象都是大自然。在达·芬奇看来，科学方法的基础是感觉经验，他曾说："我们的全部认识都是从感觉开始的……凡是不通过感觉而来的思想都是空洞的，都不产生任何真理。"他甚至认为镜子外面的对象并不是镜子里面的影子。在达·芬奇看来，观察和实验是科学的唯一来源，科学要从经验中作出概括和总结。

达·芬奇摆脱经院哲学的束缚，献身于人体解剖的研究。他不受权威的羁绊，做过不少极仔细的解剖。据说他曾解剖30个人体，不仅要画下每一根骨头的位置，还要追求它们的功能；看到每一条肌肉时也要研究它们的作用；他还描绘了心脏、消化道、生殖器官和子宫内胎儿的情况，绘出了上颌窦；他所描绘的神经系统解剖图至今仍保留着。他曾将蜡注入心脏以观察房室的形状，否定了盖仑的肺静脉将空气输入心脏的说法，证明静脉的根源在心脏。

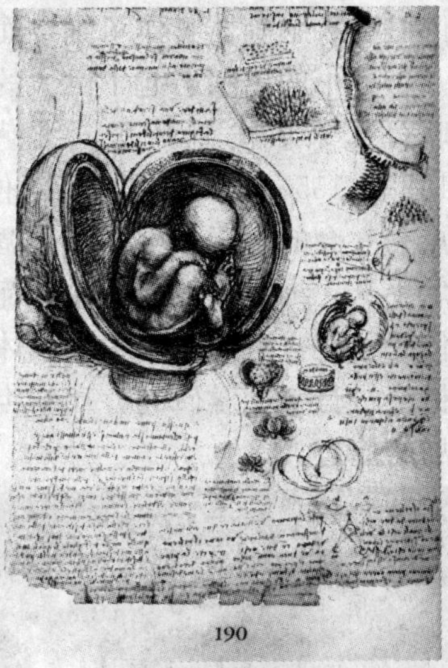

图1-5-1　达·芬奇手稿

达·芬奇一生绘制了700多幅解剖图，保存至今的不足200幅。他曾有一个愿望，就是要写120篇解剖论文，把一个人从生到死、从头到脚都详细地加以描述和描绘，但可惜没能实现。

（二）人体解剖学的诞生

达·芬奇打算根据观察写出解剖学著作的愿望没有完成，而完成这个事业的是在他死时只有4岁的维萨里。

维萨里（A. Vesalius，1514—1564年）在医学史上占有极重要的地位。他出身于医生家庭，年轻时求学于罗文学院，这所学院是人文主义者爱拉斯莫（Erasmus，1465—1536年）及莫尔（T. More，1478—1535年）等人创办的，维萨里深受古典主义的影响，热爱自然科学。1533年维萨里到蒙彼利埃（Montpellier）大学和巴黎大学学医，他对于巴黎大学的解剖课仍操在仆人之手深感不满，于是决定自己进行解剖研究。1537年底维萨里返回意大利，在帕多瓦大学任教。当时正值该校的全盛时期，欧洲学者会集于此，维萨里在这里开始了自由的研究。

1538年维萨里出版《解剖记录》，1541年参与翻译盖仑的著作时发现了盖仑更多的错误，1543年维萨里出版划时代的著作《人体的构造》（De Humani Corporis Fabrica）。维萨里第一次与盖仑相反地描述了静脉和人类心脏的解剖。他仔细描述了纵隔及其系膜的解剖学结构，改正了盖仑关于肝、胆管、子宫和颌骨的解剖上的错误，说明了胸骨的结构和骶骨的个数，正确地描述了杓状软骨及手和膝的关节面，还描述了黄体。在《人体的构造》的最后一章，维萨里讨论活体解剖，与盖仑的说法相异，并证明将动物的喉头切开后仍可用人工呼吸维持其生命。维萨里还提到不同种族头盖骨形状的变化，如日耳曼人的短头、弗兰德斯人的长头。总之，《人体的构造》驳斥盖仑的错误约200余处，给予人们全新的人体解剖知识。

年轻的维萨里无视盖仑的"解剖学权威地位"，毅然提出人体解剖学必须从头开始。但迫于当时的保守势力，《人体的构造》未能在威尼斯出版，而是由人文主义者、巴塞尔的出版商奥波林（Oporin）支持出版的。《人体的构造》全书633页，由画家卡尔卡（J. S. Calcar）绘制了278幅插图，该书对人体的骨骼、软骨、肌肉、韧带、血管、神经、内脏、大脑等器官作了细致而真实的描述。

此书的出版引起了巨大的震动。先进的医学家和科学家表示欢迎，但许多盖仑主义者则联合起来攻击维萨里，维萨里以前在巴黎大学的解剖学老师西尔维厄斯（J. Sylvius，1478—1555 年）也出来反对他。教会则坚持《圣经》的说法，与维萨里诡辩。维萨里的观点与教会的学说发生了不可调和的矛盾，因而不断地遭到教会的迫害。《人体的构造》出版后不久，维萨里辞退了帕多瓦大学的职位，应召作查理五世的侍医，后来又任菲利普二世的侍医。在宫廷中他仍关心人体解剖学的进步，并十分感兴趣地阅读后继者的著作，但他已无机会进行解剖学研究。1563 年维萨里被迫渡海到耶路撒冷去巡礼，次年于归途中死于赞德岛的崖边。

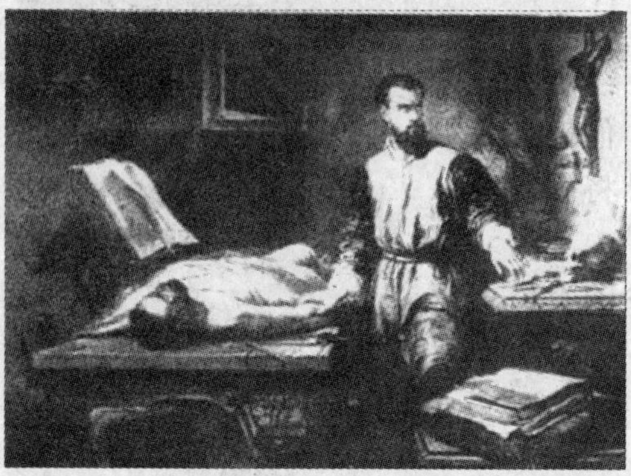

图 1-5-2　维萨里

维萨里在《人体的构造》的序言中提到：医生必须要有人体解剖学知识。对于解剖学，他强调必须亲自操作，如果委之于仆人，是无法获得正确的知识的。他尖锐地批评了盲目崇拜权威的风气。

虽然维萨里被反动势力迫害致死，但是他的革新精神及先进方法赢得各国科学家的响应。1543 年维萨里以其伟大的业绩在医学发展史上留下了光辉的一页，从此人体解剖学得到深入的发展。

三、生理学成为科学

文艺复兴以后，观察实验和数学计算的方法在医学中的应用促进了生理学的形成。

（一）散克托留斯的研究

散克托留斯（Sanctorius，1561—1636 年）是 17 世纪意大利学者，也是生物学中最早应用物理学度量原则，确立定量实验法则的先驱。散克托留斯生于卡波迪斯特里亚（Capodistria），14 岁入帕多瓦大学，1582 年毕业。不久到波兰任麦克雪密伦皇帝的御医。1611—1624 年回到帕多瓦大学任教，后移至威尼斯开业，1636 年逝世。

散克托留斯与帕多瓦大学的同事法布里修、伽利略等人交往甚密，经常讨论物理学与医学的问题。受伽利略机械观念的影响，他企图利用机械学与力学的原理来研究人体的生命现象。"不察觉出汗现象"是散克托留斯最重要的研究成果。他设计了一种特殊的大型体重计，里面放置了工作台、睡床及生活必需品。他长年累月地生活在里面，测量身体在各种活动如饮食、睡眠、休息、精神变动，甚至性生活前后的体重变化，经过 30 年的观察和测量，他发现人体排泄物的总重量总是小于摄入量。他认为这是不易察觉的出汗现象造成的，并认为这是保持人体健康的一种重要机制，散克托留斯将这种现象称之为"外呼吸"。

散克托留斯还描写了人体体液出入的三个变量，食物与饮料为可见的摄入；小便与大便为可见的排出；另有不可见的损失，即不察觉的出汗。他认为人体每天的体重若能恢复到正常状态，则能保持健康。当皮肤和肺的功能发生障碍时，"不察觉出汗"就会减少，人体则会发生疾病。根据这一原理，散克托留斯常用发汗剂来治疗疾病。散克托留斯最早对人体基础代谢进行了控制性实验研究。1614 年，散克托留斯将他的研究成果以《静态学》的著作公布于世。此书多次再版，并被译成多种文字。

散克托留斯首次将量度观念应用到医学中，他设计了最早的体温计和比较脉搏快慢的脉动计。这两种医疗仪器都源于伽利略的发明，体温计由寒暑表改进而成，脉动计是根据脉搏跳动与单摆的运动原理设计制造。散克托留斯还发明了温度计、水床及多种外科器械，如气管切开器、套管针、膀胱结石摘出器等。

（二）哈维发现血液循环

17世纪医学史上最重要的发现莫过于哈维发现血液循环。1578年4月2日哈维（W. Harvey，1578—1657年）出生于英国的福克斯顿郡（Folkstone），成年就读于剑桥大学，攻读医学专业，以后到意大利帕多瓦大学学习，做了法布里修（H. Fabricius，1537—1619年）的学生。从法布里修那里了解到静脉瓣的结构，回国后被任命为伦敦解剖学教授，同时兼任圣·巴托罗缪（St. Bartholomew）医院的医生。以后又做了英王詹姆士一世和查理一世的御医。哈维博学而谦恭，虽然是临床医生，但主要工作是基础实验研究。

哈维在大学学习期间，曾经目睹受伤者的血液从血管内喷出的情景，这一事件促使他经常思考血液运动的问题。哈维以前的许多学者，如盖仑、达·芬奇、塞尔维特、迪塞尔平（Desalpinus）、塔蒂布（Taltimbum），这些人在不同的时代、不同的国家，对血液运动都有不同的、模糊的认识。

哈维在大量活体解剖与尸体观察的基础上，对心脏的构造有了正确的了解，并初步形成了血液循环的概念。他根据实验，首先证明心脏是血液循环的原动力。哈维计算了心脏的容量，也计算了从心脏流出的离心血量和回心血量，并计算了血液流动时间。他假定：左右心室各能容纳血液二英两，脉搏每分钟跳动72次，这样一小时内脉搏跳动72×60＝4320次，从左心室流入主动脉的血量和从右心室流入肺动脉的血量分别为2×4320＝8640英两，约合540英磅。如此大量的血液远远超出食物的供给，同样也远远超出人体的体重。哈维利用各种动物反复进行实验研究，1628年终于发表了他的名作《论动物心脏与血液运动的解剖学研究》（De motucordis et sanguinis in animalibus）。在这本67页的著作里，哈维以大量的实验观察和科学计算为依据，论证了心脏、动脉血管和静脉血管的形态和功能，驳斥了前人关于心脏和血液运动的错误理论。但和当时一切新发现一样，哈维遭到讥讽和打击。

哈维的血液循环说虽然一时受到保守派的攻击，但和历史上许多新发现一样，他的学说最终被人们接受。恩格斯在《自然辩证法》一书中对哈维的贡献给予高度评价："由于哈维发现血液循环，从而把生理学确立为一门科学。"

四、临床医学的发展

（一）外科学

中世纪时医生是分等级的，内科医生的地位较高，而外科医生是不能参加学术团体的。在外科医生中又分两等，做膀胱结石术的医生地位较高，而做放血术的医生地位较低。他们的服装不同，法律地位差别显著。这种严格的等级制度在文艺复兴时期仍然保持着，有实际操作技能的临床医生身穿短服，只会空谈书本和烦琐哲学的医生身穿长袍。文艺复兴时期外科的进步主要依靠穿短服的医生向前推进。

法国的理发师医生巴累（A. Pare，1517—1592年）正是这样的医生，他在长期的军医实践中，总结了许多外科经验，指出弹伤没有毒性，不必用传统的热油治疗，并主张创伤后的出血也不必用烧灼法，只要用结扎法即可。他还提出了人造假肢和人造关节的设想。由于他不会拉丁文，他的著作《创伤治疗》是用法文写作的，这在文艺复兴时期也是一项改革。由于巴累了解人体解剖学的知识，并应用到外科上，使传统的外科有了重大的改变，并使外科医生的地位有了提高。新器械、新手术方法连同中世纪的迷信混淆在一起，使巴累和帕拉塞尔萨斯一样，表现出文艺复兴时期科学家思想的二元性和矛盾性。

（二）内科学

文艺复兴时期的内科学比外科学还要落后。四体液学说依然是解释疾病现象的主要学说。能称之为进步的，应该说是医学书籍增多了。由于印刷术的传入和阿拉伯医学所保存的古希腊、罗马的医学书籍，使得在文艺复兴时期，尤其是到16世纪末出现了很多医学译本。这些新译本和新书籍逐渐替代了阿拉伯医学的位置。

由于文艺复兴时期解剖学的兴起和17世纪生理学的确立，使许多医生忘记了自己的责任，所以17世纪内科学没有大的进展。英国的临床医学家西登哈姆（T. Sydenham，1624—1689年）指出：“与医生最有直接关系的既非解剖学之实习，也非生理学之实验，乃是被疾病困扰的患者。故医生的任务首先是正确探明痛苦的本质，即多观察患者的情况，然后再研究解剖、生理等知识。”在西登哈姆之前，虽也有人提倡临床医学，但没有突破中世纪以来遵从教条的格局。1666年西登哈姆在献给化学家波义耳的著作《对热性病的治疗法》中指出：“根据我的意见，无论致病因素对身体多么有害，人体内总有一种自然抵抗力，可以将致病因素驱逐体外，以恢复健康”。这段话与希波克拉底的自然治愈力学说相吻合。1676年西登哈姆出版了《关于急性疾病的发生及其治疗的观察》，记录了15年来流行病的发生情况和详细的治疗经过，提倡根据不同的症状将疾病分类治疗，并依据症状的分类原则，记载了风湿病、舞蹈病、丹毒、肋膜炎、肺炎、歇斯底里等疾病的症状，还专门写了一篇有关痛风的文章。

（三）传染病

文艺复兴时期，内科学的另一进步是对传染病的新见解。1546年意大利维罗那（Verona）的医师夫拉卡斯托罗（G. Fracastro，1483—1553年）对传染病的本质提出新见解。1546年在夫拉卡斯托罗的名著《论传染和传染病》中，揭示了传染病的三种传染途径：第一种是单纯接触，如疥癣、麻风、肺痨；第二种为间接接触，即通过衣服、被褥等媒介物；第三种为远距离传染。他把传染源解释为是一种看不见的小粒子，而且人们对这种小粒子有不同的亲和力，小粒子具有一定的繁殖能力，可使健康人致病。夫拉卡斯托罗的想法与19世纪后期细菌学的观点非常类似。只因没有显微镜，他的想法不能用实验来证实。

五、医学学派

17世纪由于科学的进步，一些传统的医学理论被新的物理、化学、生物学理论打破。旧医学理论受到人们的质疑，人们从不同的角度探讨医学问题，形成了三个主要学术派别。

（一）物理医学派

物理医学派（1atrophysics），也叫自然科学派。这一学派主要是以机械结构和运动观察来研究一切生命现象和病理现象，代表人物是法国数学家、物理学家笛卡尔。在伽利略以后，散克托留斯、哈维将物理学知识应用到医学上，并取得成功。

笛卡尔（R. Descartes，1596—1650年）是法国著名哲学家、数学家和自然科学家，坚持用力学和生理学的原则来说明心理现象，用机械论来解释人体的结构与功能。笛卡尔指出“宇宙是一部庞大的机器，人的身体也是一部精细的机器，从宏观到微观，所有物体无一不是可用机械原理来阐明的”。笛卡尔的思想反映在医学领域中，就是重视神经系统。笛卡尔认为神经是感觉与运动的要素，神经能调节运动器官的机能，使感觉与肌肉反应发生联系。笛卡尔首先提出“反射”一词，把反射看作是无意识的机械动作，反射的性质由神经系统的结构决定。神经的确起到联络身体各部分的功能，但只用机械观点来解释生命现象是不全面的。笛卡尔肯定脑是智慧的器官，假想神经鞘与轴索之间流动着“动物气”，这是血液流入脑后形成的一种非常稀薄的气，它是精神与运动的根源。他认为知觉、观念都位于脑内的一定部位，这是近代脑的机能分区说的开始。笛卡尔认为人是理性动物，人能思维和言语是因为人类具有灵魂，灵魂存在于松果体中，动物没有灵魂，动物的一切活动都是盲目的，有无灵魂是人与动物最重要的区别。

物理学派的另一个代表人物是意大利数学家波累利（G. A. Borelli，1608—1670年）。波累利曾是伽利略的学生，受伽利略的影响很大。他又与马尔皮基是挚友，因此对医学有浓厚的兴趣。因伽利略重视度量方法，并在物理学上获得成功，波累利也试图用同样的方法研究动物的肌肉与功能。波累利认为肌肉运动是一种力学原理，根据这一理论，他推断鸟会飞翔、鱼会游动都与力学相关。推而广之，他认为人体的心脏搏动、胃肠蠕动都符合力学原理，他甚至认为胃的消化功能就是摩擦力作用的结果。1681年，波累利在《动物之运动》一书中测定了肌肉收缩时，肌肉的附着力及骨骼的抵抗力，他将肌肉的运动看作是物理学的杠杆原理。机械论的片面观点当然会使物理学派走向失败。

（二）化学医学派

化学医学派（Iatrochemists）把生命现象完全解释为化学变化。化学医学派成熟于19世纪，但其理论来源可追溯到中世纪后期的炼金术。

首先应提到瑞士医生兼化学家帕拉塞尔萨斯（P. A. T. B. Paracelsus，1493—1541年）。据说他曾当众烧毁阿维森纳的著作，表示要与中世纪的传统医学决裂。他首先用通用的德文来讲演和写作，反对脱离实际的理论，他曾说：“没有科学和经验，谁也不能作医生”。他在教学时把学生聚集在病人床边，而不是坐在课堂上。他认为人体是一个化学体系，体内的变化是化学变化，可以像分析化学药品那样分析疾病。他注意到可用矿泉水治疗疾病，提倡应用铅、硫磺、铁、砷、硫酸铜、硫酸钾，甚至把汞剂也作为药物使用，对汞剂治疗梅毒起了推广作用。帕拉塞尔萨斯在医药学发展上虽有很大功绩，但在理论概括上并没有战胜中世纪的神秘主义。他相信神创造世界，生命来自“活素”。他相信占星术。对于药物的作用主张象征学说，认为植物的外形决定植物的治疗作用。

布鲁塞尔的范·海尔蒙特（B. van Helmont，1577—1644年）是化学医学派的创始人之一。范·海尔蒙特早年在卢文大学学习哲学，兼习法律、天文、植物学，后改学医学，1609年取得卢文大学医学博士学位，开业行医并潜心著书和进行实验研究。范·海尔蒙特是由炼金术过渡到近代化学的代表人物，他做过许多科学实验，又深信用神秘方法可使贱金属变为黄金。他坚信生理过程的本质是化学变化，即一种发酵作用，这种发酵是一种特殊精力（bla）的代名词，这种特殊精力由有感觉的灵魂所掌握，由胃产生。他把人体的消化活动与物质转变归纳为六种发酵类型与过程，认为胃液呈酸性，胆汁呈碱性，两种体液在十二指肠发生中和反应。酸碱失衡是疾病的原因。他将疾病分为酸性疾病与碱性疾病，认为治疗疾病的目的是调整酸碱平衡。范·海尔蒙特否定帕拉塞尔萨斯的硫、盐、汞三元素学说，提出生物体只需要空气和水两种要素。他是气体化学的先驱者和二氧化碳的发现者，首先使用“gas”一词。他最早应用定量法研究医学，他曾经测量尿比重，发现热性病患者的尿比重增加。范·海尔蒙特的思想是唯心论、唯灵论和经验的自然科学的混合体，但是他用化学定量方法研究生理学，对以后生物化学的建立和发展起到促进作用。他的学说与观念主要汇集于《医学起源》中，英译本《医学精要》于1662年刊出。

化学医学派的另一代表人物希尔维厄斯（F. Sylvius，1614—1672年），生于德国，1658年应聘于荷兰的莱顿大学，在这里建立了化学实验室，开始了实验研究。他曾研究盐类与酸类、异烟基物质结合产生的变化，描述了化学亲和力，并试图将医学上的血液循环、肌肉运动的原理用化学思想来解释。他主张人体内存在水银、硫磺和食盐三种要素，这种观点与帕拉塞尔萨斯的观点相似。他也认同海尔蒙特的发酵理论，认为酵素在人体中发挥重要作用，人体发生疾病是由于体内酸碱物质失去平衡的结果，治疗疾病的关键在于恢复体内的酸碱平衡。他大胆地提出生命体和非生命体的化学过程是相同的。

化学医学派在解释人体生理现象方面的确做出了一定贡献，特别是在消化生理的研究中，用化学变化解释唾液、胃液、胰液的生理功能是很正确的。因此化学医学派在17世纪的医学中占有一定地位。

（三）活力医学派

活力医学派（Vitalisi）主张用有感觉的灵魂的观点解释生命现象，这一学派以德国化学家兼医学家斯塔尔（G. E. Stahl，1660—1734年）为代表。

斯塔尔曾发表《燃素论》一书，他的观点非常隐晦，实际上是拥护亚里士多德，反对笛卡尔“动物体是机器”的观点。他说生物体的各种现象不受物理、化学原则所管辖，应该由一种完全不同于物理、化学的物质所支配，这种物质被他称作“感觉性灵魂”，这种感觉性灵魂与亚里士多德所说的灵魂很相似。灵魂也被称作活力（Anima），这一学派认为化学变化受活力支配。

17世纪医学上这三个学派，各有千秋。直至今天，依然可见这三个学派的影响。

六、宗教改革后的护理

1517年10月31日，马丁·路德为反对罗马教皇以贩卖“赎罪券”为名聚敛民财的腐败行为，提出“因信得救，不靠功行”的口号，点燃了德国宗教改革的烈火。1533年，约翰·加尔文在法国掀起了一场更为深刻的宗教改革运动。经过长达30年的战争后，天主教主动求和，欧洲出现了一片新教区，天主教不再是欧洲社会的掌控者。马丁·路德发动的反教会运动，导致英国和德国等西欧国家的大部分教会摆脱了罗马天主教的控制，产生了新教教派。宗教改革运动的实质是资产阶级为争夺权力而进行的斗争，结果是教会的慈善事业中断，护理陷入黑暗时期。

（一）医院护理的倒退

宗教改革打破了天主教统治的旧秩序，与宗教密切相关的护理活动也因此陷入低谷。教堂、修道院和医院被关闭。据说在英国，一段时间内甚至没有给穷人提供医疗服务和照顾的机构。外行人被任命去开医院，所以当时办医院或成为医院的一员并不会得到尊敬，当然在医院从事护理工作的人也不例外。往日形成的一些护理规矩没有改变，比如护士长仍然管理看护，负责一个病房或病区的看护仍被称为修女。虽然称呼没有改变，但往日护理工作的高贵和尊严却没有保留下来。从教会丢失了尊严的那一刻起，护理也失去了其社会地位，被划入社会底层。

1547年伦敦市民请求爱德华六世（1537—1553年在位）恢复圣·巴瑟罗姆医院（St. Bartholomeuw）、圣·托马斯医院（St. Thomas）和伯利恒医院（Bathlehem）等一些大型医院的运转，希望政府能够多收治病人。迫于市民的压力，伦敦出现了市立医院。但医院是由不懂业务的官员领导的，也没有设立相应的护理监督职位。新教会为了减少开支，竭力削减病人的护理费用。同时医院内管理无序，贪污成风，护理工作的漏洞越来越突出。一些有才干的人不愿意在医院从事护理工作，纷纷离开医院。医院内的护理退回到由仆人护理病人的局面。

市立医院的规模虽然较大，甚至还设有护士长，然而连护士长都不懂如何护理病人，更不要说普通看护了。当时看护承担的工作包括：把病床排列在病房的一侧；维持病床、地板、通道、楼梯的清洁；保持酒杯、盆碟的干净；吃饭铃一响看护必须把预定好的饭菜送到病人手中。这些规章清楚地表明看护只不过是医院病房的清洁工，她们的工作主要是打扫卫生和为病人送饭，不涉及专业护理。

（二）地位卑微的看护者

新教的教会十分憎恨原来的那些修道院和宗教制度，并且认为没必要对患者担负早期的天主教加在教会身上的责任。这一时期，医院中的看护者都是从需要清还债务的病人或者社会最底层的人中招收的。因此，只有那些连依靠赌博和卖淫都不能维生的妇女才会从事护理工作。医院中的看护者素质很低。

看护者没有专门组织，没有社会地位，由此反映出护理工作的消沉状态。如果可以有其他途径来维持生计，就没有人愿意从事护理，即使一个妇女不情愿堕落，但如果选择了护理行业，也会被认为是堕落的开始，烈性酒往往是她们唯一的慰藉。

看护者之所以会养成这些恶习，原因很多，其中之一是报酬太少。如果她们只需要养活自己，那么还可依靠护理工作维持惨淡的生活，但是如果她们还要养活孩子和家人，那么这点微薄的收入就远远不够，她们被迫采取任何可能的方法来填补生活所需，包括接受病人的行贿。看护者工作时间长而且工作强度大，她们没有机会去做额外的工作来增加收入。在医院，她们被看作是乌合之众；如果有幸给那些高贵的人做看护，她们则会被看作是低贱的仆人。工作辛苦而得不到温饱，使看护者看不到生活的希望，对护理工作没有兴趣。

此时期医院护理工作由社会最底层的人员来充当，甚至还有刑满释放的犯人从事护理工作。医院不设夜间护理，医院内病人的死亡率很高。看护者经常酗酒、虐待病人，特别是虐待疯人院里的精神病人。这时期的医院是脏乱拥挤的地方，所以如果家庭条件允许的话，没有人愿意去医院看病。医院里没有培训护士的机构，有时甚至连医生都没有。总之，文艺复兴运动与宗教改革没有促进护理事业的发展。

（三）慈善修女会

护理的黑暗时代，并不意味着所有的护理工作都得不到开展。由于法国连年战乱，人民挣扎在贫病之中。1617年，虔诚的基督徒文森特·保罗（St Vincent de Paul，1576—1660年）建立了民间慈善修女会（Sister of Charity）。“慈善修女会”中的大部分成员是妇女，其所有工作都是为了行善。格拉斯（Gras）小姐和戈萨特（Gossault）太太是文森特的两个得力助手。在文森特的监督下，她们培训年轻的妇女从事与慈善有关的工作，包括护理病人。

温森特青年时代曾被监禁在摩洛哥，后来到了罗马，做过家庭教师、船工，也做过传教士。他对护理工作非常感兴趣，曾在巴黎医院参加慈善兄弟会的工作。1617 年温森特来到一个乡村教区为一户贫穷家庭招募救济，但是他感到这种方式不能改变根本问题，从而产生了改革动机。他将妇女们组织起来，成立了慈善修女会。会员们自称为“济贫服务员”，从事家庭访视、护理病人和安慰病人的工作。在温森特的带领下，各地区也开始出现类似的团体。1629 年巴黎创办了由格拉斯（Mlle Le Gras）领导，温森特为总指导的慈善协会。为了发挥格拉斯的才干，1629 年和 1631 年温森特先后两次派她到各地协会进行调查，要求她制定出最高的工作标准。通过调查，格拉斯认识到在教区工作的会员应该具备较高的文化水平，并制定了一系列规章制度，推动了护理工作的进步。1634 年格拉斯和一些会员举行宣誓仪式，立志为护理工作奉献终生。因此，格拉斯也被誉为妇女团体中的革新领袖。这时法国妇女协会也进行改革，地方协会的会员都能亲自工作，但大城市的协会会员往往派遣仆人做家庭访问，为此温森特于 1630 年聘请数名乡村妇女，经过培训后，派遣她们前往巴黎协会开展工作，这就是以后“妇女慈善团”的开始。

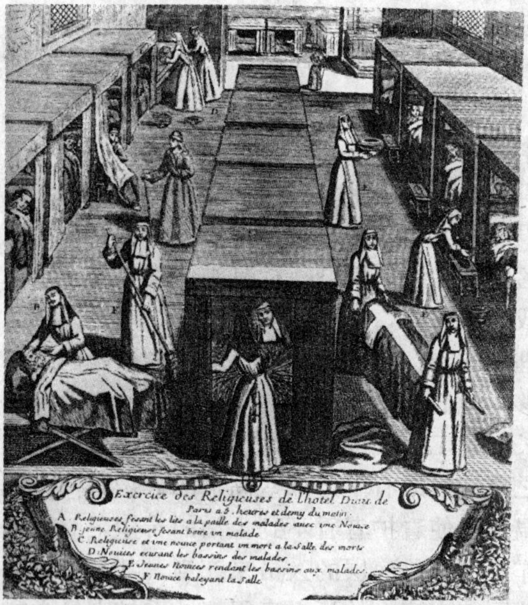
Exercice des Religieuses de l'hotel Dieu de
Paris a 5. heures et demy du matin.
A. Religieuses fesant les lits a la paille des malades avec une Novice
B. jeune Religieuse fesant boire un malade
C. Religieuse et une novice portant un mort a la salle des morts
D. Novices ecurant les bassins des malades
E. Jeunes Novices rendant les bassins aux malades.
F. Novice baleyant la salle.
图 1－5－3　在病房中工作的修女

慈善协会的女会员必须严格遵守格拉斯制定的规章制度，每星期听温森特的演讲两次。这些演讲共约 160 余篇，成为护理伦理学的最早文献。1633 年巴黎大主教将慈善协会扩充成教会的一个分支，并聘请温森特作指导，这时教会中已经有 120 名修女在医院工作。温森特劝告女会员要和修女友好相处。不久，女会员开始在医院附近为病人准备饮食，分送到各个病房，受到病人的普遍欢迎。协会护理活动又有了新发展，1628—1638 年增加护理孤儿的工作，1639 年数名修女被请到法国昂热医院工作。修女的食宿由医院供给，但必须接受医院的领导，服从医院在护理方面的指导。1642 年四名妇女宣誓不做信教者，这在当时是一个了不起的举动。同时这也是温森特一直期望的非宗教护理的开始。

1645 年格拉斯在人员紧缺的情况下，派出一些修女到巴黎的圣·丹尼斯医院从事护理工作。次年又派修女到南蒂斯医院工作。1652 年应波兰皇后邀请，派遣三位修女前往波兰开展护理。1654 年修女参加战地救护，1655 年参与护理精神病患者。格拉斯工作虽然繁忙，但她从来没有灰心过。她和修女之间的 700 多封信札可以与南丁格尔的信件相媲美。

1660 年，温森特和格拉斯先后辞世。这时欧洲修女的总人数约在 350 人左右，其中有 70 人在法国和波兰的护理团体内工作。慈善修女会在 19 世纪早期达到鼎盛时期，但是并没有将护理从黑暗时代拯救出来。天主教开展护理工作的方式已经不是时代的主流，企图用教会的护理组织形式将护理带出低谷是不可能的。护理工作要重新迎来光明，必须找到其他出路。

（四）护理团体

护士长制度在僧侣团体附设的医院中残留着一些影响，同时在一些普通医院的病房中仍设立主管护士制度。

1505 年，法国国王路易十二（1462—1515 年）命令将巴黎医院的管理权移交给非宗教委员会。1583 年，里昂将医院管理权让与职业牧师团体，并在非宗教团体的管辖下成立了多种组织，其中有护士组织，其成员不是修女，不受宗教管辖。

16 世纪最早的护理工作教团是由葡萄牙人约翰·斯乌达德（John Civdad）于 1538 年创办的慈善兄弟会（Brothers of Mercy）。斯乌达德少年入伍，后立志于护理工作。1540 年他在格那拉达（Granada）召集各方好友共同探讨护理工作，但他们都是凭一腔热血投身护理事业的门外汉。直到 20 世纪一些国家中还有这种教友会从事着护理工作。

与此同时圣·卡米拉斯（St. Camillus）也成立了慈善兄弟会。卡米拉斯长期在医院中工作，1590 年曾经护理鼠疫患者。1631 年布雷斯里（Virginia Braeclli）创立教团，1656 年护理过热那亚地区的鼠疫患者。1685 年乌尔苏拉会的修女在魁北克组建了新主宫医院（Hotel Dieu），并在医院里开展护理工作。1652 年举世闻名的南希·圣·查理修女会（Sister of St. Charles of Nancy）成立，公推圣·查理·博罗米斯（St. Charles Borromes）为主教。这一时期，新兴的教团还有很多，虽然存在时间很短，但多承担了护理工作。

思考题

1. 人体解剖学是怎样建立的?
2. 巴雷对医学的主要贡献是什么?
3. 哈维是怎样发现血压循环理论的?
4. 17 世纪有哪几个医学学派? 各自的主要观点是什么?
5. 宗教改革后护理有了哪些发展?

第六章 西方医学的分化和医院护理的发展

提要：18世纪是西方社会发展的重要时期，英国的工业革命、美国的独立战争和法国大革命加速了西方的近代化进程。席卷欧洲的工业革命在经济上使欧洲得到繁荣，在政治上使无产阶级日益壮大，同时也使各国的科学技术迅速发展，医学在这种背景之下获得了发展的动力。机械唯物主义自然观对18世纪的医学和科学产生了重要影响。病理解剖学架起了沟通基础医学和临床医学的桥梁；叩诊法促进了临床医学的进步；公共卫生状况的改善和牛痘法的发明促进了预防医学的建立。18世纪医院的发展不仅促进了医学专业的分化，而且促进了医院护理的发展。

一、机械唯物主义自然观对医学的影响

18世纪欧洲各主要资本主义国家都建立了资本主义制度，新兴的资产阶级竭力扩张势力，发展对外贸易。在商品需求的刺激下，首先在英国的纺织业实现了技术革命，织布机和纺织机出现了。1784年瓦特改良蒸汽机，并很快应用于纺织业和工矿业，使生产力大大提高。自英国之后，法国、比利时、德国等国家也相继爆发工业革命。工业革命对社会的影响是复杂的，直接的影响是生产的机械化程度提高，对医学造成的最大影响莫过于人口向城市的集中，18世纪中叶这种情况已相当普遍。人口向城市集中的情况首先发生在英国，接着在其他资本主义国家也陆续出现。18世纪欧洲的文化中心由意大利转向中欧地区，荷兰莱顿大学颇有盛名，德国的大学也悄然兴起。

资本主义生产关系的形成，必然在思想和意识形态领域有所反映。这个时期资产阶级对整个社会的发展起到进步作用，因为他们迫切要求从封建制度下解放生产力，要求认识现实和自然，要求发展科学技术，这样就形成了与封建势力相对抗的、在当时具有进步意义的世界观。这一时期唯物主义的特征是唯物的、机械的，因而被称为“机械唯物主义”。机械唯物主义是一种比古代朴素唯物主义更高级的唯物主义形式，它用力学观点解释万事万物，把自然界各种客观事物的属性都看作是机械作用的结果。机械唯物主义在反对经验哲学、促进科学发展方面发挥了积极的作用。

机械唯物主义萌芽于文艺复兴时期，形成于17和18世纪，在法国发展到顶峰。法国机械唯物主义者认为人的生命现象和心理活动都是自然产物，完全遵循自然规律。拉美特里（Lamettrie，1709—1751年）是法国机械唯物主义的代表，同时又是一位临床医学家，医学家布尔哈维是他的老师。1748年拉美特里的代表作《人是机器》完成，他把人看作是一种机器。在书中，他用机械原理解释人体的各种功能，并认为人的精神依赖于物理、化学的变化。拉美特里反对灵魂说，否认灵魂的存在，这是十分可贵的。机械唯物主义者对人体的生命现象主要以机械论的观点来加以说明。

17 和 18 世纪，自然科学的研究是从最简单的运动形式——机械运动和力学开始的，牛顿的力学原理将这一研究发展到鼎盛。风气所及，全部自然科学研究都带有机械论的色彩。在生物学方面，对动植物的研究只是做资料的搜集和分类，对人体只限于机体的解剖研究。因此，把每一物体从周围事物分离开来孤立研究，这是机械唯物主义研究自然科学的基本指导思想。这种思想使人类的认识日益深入，在医学上导致了医学专业的分化。

17 世纪兴起的解剖学、生理学及 18 世纪建立的病理解剖学，都采用分类的方法进行研究。维斯曼（Weismann，1668—1760 年）把自然界分为动物界、植物界和矿物界三大类；林耐（C. von Linne，1707—1778 年）于 1735 年完成《自然系统的分类》，将动物、植物按照类、门、纲、目、科、属、种的原则进行分类。这种分类方法把人置于生物界中，明确了人类在自然界中的位置。

机械唯物主义对西方医学的影响是深刻的，特别是 18 世纪法国的许多机械唯物主义者都是医生，除了前面提到的拉美特里外，卡巴尼斯（Cabanis，1757—1808 年）也是这一学派的代表。卡巴尼斯既是医生、哲学家，又是医学理论家和法国医院事业杰出的组织者，1789 年他发表《对巴黎医院的意见》，后被任命为巴黎市医院管理局局长，他不仅是一位医学理论家，还是物种变化的拥护者，认为后天获得性可以遗传。他的代表作《人的肉体和精神的关系》强调哲学的基本任务是使人类完善，认为意识主要依赖于人的生理功能和内部器官的转动而产生，他还宣称大脑可以分泌思想，正如肝脏分泌胆汁一样。如此看来，卡巴尼斯又是一位庸俗的唯物主义者。

总体来说，机械唯物主义是 18 世纪资产阶级革命最典型的哲学形式，它是一种比古代朴素唯物主义更高级的唯物主义，是以反对神学和经院哲学为已任的哲学。它清除了 17 世纪以来唯物主义中掺杂的宗教神学的杂质，更彻底地贯彻了无神论思想，因此机械唯物主义哲学对促进科学的发展起到积极作用，在社会发展中具有进步意义，对西方医学影响深远，以至于现在，很多西医的思想方法都受到机械唯物主义的影响。但是，机械唯物主义也具有很多局限性，它完全用力学的尺度衡量有机过程；具有形而上学性，看不到事物不断发展变化的过程，使用凝滞的眼光看待事物的发展。因此机械唯物主义哲学不能全面、正确地解释生命过程和疾病现象，这种只见局部不见主体、只重分析不重综合、只看静止不看发展的观点为西方医学的发展带来了不利影响。

二、自然科学对医学的促进和影响

18 世纪自然科学的进步主要体现在物理学的发展上。牛顿三定律的出现是物理学的新起点。其他，如电学、无机化学也有很大进步，18 世纪后半叶有人发现，植物可以吸收二氧化碳，释放氧气。1785 年已从碳酸气中分离出氧气。

（一）呼吸现象研究

18 世纪中叶，布莱克（J. Black，1728—1799 年）为化学的进步做出了突出贡献。布莱克是苏格兰医生，同时也是一位化学家，对燃烧现象进行了深入研究。过去人们认为燃烧是燃素作用的结果，布莱克研究发现燃烧后物质的重量非但不减少，反而增加，这一发现给予传统的燃素说很大打击。18 世纪末英国牧师普瑞斯里（J. Priesly，1732—1804 年）宣布了他对空气中化学物质的重要观察结果，1774 年普瑞斯里完成加热氧化物以提取氧元素的实验，虽然未能对氧元素的性质得出正确的解释，但已知道人体内静脉血变成动脉血必须有氧元素的参与。法国人拉瓦锡（A. Lavoisier，1743—1794 年）是知名的化学家，他的研究明确了呼吸作用的气体组成，确定二氧化碳和水是呼吸过程的正常产物；他还把氧化物燃烧后产生的气体命名为“氧”。1784 年，英国人卡文迪许（H. Cavendish，1731—1810 年）发现氧和氢可以组成水，从而揭示了呼吸过程产生的二氧化碳和水并非是身体内某一器官或血液分泌的，消除了过去的错误认识。

（二）电生理研究

17 世纪初人类开始研究静电，至 18 世纪末，意大利解剖学家和物理学家加瓦尼（Luigi Galvani，1737—1798 年）发现生物电。加瓦尼是位解剖学者，生物电现象是他在实验室中发现的。后来人们把这种从试验中诱发电流的现象，称作加瓦尼现象。

意大利物理学家伏特（Alessandro Volta，1745—1827 年）出生于一个富有的天主教家庭里。伏特所受的教育主要是拉丁文、语言学和文学。在学校读书时，他曾想成为一个诗人，19 岁时创作了一首关于化学发现的拉丁文小诗，后来由于结识了一位物理学者，逐渐对物理实验产生了兴趣。16 岁时开始与一些著名的电学家通信，对静电的研究可以与当时最好的电学家相媲美。不久他就开始制造各种仪器。1800 年他发明了伏特电池，这是历史上的神奇发明之一。伏特还证明加瓦尼现象与动物的种类无关，肌肉受到电刺激而发生反复收缩的现象是一种很普遍的现象。

三、生理学的进步和病理学的建立

17 世纪英国生理学家哈维发现血液循环，奠定了生理学的基础。至 18 世纪，生理学向更深层次发展，突出表现在神经生理和消化生理的研究方面。

（一）神经生理学

18 世纪神经生理学的代表人物是哈勒（A. von Haller，1708—1777 年），被尊称为近代生理学之父。哈勒生于瑞士的一个律师家庭，1725 年来到莱顿大学，师从著名医学家布尔哈维。1736 年被哥廷根大学聘为解剖学、生物学和医学教授。哈勒的著作非常丰富，不仅涉及医学，而且包括传记、集、小说等多个领域。其中八卷本的《人体生理学纲要》（Elimenta Physicologiae Corpris Humani）是最有代表性的著作。在这部著作中，哈勒不仅研究了呼吸运动、骨骼运动和胎儿的生长发育，而且重点研究了神经系统的生理功能。在哈勒以前，人们对神经生理学的研究只限于罗列简单的观察现象，而且还笼罩着浓厚的迷信色彩。哈勒研究发现，肌纤维在受到刺激时发生收缩，刺激消失后又恢复正常。他将肌纤维这种特殊性能称为刺激感应力。他还发现心脏、肠道等器官也具备这种刺激感应力。哈勒指出肌纤维只要受到轻微的刺激，就可产生明显的收缩；只要有肌纤维存在，肌肉就可运动。哈勒还发现肌肉除具备这种固有的刺激感应力之外，也通常接收来自神经中枢的某种力量的支配。这种力与刺激感应力相似，不受意识的支配，即便在动物死去以后，也可通过试验证明其存在。于是哈勒把肌肉固有的力与来自神经传导的力区别开，进一步阐明这两种力引起的肌肉收缩与其他原因，如湿度、压力、各种组织的膨胀所致的肌肉收缩在本质上是不同的。他又发现，皮肤和某些脏器组织本身没有感觉功能，只有借助神经的帮助才会产生感觉。他通过大量损害动物脑神经的实验观察，证实大脑是神经的中枢所在，一切神经集中于脑，脑是意识和行动的支配者。他还认为脑皮质是完成大脑功能的主要物质基础，而脑髓质是灵魂所在。可见，18 世纪的医学研究依然弥漫着迷信色彩。

进一步推动神经生理学发展的医学家，还有苏格兰的贝尔（C. Bell，1744—1842 年）。1811 年他发表《脑的解剖学新论》，发现脊髓前后角有不同的功能，首先提出脊髓神经根法则，即脊髓前根司运动，脊髓后根司感觉，前根和后根可以混合在一根神经内，只在和脊髓连接时才互相分离。贝尔提出的运动神经和感觉神经的差异法则是反射动作和反射弧概念的基础。贝尔的发现补充了哈勒的神经学说，而且对临床实践具有指导意义。

（二）消化生理学

法国人瑞奥玛（A. de. Reaumur，1683—1757 年）对消化生理颇有研究，他仔细研究了鸟类胃液的消化作用，发现温度对消化作用很有影响。试管内与鸟体温相同的胃液，同样具备消化食物的功能。瑞奥玛的发现给予 17 世纪以来盛行的物理学派以很大的打击。

其他比较著名的消化生理研究者有意大利的斯巴兰桑尼（L. Spallanzanin，1729—1799 年）。他曾指出胃壁的搅拌作用有助于食物研磨，而且对食物的整个消化过程也起辅助作用。他发现胃液是胃分泌的产物，并非由其他脏器输入胃内，肯定胃液有凝固牛奶的作用。

（三）其他生理学研究

斯巴兰桑尼首创对两栖动物尤其是哺乳动物进行人工授精的实验，他发现即使把精子稀释到 1/8000，在两栖动物中仍有受精能力。斯巴兰桑尼第一个记载了胎生动物（狗）的人工授精，为后来的兽医学和人类医学的辅助生殖研究做了铺垫。斯巴兰桑尼在呼吸方面的研究成果也同样非常重要：他把呼吸视为氧化过程，认为呼吸并不仅限于肺部的参与，而是身体所有组织作用的结果。

英格兰著名生理学家黑尔斯（Stephen Hales，1677—1761 年）是血流动力学的创始人。青年时受过良好的数学和物理学教育，在医学上侧重于把数学和物理学方法应用到生理学研究。1711 年黑尔斯设计了一套实验装置，对血液循环的动力学进行研究，在医学史上第一次对马的血压进行了测定。黑尔斯又测定了每次心跳的输出量及心脏每分钟的流量、大小动静脉及毛细血管的流速和阻力。黑尔斯的研究成为生理学史上的一项重要成果，对于临床医学也有指导意义。

（四）病理解剖学

1. 病理解剖学的创建

人类社会早期，对疾病的认识是模糊的。人们的思想被宗教神学所束缚，因此人们把疾病的原因归结于神灵的惩罚或魔鬼的侵附。随着哲学思想的萌芽和发展，经验哲学在朴素唯物主义哲学指导下，坚持人体和疾病的物质性和运动性，战胜了传统的神灵致病说。

纵观 18 世纪的医学，对后世医学产生深远影响的莫过于病理解剖学的建立。从文艺复兴时期到 18 世纪，凡是肉眼看得到的正常器官几乎发现无遗。在解剖与观察的基础上，器官的异常改变被人类发现，这种异常被称之为“病理”，研究器官的病理改变的学科被称为“器官病理学”，它的创建者是意大利人莫干尼（G. B. Morgagni，1682—1771 年）。

莫干尼早年从事解剖学研究，在意大利帕多瓦大学任教 56 年之久，做过无数次尸体解剖。他同时又是临床医生，看过许多病人，很多病人死后都是经他亲手解剖的。临床医学家兼解剖学家的双重身份促使莫干尼联想到，这些解剖学上的改变必然与疾病有关，他试图通过尸体解剖来探究疾病的原因及其反映在器官上的变化。莫干尼经过多年的解剖观察，特别是解剖那些生前他熟知的病人后发现，生前诉咳嗽、吐痰、咯血的病人，通常肺脏有变化，即病灶在肺。经过数十年的探索，在 79 岁高龄的时候，他出版了一生中最后一部、也是最精彩的一部著作《论疾病的部位与原因的解剖学研究》(De Sedibus et Causis Morborum per Anatomen Indagatis Libri Quinque)，这本书标志着器官病理学的诞生。

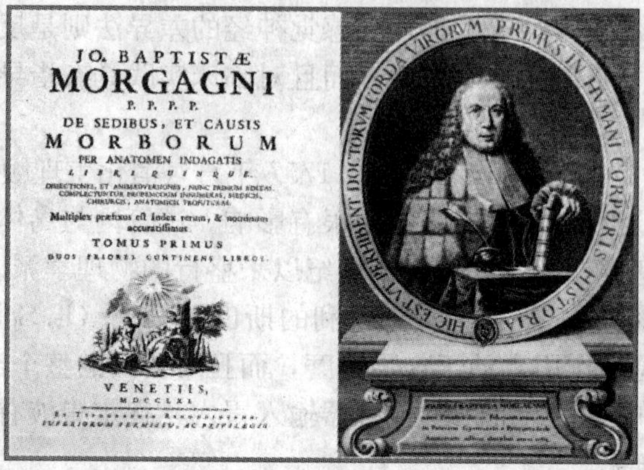

图 1-6-1 莫干尼的著作

莫干尼肯定一切疾病的发生都有一定的位置，只有脏器变化才是疾病的真正原因。莫干尼仔细描述了病理状态下的器官变化，并且根据他所描述的变化，发表了关于疾病原因的颇有科学根据的推测。这本书是以书信的形式写成的，详细记述了病人的生活史、患病经过、预防死亡的主要措施以及解剖尸体得到各脏器的情况，莫干尼把“病灶”和临床症状联系起来，西医诊断学开始了找病灶的历史。从物质的实体寻找疾病的原因，与当时盛行的机械唯物论思想是分不开的。

2. 病理解剖学的进步性

莫干尼以前判断疾病主要以临床症状为依据，自瑞典植物学家林耐创立生物学分类和疾病分类学，到索瓦热（Boissier de Sauvages）将疾病按照科、目、属、种、变种的原则把疾病分为 2400 种，均采用症状为基础的分类方法。直到莫干尼才开始把病人的体征、症状和死后的病理解剖观察联系起来，后来由奥地利维也纳的病理解剖学家罗基坦斯基（K. Rokitansky，1804—1878 年）将其进一步完善起来。罗基坦斯基一生中解剖了无数尸体，积累了丰富的经验。在罗基坦斯基以后，医学家逐渐开始热衷于病理解剖学的研究。平耐尔（P. Pinel)、雷奈克（R. Laennec)、路易斯（P. Louis）等人都继承了莫干尼的思想，将疾病概念立足于器官的病理损害之上，强调疾病与健康之间实质的、结构上的区别。

比沙（F. I. Bichat，1771—1802 年）是法国的外科医生，同时担任解剖学教学。从比沙开始，显微镜被引入解剖学，他将马尔皮基的观察更深入地进行，把人体分为神经组织、细胞组织、软骨组织、血管组织、骨骼组织、淋巴组织、纤维组织等 21 种不同组织。因此比沙被认为是组织学的创始人之一。随着显微镜的介入，病理解剖学也发展到组织学水平。可惜比沙英年早逝，32 岁时就因肺结核去世了。

到 19 世纪中叶，伯尔纳（C. Bernard）开创的实验生理学和微尔啸创立的细胞病理学加深了对疾病本质的探索和理解，以病理损害为依据的新的疾病分类方法逐渐成熟。

3. 病理解剖学的局限性

器官病理学冲出了传统四体液病理学的旧框架，展示出一种研究病理学的新方法，具有历史进步性。莫干尼从物质实体出发寻找疾病的原因，指出疾病是局部器官的损伤，每一种疾病都有相应的病变部位。莫干尼把对疾病的认识由症状推向器官，为研究疾病的生物学原因开辟了道路，驳斥了疾病来自某些超自然力量的唯心主义观点。器官病理学强调了局部病变，认为疾病就是器官局部的改变，忽视了人体的全身反应，将注意力集中在病理现象的结果的研究上，忽视了病理现象的发展过程，这正是机械唯物论思想局限性的体现。

疾病的发生和发展需要一定的时间和过程，疾病的产生不仅与生理功能的改变有关，而且也受到外界因素的影响。忽略对疾病动态过程的研究，忽视人体本身在疾病过程中发挥的作用，在这样前提下对疾病进行的研究是片面的，甚至是错误的。医学的对象是复杂、精密、协调、统一的人体，抛开了人体这个统一体，孤立地研究其组成部分的改变，必然导致某种缺陷的存在。整体与部分不能被分裂，动物的四肢和各种器官只有在生物体内才是具有生理功能的四肢和器官，而在解剖学家的手下则成为毫无功能的部分。

病理解剖学以单纯的尸检结果概括错综复杂的病理过程，以对单纯器官的判断代替了对人体的综合评定，寻找病灶的思想是机械唯物论在医学中的典型体现。马克思和恩格斯对整体将创造出部分所不具有的新力量、对简单解剖式的分解方法都做过分析，指出这种思维方式和方法撇开事物的总体联系，阻塞了从了解部分到了解整体、到洞察普遍联系的道路。

四、临床医学的发展

（一）临床教学的兴盛

在17世纪以前，欧洲未曾出现过有组织的临床教学，学生们到校学习，只是阅读书本知识，考试合格就可毕业。17世纪中叶，荷兰的莱顿大学开始实行临床教学，并取消宗教派别的限制，吸收了不少外国留学生。到18世纪，临床教学开始兴盛，莱顿大学在医院中设立教学床位。布尔哈未（H. Boerharve，1668—1738年）成为当时世界最著名的临床医学家，据说当时只要在信封上写“欧洲第一位内科学者收”，就可以把信送到布尔哈未手中。莱顿大学的名誉也超过了意大利的帕多瓦大学。布尔哈未充分利用病床教学，在做病理解剖之前，尽量给学生提供临床的症状与病理变化的关系，这就是临床病理讨论会的前身。

布尔哈未不仅是一位临床内科学家，而且还是一位化学家、解剖学家，他拥有广博的知识，他将这些知识与临床结合起来，成为一名出色的临床医学家。

（二）叩诊法的发明

18世纪，虽然医学知识比以前有进步，但诊断器械依然没有大的改进。散克托留斯发明的体温计、脉动计都不适合临床应用。直到18世纪后半叶，诊断学上才出现了叩诊法。

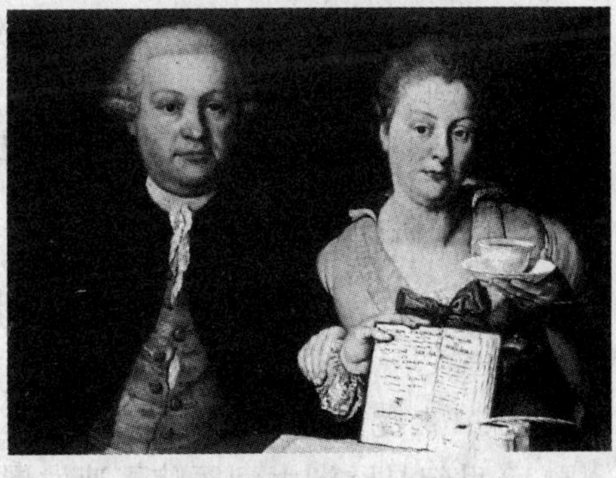

图1-6-2　奥恩布鲁格与妻子

叩诊法的发明人是奥地利医生奥恩布鲁格（L. Auenbrugger，1722—1809年）。幼年时，他在父亲的酒店里作学徒，看到父亲经常用手指敲击盛酒的木桶，根据声音推测桶内的酒还剩多少。这种做法既方便又可以防止打开桶盖使酒挥发，奥恩布鲁格对此事一直记忆犹新。从维也纳医学院毕业后，奥恩布鲁格留在维也纳医院工作。由于受到器官分类和找病灶思想的影响，对于用叩击的方法寻找病理变化很感兴趣，于是他对叩击的声音开始研究。

他发现叩击胸部得到的不同声音，能说明胸部有不同的病灶。经过多年的努力，仔细比较胸部叩诊音的变化，终于在1761年发表了《由叩诊胸部而发现的不明疾病的新观察》。可惜他的方法在当时并没有引起足够重视，直到19世纪，临床上才普遍接纳。叩诊法与后来发明的听诊法几乎同时用于临床。

奥恩布鲁发明的叩诊法与莫干尼找病灶的做法在思想方法上也是一致的，二者均突破了四体液学说，开始了从人体器官寻找疾病的根源，这是西方医学发展史上很重要的一个进步。

（三）外科学的发展

尽管18世纪外科学没有划时代的进步，但还是出现了几位知名人物，如亨特兄弟。

威廉·亨特（William Hunter，1718—1783年）是18世纪英国解剖生理学家、外科医师、产科医师。1746年威廉·亨特提出淋巴管不是动脉的继续，而是一个吸收系统；1747年他发现泪管；1752年他与约翰·亨特一起发现了输精管；他对于子宫圆韧带、耻骨联合的特性均作过介绍，并且首先描写了动静脉瘤及子宫后倾。1768年威廉·亨特在伦敦建立了一所私立医学院，内设有演讲厅、解剖室及博物馆，并在那里从事医疗、教学和研究工作，直到1783年逝世。

威廉·亨特曾培养了一批优秀学生，其中有他的兄弟约翰·亨特。约翰·亨特（John Hunter，1728—1793年）是18世纪英国解剖生理学家、外科医师。约翰·亨特在医学上的主要贡献：第一，发现侧支循环。他通过动物实验，结扎鹿的一侧外颈动脉，鹿角变凉而且停止生长，一周后鹿角变暖又复生长，他发现这是因为在结扎后的血管旁有侧支循环恢复了鹿角的血供。他据此结扎动脉瘤上端的血管使血管瘤闭塞，而远端肢体可因侧支循环维持正常的生理功能。第二，成功地进行了睾丸移植术。第三，创办医学博物馆，他从比较解剖学出发，收集动物标本13 000多种，成为近代自然博物馆之标准。今天各大城市中的动物博物馆多数是模仿他创建的标本室而设计的。约翰·亨特不但将生理学、病理学和比较解剖学应用于临床，而且一生积极从事科学实验。

（四）产科学的独立

16世纪巴累对外科和产科曾有所改革，18世纪初，产科医生使用的产钳才被发明。产钳原本是家传的一种工具，产钳的出现标志产科的一大进步。18世纪时还没有男子做产科医生，妇女也不肯让男子看病。产科医生多数是接生婆，这些人没有知识，也不懂清洁，并且迷信，因此18世纪妇女分娩是件很危险的事情。18世纪中叶以后产钳得到普遍应用，同时在产科方面，男子也可以接生了，这是产科的进步。产钳的应用使产科从妇科中独立出来。

五、医院护理的改进

护理的职业化道路与医院的演变息息相关。了解近代护理专业的形成，必须搞清医院的演变过程。

（一）医院的进步

18世纪是欧洲大型医院飞速发展的时期，同时也是美国医院发展的开始。1713年美国费城教友会教徒建立了一个仅对教友会教徒开放的救济院。1731年费城建立了一所综合救济院，并设有病房。由于收治的病人越来越多，救济院不得不扩大规模，1834年在城外的布洛克里镇（Blockley）建成一幢新楼，随后采用布洛克里命名这所救济院。因不断有医学生到这里实习，布洛克里救济院逐渐演变为医院，它就是费城总医院的前身。

1736年纽约收容所建立，收容所西侧的一个大房间被用作医务室，以100英镑的年薪雇佣伯顿（John van Burden）医生照顾这里的患者。18世纪末因病人远远超出收容所的负荷，收容所随即迁往贝尔维尤（Bellevue），于是人们习惯称其为贝尔维尤医院，此名称一直沿用至今。

美国宾夕法尼亚州医院的建立源于1751年殖民地立法之前的一项申请，由宾夕法尼亚州的一个委员会提议，班德（Thomas Bond）和弗兰克林（Benjamin Franklin）是这个委员会的领导者。他们建议政府提供资金支持医院建设。1755年宾夕法尼亚州医院奠基。弗兰克林成为医院的第一任管理者，拉什（Benjamin Rush）曾在这里工作，他们都是18世纪美国医学史上非常著名的人物。

1737年，一位名叫路易斯（Jean Louis）的水手在新奥尔良去世后留下了一万里拉的遗产，声明“要为新奥尔良的病人建立一所医院……并为贫穷者提供必要的物资。”医院建成后被命名为圣·约翰医院（St John's Hospital），大厅长45英尺，宽25英尺，地基高14英尺。整面墙用质量优良的砖砌成。圣·约翰医院既收治病人也是庇护所，当时大部分医院都具有这两种功能。

1771年批准建立纽约医院，地址选在百老汇西侧。1775年基本完工，然而意外的大火烧毁了医院。一年后医院虽然被重建，但因战争爆发，医院被用作营房。战争停止后，1791年纽约医院才开始提供正规的医疗服务。纽约医院是护理职业发展的一个里程碑，西曼（Seaman）医生首次对护士提出了系统的要求。

（二）妇女解放运动与护理工作的开展

妇女解放运动最终可以追溯到人性的解放，它是人权斗争的一部分，人权问题在18世纪第一次被提出，后来成为法国革命的原动力之一。妇女解放运动是护理发展的前提之一，没有这个前提，护理的发展是无法理解的。

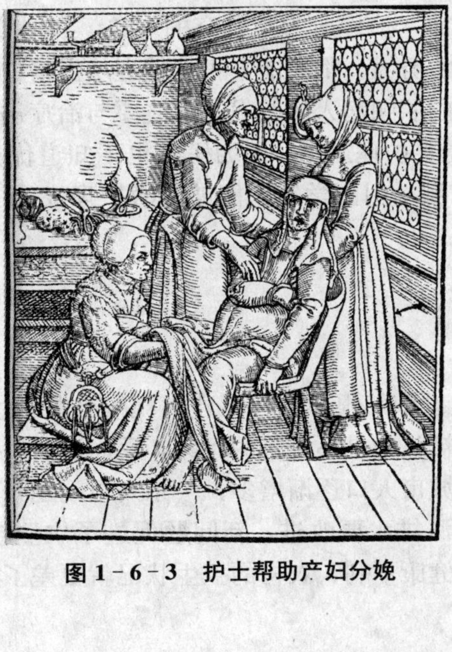

图1-6-3　护士帮助产妇分娩

新教教会自认为代表了宗教自由和思想自由，却没有考虑到妇女的自由。从17、18世纪开始一直到维多利亚时代，有地位的妇女一般都待在家里，那时做一名“职业妇女”是十分不可思议的。教育、文秘、文学创作等工作都是男性的专权，那些不适合男性的工作，比如护理，即使妇女非常想从事这份工作，也完全不在一般妇女所能接触的范围内，那时的家务劳动要耗费妇女很多精力，比现代妇女的家务劳动辛苦得多，而那些富有的、拥有足够仆人、不用自己做家务的妇女则将时间花费在社交活动上。唯一向女性开放的职业是演员，但却不受尊重。所以，妇女如果想要维持生计就必须从事一些家庭保姆的服务工作，而护理则被看作是家庭服务。那时，处理伤口的工作由专门的包扎员或者外科医生承担，发放药物成为医生和药剂师的职责，这些原本是护士的工作被分给了其他职业者。护士所要做的全部事情只是注意病人的身体需要，观察他们是否得到合理的清洁，而这些都被早期的公立医院认为是不必要的工作。

（三）医院改革与护理的进步

马丁·路德实行宗教改革以后，虽然有普通的妇女充当护士，但是这些妇女既无经验又无专业知识，她们的工作与普通勤杂人员一样。在18世纪中叶的英国的医院中，护士从早晨6点一直工作到晚上6点，看护病人、打扫卫生，异常繁忙。

1788年法国科学院建议医院应该按照不同的病区划分来管理，法国和欧洲一些国家逐渐接受了这项建议。丹麦哥本哈根的一家医院率先实行分区管理，这家医院可能是当时最昂贵的医院。按照区域不同分配工作人员，由于各区之间存在距离，医护人员匆匆行走的身影成为医院中经常可以看到的风景。

18世纪的医院多数已经开始引进卫生法规，法规内容涉及从护理服务到抽水马桶和供暖设施。因为细菌学理论在这个时期还没有形成，所以医院的管理者和医护人员还没有充分意识到肮脏的环境与疾病之间的关系。

17、18世纪的护理水平相差无几，不同的是，18世纪出现了一批护理改革家。他们谴责护理工作的种种弊端，并试图改正。以现代眼光来看，18世纪前人们对护理工作的态度存在惰性。中世纪时期，宗教近乎完美的辉煌已经成为过去。在18世纪探索精神的影响下，人们开始调查社会丑恶的一面，护理成为被研究的对象。18世纪，无论是教会的力量、民间护理组织，还是改革家们的努力，都不能真正将护理从黑暗中拯救出来。护理从一门照顾需要帮助者的艺术发展到一门照顾病人的艺术，最终要与治疗病人的医学结合起来。从文艺复兴到18世纪，医生并不需要护理工作，因为医生也不知道优秀的护理者应该做什么。在18世纪的医疗实践中，没有哪一门医学知识能够刺激护理成为一门独立的学科和一种独立的职业需求。

六、公共卫生学的建立

（一）卫生状况的改善

18世纪大城市的卫生建设依然很原始，兴建大规模公共卫生设施的时机没有成熟，把垃圾和废物倾倒在街道上不被认为是不道德的行为，反而成为一种惯例。

英国自工业革命以后，城市人口逐渐增多，一系列新问题开始出现。都市扩大，食物需要量增多，土地要开发，灌溉排水要改进，新问题促进了农业技术的革新。大都市刚刚形成，环境状况极差，对人体健康不利，农村的卫生状况就更差了，特别是少儿卫生知识非常缺乏。18 世纪公共卫生状况和医院设施的改善应该归功于英国。18 世纪中叶以后城市卫生开始得到改善。1765 年伯明翰开始实行卫生法规，后来伦敦（1766）、曼彻斯特（1776）等城市也陆续实行。卫生法规的实施，使污水被掩盖，街道得到修建，路灯被安装，下水设施被改良，尽管还有很多地方有待改进，但到 18 世纪末，英国所有的大都市都已具备了现代化都市的雏形。19 世纪初伦敦每户居民每星期只能得到三次供水，每次供水的时间仅数小时而已，有时因故障还不能保障。1830 年前后伦敦才出现抽水式便桶，但那时对下水不做任何处理，污水常常污染河流。18 世纪中叶以后，医院和药房有所改进。伦敦病院于 1752 年改建，圣·巴托罗缪病院于 1753 年改建。从 1700 到 1825 年的一百多年的时间里，仅英国加以改建的医院和诊所就有 154 家。改进后的医院空气流通设施和医院设备都有所改良，不足的地方是当时的护理水平太差。工业革命后，少儿健康受到重视。据 1740 年的统计，英国不足 5 岁的幼儿死亡数占小儿总数的 75%；1800 年以后，死亡率下降到 41%；1915—1925 年死亡率又下降到 14%。可以看出，英国的少儿卫生水平是逐步提高的。佝偻病的死亡率下降很多，其原因是农业进步，肉产品增加，改变了饮食结构，减少了佝偻病的发生。

18 世纪时，一部分卫生工作是由政府行政部门管理监督的，这就是海港检疫。海港检疫制度自中世纪建立以来，对防止传染病的流行起到一定作用，特别是有效地控制了鼠疫的发生。从 18 世纪末到 19 世纪初，东欧和西亚地区仍有鼠疫发生，而且常常蔓延到欧洲各地。据记载，1709 年俄国因鼠疫而死亡 15 万人，1719 年鼠疫泛滥到整个欧洲，1720 年马塞和土伦两地因鼠疫死亡 9 万人。实行海港检疫限制了鼠疫流行，也促使更多的海港城市成立检疫所。

18 世纪时英国人霍华德（J. Howard，1726—1790 年）提出改善监狱卫生设施。他调查研究了德国、意大利、法国、荷兰、希腊、土耳其等国家的监狱设施，写出了以改善监狱、病院的卫生状况为目的的著作，建议成立专门治疗热病的特殊病院。英国生理学家黑尔斯对卫生学也有过多项改进，为了降低监狱内斑疹伤寒的发病率，他曾经设计了一种“通风风车”，并对船舰和医院的通风也提出了合理的建议。化学家拉瓦锡也对监狱卫生很有研究，他指出应该废除专门为犯人设计的狭小而空气不能流通的小房间。

德国公共卫生学家弗兰克（J. P. Frank，1745—1821 年）强调公共卫生是国家的责任，政府不仅要在公众健康受到威胁时承担责任，而且在日常就应该对公众的健康负责。他在著作《完备的医务警察体系》一书中，阐述了很多国家的卫生原则。

（二）预防医学的兴起

18 世纪开始重视预防医学，对于疾病的预防首先是在海军和陆军内提倡的，因为当时只有在军队范围内，才有可能对士兵进行卫生监督和疾病的观察，所以 18 世纪预防医学开始于各国陆海军的军医。

在陆军方面，苏格兰人普林格尔（J. Pringle，1707—1782 年）是位有代表性的人物。他在英国军队中地位很高，因此他的建议比较容易被军队采纳。他知道腐败作用会导致疾病的发生，就把医学知识应用到军营中。1750 年发表的《腐败性和非腐败性的物质实验及其在医学上的应用》阐明医院热与斑疹伤寒是同一种病。他还呼吁改善军营供水和排水，改良沼泽，增建军营中必要的卫生设施，适当修建兵营便所，明确兵营卫生规则。他还主张军队医院应该中立，同时受到交战双方的保护。

在海军方面，林德（G. Lind，1716—1794 年）很有卫生经验。1753 年发表了一篇有价值的论文《论坏血病的研究》。当时在海上长期生活的人，大多患有坏血病，常常不治而死。根据林德的研究，常吃蔬菜和柠檬汁就可预防坏血病。另外，海上生活淡水是一大必需品，林德想出一种蒸馏海水的方法。为了预防海上传染病，他提出预防原则。1757 年林德发表《论保持海员健康的最适当的方法》。他还对欧洲人在热带地方积累的关于疾病的知识进行总结，可以说这是研究热带病的开始。18 世纪英国著名的探险家库克（J. Cook，1728—1779 年）曾实行林德的主张，完成了他的探险事业。在 110 名海员、三年半的航行中，只有一人没能顺利返航，这个成绩在远洋航海史上是非常惊人的。

（三）牛痘预防天花

18 世纪欧洲天花流行严重，死亡人数非常多。据统计在 18 世纪中叶，感染天花却没有造成天花流行的地区，天花的发病率还是较低的；而从未感染天花的人群，天花发病率极高。所以有人甚至愿意感染一次轻型的天花，以免日后在天花大流行时染上重病。

中国人早在 16 世纪的时候，就有人用种人痘的办法预防天花，这种方法后来传到阿拉伯，又传到土耳其，再后来英国驻土耳其大使的夫人蒙塔古（M. W. Montague，1689—1762 年）把在君士坦丁堡学到的种人痘的方法应用到她的孩子的身上，蒙塔古夫人返回英国时将这种方法带到英国和欧洲大陆，甚至越过大西洋传入美洲。18 世纪后半期这种方法应用普遍，当时还出现了专门种人痘的医生。在这种情况下，预防医学史上出现了一位不可忘记的人物——贞纳（E. Jenner，1749—1823 年）。

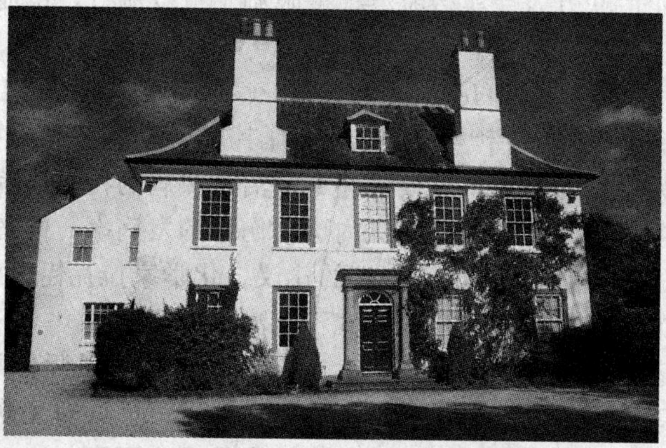

图 1-6-4　真纳故居博物馆

贞纳是英国著名医生约翰·亨特的学生。贞纳能够发明种牛痘的方法，一是受到中国种人痘的启发，二是一个偶然的事件。他听说挤牛奶的女工，一旦出过牛痘，再遇到天花流行也不会被传染，于是写信给老师亨特，询问是否可从中得到预防天花的启示。很快贞纳收到老师的回信，鼓励他去实践。1788—1796 年，贞纳致力于种牛痘的观察和实验。1796 年 5 月 14 日，他从一位挤牛奶女工手背上的牛痘里，吸取少量脓汁，接种给一名儿童，两个月后，他再次给这名儿童接种天花脓汁，结果并没有发病。经过这次试验，贞纳更有信心了。1798 年贞纳发表了著名的论文《关于牛痘的原因及其结果的研究》。在贞纳以前，也有人试图采用种牛痘的方法预防天花，但都没能做出科学的试验。虽然当时一些英国人反对种牛痘，还刊出了嘲笑种牛痘的漫画，但实践证明接种牛痘安全可靠，而且可以预防天花。作为一名乡村医生，贞纳将自己大部分心血耗费在种痘的研究中。晚年贞纳生活在伦敦，英国议会为奖励他的成绩，拿出两万英镑支持他的研究。贞纳去世后，人们在英国伦敦为他立了塑像。1980 年第 23 届世界卫生大会宣布，天花在全世界范围内被消灭了，这是人类依靠自己的力量消灭的第一种传染病。

思考题

1. 病理解剖学是如何建立的?
2. 叩诊法是怎样发明的？在医学发展史上有什么意义?
3. 牛痘法是怎样发明的？对医学有什么重要影响?
4. 18 世纪的护理有哪些进步?

第七章　医学的深入发展及现代护理学的诞生

提要： 19 世纪是资本主义的成熟时期。能量守恒和转化定律、进化论、细胞学说，被誉为 19 世纪自然科学的三大发现。医学也获得深入发展。细胞学、细胞病理学和细菌学的建立，使疾病的原因进一步阐明。叩诊法的推广、听诊器的发明和药理学的进步促进了临床医学的发展。麻醉法和消毒法的发明为外科手术创造了条件。同时，南丁格尔创建了现代护理学，使护理成为一门受人尊敬的职业。杜南成立国际红十字会，突显了医疗救助的功能。

一、社会背景

法国大革命期间，法国政府曾断言“理性的时代”是不需要科学家的，但是拿破仑却认为知识是非常重要的，工程师、物理学家对一个国家来说是不可缺少，因为这些人物可以帮助开发被征服地的资源。随着法国革命而来的言论自由和思想自由，明显地促进了科学的发展。拿破仑对自然科学尤其是医学非常重视。他深深体会到在军队作战中医生的重要性，特别器重外科医生。拿破仑统治法国以后，外科医生的地位逐渐提高，医生被看作是一门科学的职业。在 1803 年颁布的医疗法律中，特别强调了医生的资格，规定只有经过大学训练的医生，才可以在法国取得行医执照。当时从巴黎大学、蒙特利尔大学、曼兹（Mainz）大学、吐仑（Turin）大学、斯特拉斯堡（Strassburg）大学毕业的医学生，受到社会的欢迎，医学生在正式行医以前都要经过考试，考试内容包括解剖学、生理学、病理学、疾病分类学、药物学、化学、法医学、卫生学等。当时的卫生官员也要经过严格的训练，这些规定促进了医学的发展。拿破仑的一位私人医生拉瑞（D. J. Larrey，1766—1842 年）跟随拿破仑转战南北，拿破仑很少赞扬别人，却称赞拉瑞是一位真正勇敢、值得尊敬的人。拉瑞在拿破仑的军队中实施了许多医学革新，如在战场救护中使用飞行急救车，这是一种操作简便的马车，可以将伤兵迅速送往就近的野战医院，飞行急救车挽救了许多伤员的生命。

19 世纪，西方各主要资本主义国家继英法之后，先后爆发了资产阶级革命，此外，英、法、德、俄、美等国相继完成工业革命，资产阶级革命和工业革命摧毁了封建势力，促进了社会的发展和生产关系的变革，使生产力大大提高。资产阶级在不到一百年的时间内创造的财富比以往任何时间积累的财富都要多。生产力的提高、经济的发展，推动了自然科学的进步。物理学和化学的进步促进了相关科学的发展，技术的进步为科学研究提供了越来越多的精密仪器。在光学方面，1823 年复式接物显微镜诞生，1830 年无色镜片问世，1886 年油浸接物镜出现；在电学方面，相继出现了电热器和电治疗；在化学方面，提出了原子论和元素周期律，人工合成有机物打破了无机物不能被合成的旧说；在生物学方面，提出了细胞学说、进化论和遗传定律。

在政治、社会变革和文化思潮的影响下，唯物主义倾向越来越明显，孔德（A. Comte）

通过严密的推理寻求各种现象的规律，在客观而精确的基础上获得事实，实证主义哲学由此诞生。这一时期的科学家不断探索大自然的奥秘，他们经常进行实验研究，观察各种生命的形式。他们通过客观且可操作的实验，解决了一些极其复杂的生物学问题。这种发展趋势以最直接的方式推动了19世纪医学的发展。唯物论占据优势地位以后，一种新概念渗入医学界，仿佛一切重要的医学问题必须在微生物中得到解决。生理学和微生物学的新发现，如同物理学和化学的新发现一样，越来越多地把医疗活动和医学研究置于实验室的研究中。

二、19世纪自然科学的三大发现

19世纪对自然界各种过程及相互联系的认识，打破了18世纪以来机械唯物主义形而上学的观点，为辩证唯物主义的诞生奠定了自然科学的基础。19世纪自然科学的新发现和新发明，不胜枚举，其中进化论、细胞学说、能量守恒和转化定律被恩格斯称为19世纪自然科学的三大发现。这三大发现是近代欧洲自然科学发展的必然产物，对于自然科学本身以及医学科学都产生了重大的影响。三大发现揭示了自然界的辩证性质，对于辩证唯物主义自然观的确立至关重要。

（一）能量守恒与转化定律

从18世纪到19世纪，一批科学家为建立能量守恒定律作出了贡献，他们从各个不同的研究角度证明了能量守恒的存在，其中以迈尔、焦尔和赫尔姆霍兹的工作较为重要。

德国医生迈尔（J. R. Mayer，1814—1878年）是最早公布能量守恒定律的科学家之一。1840年迈尔担任去爪哇海船的随船医生。当海船航行到赤道附近时，他发现海员静脉血液要比在欧洲时鲜红，由此他推论：在炎热条件下人体需要的热量少，所以食物燃烧过程减弱，这样体内耗氧的消耗减少，静脉血含氧量上升导致血液颜色鲜红，这使他认识到食物中的化学能可以转化为热能。1841年迈尔写了第一篇论文《论力的量和质的定义》，他认为运动、热、电都可按一定规律相互转化。1842年迈尔在《化学与药学年鉴》上又发表了《论无机界的力》，也是有关能量守恒与转化的文章，所以恩格斯称1842年是划时代的一年。此后，英国物理学家焦尔（I. P. Joule，1818—1889年）通过实验精确测定热功当量，从而使能量守恒定律得到确认。后来，恩格斯在与马克思讨论能量守恒定律时认为，应当把这条定律理解为物理学中各种力（能量）的相互转化关系，19世纪70年代明确将这条定律称作“能量守恒与转化定律”。

（二）生物进化论

1859年英国生物学家达尔文（Charles Darwin，1809—1882年）出版了《物种起源》一书，建立了生物进化的理论。

1825年达尔文在英国爱丁堡大学学习医学，后来转学植物学和自然科学。在参加了持续5年的贝格尔号军舰环球考察的期间，收集了大量的物种之间的资料。航行结束后，他投入20年的时间进行研究，认为地球上不同的物种都经过了进化过程，这个过程取决于不同的选择因素，最重要的就是自然选择。

其实在达尔文以前，也有很多学者对生物进化问题提出不同的见解，如1828年圣伊拉尔（Etienne Geofroy Saint-Hilaire，1772—1844年）提出物种连续变化学说，布丰、拉马克、歌德提出医学遗传的基本原理。瓦利斯（Alfred Russel Wallace，1823—1913年）的观点与达尔文十分相似，并且早于达尔文发表，但由于瓦利斯认为达尔文的研究工作是在20

年前就开始了，于是欣然接受达尔文研究成果的优先权。

《物种起源》出版后，引起了广泛的关注。进化论有力地打击了物种不变的形而上学观点和上帝造万物的宗教神学传统，虽然遭到许多持传统观点的科学家和宗教界的反对，但进化论的思想最终被科学界承认。

（三）细胞学说的建立

细胞学说在19世纪的建立，经历了从结构到功能，从简单到复杂的一个漫长的过程。这一过程伴随着光学显微镜的进步。

17世纪英国学者胡克和格鲁（N. Grew，1628—1712年）、荷兰学者雷文虎克、意大利学者马尔皮基都在显微镜的应用方面作出过贡献。但因为那时的显微镜还不能消除使物体形象失真的色差，分辨率和放大率都受到限制，因此人们还不能更清楚地分辨细胞内部的结构。

19世纪前10年，光学显微镜技术得到了稳步发展。19世纪初，意大利学者亚米齐（G. B. Amici，1786—1863年）成功地制造了复合透镜，使各种不同透镜产生的误差大体互补，他又把实物浸泡在液体中，大大改善了影像。光学显微镜技术的日臻完善，使人们有机会更详细地观察细胞。1832年，英国植物学家布朗（R. Brown，1773—1858年）对动物的脏器和组织进行了观察，发现了动物细胞的内部构造。1827年德国生理学家冯·贝尔（E. von Bear，1792—1876年）在显微镜下观察了哺乳动物的卵细胞。到19世纪30年代，人们对细胞的大概结构及在生物体中的地位有了相当的了解，提出系统细胞学说的条件已经具备。1838年，德国植物学家施莱登（M. Z. Schlieden，1804—1881年）出版《论植物发生》一书，提出植物的所有组织、器官都是由细胞组成的，细胞是组成一切植物的基本单位，植物的发育是靠新细胞的不断形成实现的。1839年德国动物学家施旺（T. Schwann，1810—1882年）发表了《关于动植物结构和生长相似性的显微研究》，把施莱登的观点进一步扩大到动物界，认识到形式有限的动物细胞与植物细胞一样，也是动物的结构单位。至此，细胞学说建立起来。

（四）三大发现的意义

第一，能量守恒与转化定律的建立，证明了能量守恒与转化定律不仅适用于物理学中的机械运动，同时也适用于包括人类在内的生物界的物质代谢运动。在该定律发现的过程中，人们认识到自然界是一个统一的客观存在的整体。

第二，生物进化论不仅说明物种是可变的，而且对生物的适应性也做了正确的解说，从而摧毁了神创论、目的论和物种不变论，也否定了牛顿的形而上学的世界观，取而代之的是发展变化的进化论思想。生物进化论的建立解决了人类的起源问题，使人类对自身有了更深刻的认识。此外，生物进化论把生物变量作为一个当然的事实摆在人们面前，同时作为一个问题，将“生物变异是如何产生”、“生物变异是如何遗传”等问题提了出来，并促使许多科学家进行研究，为遗传学的发展提供了动力。

第三，光学显微镜技术的发展和细胞学说的确立，对促进基础医学发展的意义更为重大。从形态学来讲，使一些新学科得以确立，如细胞病理学、病原微生物学、寄生虫病学及细胞水平的组织学等新兴学科相继建立起来。细胞学说确立的意义还与有机体发育的学说有关。19世纪以前在胚胎发育方面有着各种各样的观点，其中“预成论”是最有影响的学说。18世纪初哈特索克（Hartsoeker，1656—1735年）曾宣布他在显微镜下看到精子具有预成的微型人图像（即精源预成论）。此后不断有人在动物的卵子里发现小动物的雏形（即卵源预成论）。直到1759年德国人沃尔弗（C. F. Wolff，1733—1794年）对这种预成论学说提出了挑战。他通过对动物的观察和研究提出，肢体和器官在胚胎发育过程中是从一片简单的组织发展起来的，而不是一个预成的小人（或动物）的机械性扩大。

细胞学说使上述问题迎刃而解。19世纪50年代德国医生雷马克（R. Remak，1815—1865年）和瑞士人克里科（A. Kolliker，1817—1905年）等人将细胞学说和胚胎学的研究结合起来，证明卵子和精子原来只是简单的细胞，在发育过程中细胞本身可以复制，这个复制过程称为细胞分裂，胚胎发育过程就是细胞分裂和分化的过程。

三、医学基础学科

（一）比较解剖学和胚胎学

在显微镜学的推动下，19世纪的解剖学由普通形态学转向微细的组织结构研究，由此产生了比较解剖学和胚胎学。

动物和人体的大体解剖研究在19世纪没有明显的进步，但是比较解剖学的进步比较明显。首先是法国人曲维尔（G. Cuvier，1779—1832年），他的研究不但影响到法国，而且波及英、德、美各国，使这些国家先后出现了比较解剖学家。

英国人奥文（R. Owen，1804—1897年）虽然没有直接受到曲维尔的教诲，但受他的影响很大。他阐明异体同功是功能上的相似，如蝴蝶的翅膀与蝙蝠的翼；异体同源是结构上和发育上的相似，如蝙蝠的翼和狗的前肢，这种区别在比较各种动物的时候是非常重要的。自1801年起，曲维尔连续发表关于脊椎动物与无脊椎动物比较解剖的论文。1812年写下关于化石骨骼的论述，奠定了脊椎动物化石学的基础。赫胥黎（T. Huxky，1825—1895年）是英国另一位著名的生物学家、比较解剖学者。他具有敏锐的观察力和深邃的判断力，他的名著《人类在自然界的位置》是大家非常熟悉的。贝肯包尔（C. Bengenbaur，1826—1903年）是海得堡大学的教授、比较解剖学家，曾教育出大批比较解剖学者。

胚胎学可以说是17世纪由哈维和马尔皮基开创的，到19世纪才成为一门明确的科学。17世纪人们对精子已经有所了解，1786年斯帕兰桑尼指出精子是受精过程的基础，1841年克里克（Kolliker）证实精子也是一种细胞，1865年施威格·赛德尔（Schweigger Seidel）证实精子同样包含细胞核和细胞质。染色体的发现则更晚一些。德国人贝尔（K. Baer，1792—1876年）无疑为胚胎学的发展作出很大贡献。他出版的著作《动物的发育》提出"胚层说"，认为除了极低等的动物以外，一切动物的发育初期都产生叶状胚层，而后由胚层发育成动物的器官。自贝尔以后，单胚层研究成为胚胎学研究的主要内容。

（二）生理学

19世纪以前，对人体机能的认识仅限于解剖学水平，虽然在17、18世纪以后，生理学有了进步，但尚未有深入发展，比如呼吸生理还停留在18世纪末拉瓦锡的研究水平上，直到1860年普留格（E. F. W. Pflüger，1829—1910年）证明呼吸的主要化学变化并不在于血液和肺脏，而在人体各种组织，这样对呼吸生理的认识才有了突破。

在视觉生理方面，捷克生理学家浦肯野（J. E. Purkinje，1787—1869年）作出了重要贡献。浦肯野在视觉生理方面的工作取得了很多成绩，以他的名字命名的有：浦肯野象和浦肯野位移。浦肯野还测定了角膜前表面与晶状体前后两个表面的曲度，这些数据与视网膜成像有重要关系。1838年浦肯野首先描述了神经细胞的形态，包括细胞核及树突等结构。1839年他首先用“原生质”一词来描述细胞中的活物质。此外，浦肯野还发现小脑皮层中有一种大而分支多的细胞，后被称为浦肯野细胞。他还发现了心脏中的浦肯野纤维。

在神经生理学方面，霍尔（M. Hall，1790—1857年）曾经研究反射运动与随意运动的不同。反射运动早期由法国的笛卡尔研究过，霍尔更深入地阐明了他们的观点：大脑是随意运动的发源地；延髓是呼吸运动的根源；脊髓是反射运动的中心；交感神经司营养和分泌。1833年霍尔发表论文《延髓与脊髓的反射功能》，1837年又发表论文《神经的脊髓激动系统》，对反射运动的研究产生深刻的影响。19世纪生理学家对大脑各部位与各种功能的关系的研究不断取得进展，布罗卡（P. Broca，1824—1880年）发现了语言、读书、写字的中枢。一向被认为复杂而神秘的大脑，在当时的科学家看来只是相对复杂，大脑是可以被研究和认识的。

19世纪以后实验医学确立起来。德国生理学家穆勒（J. Müller，1801—1858年），在其所著的《生理学》教科书中揭示了刺激与感觉的关系，某一感觉神经接受任何方法的刺激，必有同一的特殊感觉，反之若在不同的感觉器官上给予同样的刺激，则感觉器官各自发生特异的感觉。穆勒用实验的方法不仅研究了人体外围感官的构造与功能，而且还研究了动物神经系统的发育和淋巴、血液、乳糜的化学成分。

19世纪30、40年代，李比希（J. F. Liebig，1803—1873年）将化学知识应用到生理学，丰富了生理学的内容。李比希是一位彻底的唯物主义者，研究化学的教授。1840年他出版《有机化学》的著作，第一次对有机化学作出充分的阐释。他推进有机化学的分析方法的改进，制造各种实验装置，其中以尿素的定量测定装置最著名。此外，他还阐明了许多生理学问题，例如动物的体温不是天赋的，而是体内燃烧作用的结果。他还积极研究食品化学，把食品进行分类，研制出小儿专用的食品和肉汁。李比希还研究植物化学，阐明植物从大气中的二氧化碳和氨中获取生活中必需的碳和氮，植物腐败又将这些物质反馈到大气中，因此自然界是一种由构成到分解再由分解到构成的循环过程。李比希认为植物的腐败和发酵仅是一种化学过程，这与其后的法国微生物学家巴斯德（L. Pasteur，1822—1895年）在发酵问题上的观点很不一致，曾经引起一场激烈的争论。当然李比希的观点是片面的，巴斯德的细菌学观点是正确的，这在后面将提到。

19世纪生理学另一位代表人物是法国人伯尔纳（C. Bernard，1813—1878年）。他是实验生理学史上的重要人物，他的著名格言是“每个人进入实验室都应该像脱去外衣一样，摒弃自己的思想。”在生理学上，伯尔纳首先发现肝脏有产生和储存糖原的功能，经过10年的实验，他于1857年证实了这一结论。他还第一个把糖注射在狗的静脉内做实验，从而推测出动物可以把复杂的食物分解，也可以从摄取的各种物质中合成出所需要的新物质。1849年他还公布穿刺狗的第四脑室，可以造成狗患糖尿病的事实。在消化生理方面，伯尔纳发现肝脏具有消化功能，胰腺可以消化脂肪、分解糖，胰腺还可以把胃不能分解的蛋白质加以分解。在关于血管运动神经功能方面的研究，1840年伯尔纳用实验证明小动脉管壁内存在肌纤维，而小动脉的舒缩与交感神经有密切关系，1858年他完成了关于血管收缩神经和血管扩张神经的研究。此外，伯尔纳对许多药物和毒物作用的研究也有卓越的贡献。伯尔纳强调生理学是临床医学的基础，《实验医学研究导论》是他的代表著作，反映了他的思维活动和实验工作的全部过程。

路德维希（G. F. W. Ludwig，1816—1895 年）是 19 世纪德国的生理学家。他反对当时盛行的“活力论”观点，主张用物理及化学的规律来解释生理现象。在他的著作《人体生理学教科书》中，明确地表示了这种思想。1842 年鲍曼（W. Bowman，1816—1892 年）提出尿液是由肾小管细胞分泌出来的，路德维希则提出了滤过和重吸收学说。路德维希对腺体分泌现象十分注意。1851 年他发现支配颌下腺的分泌神经。以后又发现颌下腺的分泌压力可以高于血压，并证明腺体活动时有热量产生，这就说明分泌液不是简单地从血液过滤出来的，而是腺细胞主动活动的结果。他还发明许多实验器械，对实验医学有很大贡献。路德维希不仅在血液循环、呼吸、消化及排泄等方面有巨大的贡献，还培养了许多出色的学生。

（三）病理学

1. 器官病理学传统

19 世纪的病理学比以往任何时期都更依赖于病理解剖学的发展，许多临床医生和病理学家一样，认识到病理学的重要性。法国外科医生杜普特恩（G. Dupuytern，1777—1835 年）留下 20 万法郎的遗产设立了病理解剖学教职，法国内科医生路易斯（P. C. A. Louis，1787—1872 年）对结核病和伤寒的临床病理研究令人折服。作为法国的病理学权威，克吕维耶（J. B. Cruveilher，1791—1874 年）第一次对播散性肝硬化和进行性肌肉萎缩做了细致的描述，他出版的《病理解剖学》图谱代表了大体病理学图解的最高成就。意大利病理学家巴西（A. Bassi，1773—1857 年）对蚕病很有研究，最早指出蚕的白僵病是由一种微生物导致的，他还认识到感染性微生物的数量对传染病的发生有重要的影响，确信传染性物质是一类特殊的物质，他的观点比巴斯德发现微生物的致病性早了大约 10 年的时间。这一时期英国的病理学很有特点，许多疾病都是以英国医生的名字命名，如布赖特病（Bright's Disease）、霍奇金病（Hodgkin's Disease）、阿狄森病（Addison's Disease）、格雷夫病（Graves' Disease）等。这一阶段后期，维也纳学派在世界病理学界居领导地位，罗基坦斯基（K. Rokitansky）、翁德里希（Wunderlich）继承了莫干尼的传统，在病理解剖学的基础上，向病理组织学的方向发展。人们不再把疾病看作是症状的集合，而是严格地关注尸体解剖的结果。

19 世纪 20 年代，随着消色差显微镜和改良的复式显微镜开始应用，对正常和病理的组织学研究有可能达到过去无法想象的范围和程度。器官病理学和细胞学说的建立，为细胞病理学的确立奠定了基础。19 世纪德国病理学家微尔啸建立了细胞病理学，将疾病的原因归结为细胞形态和构造的改变，这是形态病理学发展史上的重大进步。

2. 细胞病理学

微尔啸（R. Virchow，1821—1902 年）1843 年毕业于柏林大学，曾做过解剖学研究，1848 年受当时普鲁士政府的委托，负责调查西利西亚纺织工人伤寒病流行的情况。他在调查报告中指出：伤寒病不仅与卫生状况有关，也与慈善机构工作失职有关。因与政府的矛盾公开化，1849 年他被普鲁士政府解聘，到符茨堡（Würzburg）大学任教，1856 年又应聘到柏林大学作病理学教授，从此开始深入研究病理学，曾创刊著名的《细胞病理学杂志》。

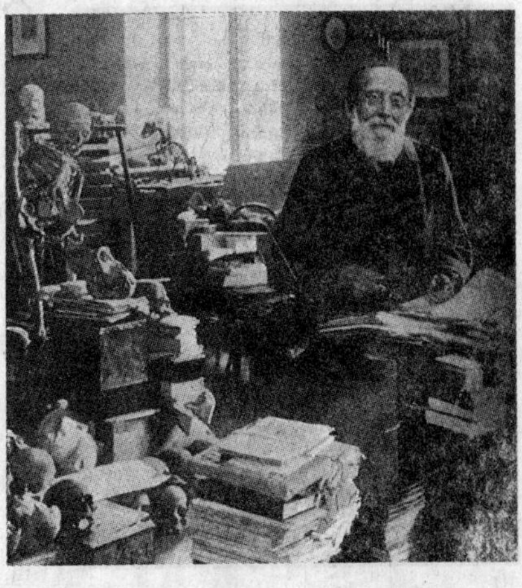

图 1-7-1　微尔啸在实验室

1858年微尔啸的代表作《生理和病理组织学基础上的细胞病理学》出版。该书集中地反映了微尔啸的思想，他把人体比喻成一个国家，人体的细胞就是这个国家的公民，疾病是外界因素作用的结果，所以他提出从细胞到细胞的学说。微尔啸的细胞学说概括起来就是：细胞来自细胞，细胞是人体生命活动的基本单位，机体是细胞的总和，机体的病理就是细胞的病理，疾病是由于机体细胞的变化引起的，应该从细胞内寻找疾病的位置。细胞病理学确定了疾病的微细物质基础，充实和发展了形态病理学，开辟了形态病理学的新阶段。但是这个学说片面强调了局部变化，将注意力集中在局部，忽视了病理现象是一个发展的过程。

微尔啸的成就不仅局限于细胞病理学，对许多具体疾病也有独到的见解，如发现炎症可以使白细胞增多的现象，区别了溶血病与败血症的不同，对栓塞现象进行了研究。18世纪亨特曾经以为栓塞是静脉炎的结果，但是微尔啸却证实栓塞是静脉炎的一个原因，澄清了以往的错误见解。同时，微尔啸还是脑栓塞的第一个发现者。微尔啸对寄生虫病也做过研究，对悬毛虫病、呼吸道寄生虫病做过探索。在组织学方面，他发现神经细胞是细胞的一种，而且发现了动脉的淋巴鞘；在人类学方面，他研究了不同种族的特征。此外，他还写下莫干尼等人的传记，对医学史很有研究。对于肿瘤问题的研究，微尔啸也很有独到之处，他本人所作的《细胞病理学》的封面上绘有一位妇人长了一个大肿瘤，他认为肿瘤就是细胞异常增生的结果。微尔啸有很多学生从事细胞病理学的研究，他的学生孔海莫（J. Cohnheim）对炎症化脓作过研究，证明由炎症引起的白细胞增多是白细胞从毛细血管壁渗出所致。

总之，微尔啸所创立的细胞学说是19世纪病理学发展中的一件大事，对医学产生了重大影响。

3. 病理学的影响

19世纪下半叶，无论是病理解剖学理论还是病理解剖学实践都已经成为医学院校的教学重点。在大学里，不仅成立了病理解剖学专业，而且成立了解剖学专门研究机构。1840年纽约病理学会举行了百年庆典活动，1846年伦敦病理学会成立，1898年德国也成立了病理学会。1847年《威尔啸档案》（Virchow's Archive）创刊，这是世界上最古老的病理学杂志。病理解剖学在医学中扮演着越来越重要的角色，人们开始从病理解剖学的角度寻找疾病的证据，在深入研究的基础上机能病理学逐渐孕育而生，由此派生出实验病理学，即后来被人们熟悉的病理生理学。

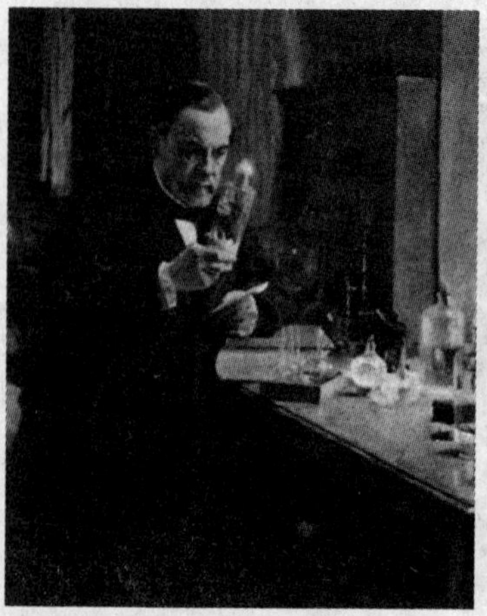

图1-7-2　巴斯德

（四）病原微生物学

19世纪后半期细菌学的新发现构成了病原生物学的主要成果，在这些成就中，以法国微生物学家巴斯德和德国微生物学家科赫最为著名。

1. 巴斯德的功绩

巴斯德（L. Pasteur，1822—1895年）不仅是一位细菌学家，而且还是法国著名的自然科学家。他同时还是一位善良、富有同情心的爱国者。在普法战争中，他对德国人的侵略行为十分愤慨，毅然把德国波恩大学颁给他的名誉学位证书退了回去。巴斯德曾有一句名言："科学是无祖国的，但科学家是有祖国的"，这句话激励了千百万人的爱国热情。

巴斯德在科学上的贡献很多，他最初研究化学，开展了关于酒石酸结晶的光线问题，即左旋性和右旋性原理的研究，解决了化学上的一大难题，因此也使巴斯德成为一名著名的化学家。

法国的造酒业，包括葡萄酒和啤酒，在运往国外的过程中，常常出现酒变酸、变苦的现象，严重影响了法国的酒业出口。为了解决这个问题，法国政府请求他的帮助。巴斯德经过研究发现，酒发生变质是一种微生物在作怪，而不是纯化学问题。如果采取加热的办法，酒在100℃时都挥发了，经过思考，巴斯德决定把酒加热到60℃左右，时间延长到20～30分钟。这样既杀死了导致发酵的微生物，又不至于使酒挥发掉，这种方法非常见效，被后人称作“巴氏消毒法”。历史上对发酵的原因曾经产生过争议。德国化学家李比希认为发酵是化学作用，而巴斯德则认为是微生物作用的结果，事实证明巴斯德是正确的。

当时法国的支柱产业除了酿酒业以外，还有从中国传去的蚕丝业。法国的蚕丝业在19世纪一度出现问题，蚕一批批地死去，政府又请巴斯德帮忙。巴斯德认为蚕病也是由微生物所致，他认为隔离病蚕与健康的蚕将有助于控制蚕病。法国政府采纳了巴斯德的建议，使法国的丝织业免遭损失。据说，仅巴斯德为法国作出的这两个贡献而节约的财富，就价值50亿法郎，这个数字正好是普法战争中法国作为战败国向德国的赔款，而巴斯德的两大发明足以弥补这个损失。因此，法国政府愈加重视巴斯德，巴斯德的名气也越来越大。他去世时，葬礼非常隆重，他的墓也修建得富丽堂皇。

巴斯德的另一重要贡献是有关生物学上自然发生学的研究。当时对于生物的发生曾有不少争论。巴斯德用简单的实验证实，生物的发生不是凭空而来的。在炭疽杆菌的研究方面，巴斯德培养出毒力减弱的炭疽杆菌疫苗。他将毒力减弱的炭疽杆菌注射到健康的牛羊体内，这样在炭疽病流行的时候，健康的牛羊就可免遭炭疽病的侵害，这是1881年的事情。巴斯德还利用同样的手段做过鸡霍乱的研究。从病鸡体内提取霍乱弧菌，将杀死后的细菌注射到健康的鸡体内，这样健康的鸡在霍乱流行时就不会再被感染，这是经典免疫学的开始。此外，巴斯德晚年研究狂犬病，他用同样的方法研制出狂犬病疫苗，有效地预防了狂犬病的发生。被巴斯德救活的第一个狂犬病病人是个儿童，名叫梅斯特（J. Meister）。1885年7月梅斯特被一只疯狗咬伤，因为及时注射了巴斯德研制的狂犬病疫苗而没有发病。今天由巴斯德创建的研究所，在微生物学的研究方面仍处于世界领先地位。

2. 科赫的贡献

科赫（R. Koch，1843—1910年）是19世纪德国著名的微生物学家，1876年他开始研究炭疽杆菌以及炭疽杆菌与牛羊和人类的关系。科赫发现在动物体外培养几代的炭疽杆菌，仍然可以在动物体内引起炭疽病。他的这一发现虽然在当时遭到反对，但因得到巴斯德的支持而最终为人们接受。1877—1878年，科赫先后对微生物学技术进行了改进，解决了很多研究中的难题，比如发明了把细菌干燥在玻璃片上的方法；将细菌的鞭毛染色的方法；给细菌拍照的方法等。这些研究成果使科赫取得了著名学者的地位，1880年他成为德国政府卫生研究所的研究员。1881年完成了用动物胶平碟培养细菌的方法，当科赫把这种培养基在英国伦敦国际会议上拿出展示的时候，受到巴斯德的称赞，因为在此以前巴斯德是用肉汤培养细菌的。

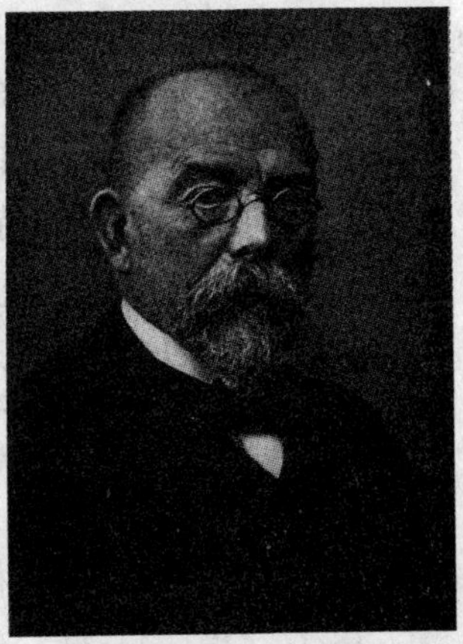

图1-7-3　科赫

1882年是科赫一生中受人瞩目的一年，因为他发现了困扰人类的结核杆菌，不久公布科赫法则。1883年科赫被推选为德国霍乱委员会的会长，访问了埃及和印度，负责调查霍乱流行情况。在这个过程中，他发现了人的霍乱弧菌，同时还发现了人的结膜炎杆菌。1885年科赫被任命为柏林大学细菌学和卫生学教授。1890年在柏林举行的国际医学科学大会上，科赫公布他发现结核菌素是治疗结核病的药物。因为科赫是世界上著名的科学家，所以他的这一发现未引起人们的怀疑。但是几年以后，人们发现结核菌素仅能作为诊断结核病的制剂使用，而不能作为治疗药物，这样科赫的名气一落千丈。科赫转而研究非洲睡眠病。

3. 其他微生物学研究成果

自巴斯德、科赫发现细菌以后，各种致病细菌先后被发现。1825年，法国的布雷同尼奥（P. F. Bretoneau）就区别了猩红热和白喉的不同，但是直到1883年，人类才在显微镜下观察到白喉病原体，发现者是微尔啸的学生克雷白（E. Klebs）。1884年科赫的学生里夫勒（Löffler）成功地把克雷白发现的白喉杆菌进行体外培养。因此，白喉杆菌又被称为“克-里二氏杆菌”。

1879年汉森（Hansen）和奈瑟（A. L. S. Neisser）从麻风病患者的结节中分离出麻风杆菌。库伯（Croup）肺炎球菌是1880年巴斯德和斯坦伯格（Sternberg）同时在混有人体唾液的兔子的血液中发现的。1880年卡尔（E. Karl）在伤寒病人尸体的脾脏和肠管内发现了伤寒杆菌。四年以后，体外培养伤寒杆菌获得成功，并且阐明了伤寒杆菌的生活特性。1894年鼠疫在香港大流行，科赫的学生北里柴三郎和巴斯德的学生耶尔森（Yersin）先后发现鼠疫杆菌，并完成了细菌在体外的纯培养和细菌感染动物的试验。1900年肖特穆勒（Schottmüller）将伤寒与副伤寒加以区别，日本人志贺在1897年发现痢疾杆菌。在发现各种细菌以后，人们知道疾病发生的原因，开始采取一些措施，相应地减少了这些疾病的发生。其次，在化脓性疾病中也发现了球形细菌。巴斯德曾经观察过球菌，但1884年以后才确认球菌与化脓的关系。1889年北里柴三郎在体外培养了破伤风杆菌，接种到动物体内制造出动物破伤风模型，后来人们又知道破伤风杆菌是一种厌氧菌。流行性脑脊髓膜炎的病原菌在1879年从肺炎球菌中分离出来，1895年时又对其有深入研究。

总之，细菌学在19世纪后半叶发展迅速，各种致病细菌几乎都被发现。

（五）药理学

1. 有效成分的提取

19世纪以前西医就有药物学，采用生药和矿物药，这与中药相仿。19世纪由于化学的进步，可以提取生物碱和植物的有效成分，于是出现药理学。一些植物药的有效成分先后被提取出来，形成西药的特点。

时间	最早提取者	提取物来源	提取成分
1806	F. Sertürner	鸦片	吗啡
1817	不详	吐根	吐根碱
1818	Pelletier，Caventou	马钱子	士的宁
1819	不详	归那皮	奎宁
1821	不详	咖啡	咖啡因
1833	Geiger，Hesse	颠茄	阿托品

1828 年韦勒（F. Wöhler，1880—1882 年）成功合成尿素，从而证明有机物可由人工合成。此后许多化学家参与了药物的人工合成工作，到 19 世纪中叶，氯仿、苯胺等都已人工合成成功，其中氯仿是 1831 年由德国人李比希首次合成的，1859 年柳酸盐类解热镇痛剂合成成功，到 19 世纪末已经可以精制出阿司匹林，以后各种药物的合成纯化得到进一步发展。

一系列生物碱有效成分的提取成功和药物合成实现之后，人类开始研究药物的性质和功能，以临床医学和生理学为基础，以动物实验为手段，配合实验生理学的知识，实验药理学形成了。

2. 麻醉剂的发明

自古以来，疼痛一直是外科领域的一大难题，早些时候的止痛方法十分有限，在中国的三国时代，华佗曾创造过用麻沸散来止痛，这是医学史上使用麻醉药的最早记录。欧洲也有过麻醉药的记载，但都不是现代意义上的麻醉。据可靠的文献记载，世界上很多民族都曾实施过原始、简陋的麻醉术，比如用冰块或雪水使身体麻木；或者紧扎肢体使之失去知觉。直到 18 世纪末、19 世纪初，麻醉方法还只是采用某些器械压迫神经。真正的麻醉法是用一氧化二氮、乙醚和氯仿这三种麻醉药进行全身麻醉，这种方法是在 19 世纪中叶才兴起的。

最早发现一氧化二氮有麻醉作用的，是英国化学家戴维（H. Davy，1778—1829 年）。1800 年他已经发现在出血量较少的外科手术中，一氧化二氮具有止痛作用，但是戴维的发现在当时没有得到英国人的重视。戴维在给朋友的一封信中，叙述了他吸入一氧化二氮以后的快乐的感觉，因此一氧化二氮也被称作“笑气”。1844 年美国人韦尔斯（H. Wells，1815—1848 年）将一氧化二氮用于牙科手术麻醉，获得成功，遗憾的是在一次公开表演中却失败了，为此韦尔斯非常失望。但是由于笑气能够引发难以控制的狂笑，美国人就把这种气体用于杂耍等娱乐活动中，在美国的乡村和小城镇里，经常出现一些卖艺人，他们手推着装有笑气袋的小车，沿着各个村镇巡回表演，并从这种表演中得到酬金。一项原本是英国科学家的发现，竟意想不到地成为美国民间艺人的生财之道。在美国的年轻人中间，更有利用笑气组织笑气晚会者。

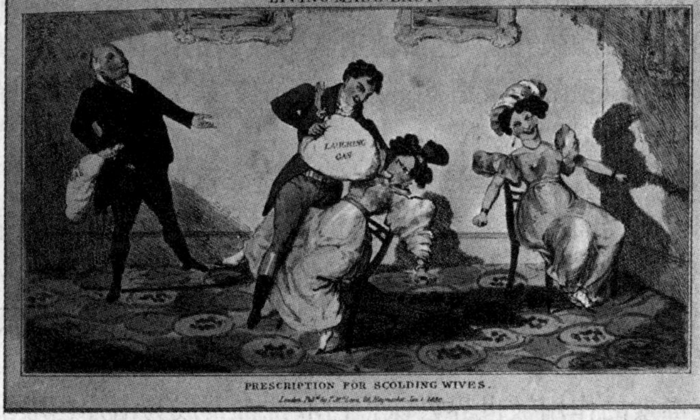

图 1-7-4　笑气表演

外科手术中第二种麻醉方法是使用乙醚。美国人朗（C. Long，1815—1878 年）在一次实验中，不小心使乙醚跑出，他意外发现乙醚具有麻醉作用。1842年他将乙醚用于外科手术，摘除了一位患者头部的囊肿，这是最初使用乙醚的尝试。另一位使用乙醚做手术的医生是朗的朋友莫顿（W. T. G. Morton，1819—1868年）。莫顿从他的老师查尔斯（J. Charles）那里获悉乙醚具有麻醉作用，1844年莫顿把乙醚应用到拔牙的手术中，后来他到马萨诸塞州的医院推广乙醚麻醉。1846年乙醚得到许多医生的承认，后又经过多次实验，1846年年底在美国《波士顿医学杂志》上正式发表了乙醚麻醉法的报告。第二年英国的爱丁堡大学产科学教授辛普森（J. Simpson，1811—1870年）看到莫顿的报告，把乙醚用在产科手术中。几个月之后，辛普森发现了比乙醚的麻醉效果更好的麻醉药氯仿。

全身麻醉药发现后不久，人们开始寻找不使全身失去感觉，而只是使病变局部的感觉缺失的药物。1884年维也纳医生科勒（C. Koller）首先把可卡因应用到人眼，然后又应用到鼻和其他部位，这样逐渐产生了局部麻醉的方法。不久又有人用可卡因做皮下注射，1885年美国人霍尔斯特德（W. S. Halsted）曾设想把可卡因注射到神经内，以后由库兴（H. Cushing）实现了这一设想。再以后美国人科宁德（L. Cornind）把可卡因注射到脊椎管内，可使下半身的感觉消失。1908年美国人克里勒（G. W. Crile）发明出全身麻醉结合局部麻醉的方法。

麻醉法发明以后，外科医生可以开展更多的手术。以前无法进行的大手术也能够在无痛的基础上实施。麻醉法不仅给外科、牙科带来了福音，也使产科患者减轻了痛苦。麻醉法的应用，应该说是19世纪下半叶医学史上的一件大事。

3. 其他药学成就

意大利派维亚大学的药理学家斯卡伦兹奥（L. Scarenzio，1797—1869年）创办了第一所药理学实验室。萨城的欧罗西（G. Orosi）的著作《意大利药典》（Farmacopea Italiana）成为19世纪世界著名的药学著作。法国药物学家奥菲拉（M. J. B. Orfila）研究了药物的毒性，他的著作《普通药物学》指出了毒物效应的新途径。奥地利药理学家伯纳迪克（W. Bernatzik）研究了碘酊的治疗作用。

（六）免疫学

随着细菌学的进步，免疫学也逐步发展起来。“免疫”的概念在历史上早就有了。中国的人痘接种术和贞纳发明的牛痘接种术，都可以说是免疫方法的早期应用，但是科学的免疫学研究是从19世纪下半叶才开始的。巴斯德用毒力减弱的细菌预防鸡霍乱的传染；把毒力减弱的炭疽杆菌注射给羊，预防羊炭疽病。这两项工作是自动免疫的开始。

1. 白喉抗毒素

北里柴三郎（1852—1931年）是日本明治、大正年间的细菌学家。1875年到东京医学校深造。1883年毕业后开始细菌学研究。1885年赴德国留学，在科赫研究所专攻细菌学。1889年完成破伤风杆菌的纯培养。1890年他和德国细菌学家贝林（E. V. Behring，1854—1917年）共同研究的破伤风免疫血清疗法获得成功，北里柴三郎因此获柏林大学名誉教授的称号。

两年以后白喉抗毒素的作用被世界公认，白喉抗毒素成为治疗白喉的一种重要药品，这是被动免疫。1901年贝林年因发明白喉抗毒素成为诺贝尔生理学或医学奖的首位获得者。从此，人们试图将免疫方法用于其他一些疾病，但是真正起到预防作用的，只有破伤风在内的少数疾病。

2. 细胞吞噬现象

梅契尼柯夫（E. Metchnikoff，1845—1916 年）是俄国生物学家、病理学家、免疫学家和细菌学家，进化胚胎学奠基者之一。

1882 年梅契尼柯夫发现在人的结缔组织和血液组织内有一种特殊的细胞，这种细胞具有捕捉和吞噬细菌的功能，他称之为噬菌细胞。为了证明吞噬细胞可防止传染病，1888 年他接受巴斯德的邀请，担任巴斯德研究所的领导工作。梅契尼柯夫证明了两种不同类型的白细胞具有吞噬作用，两者不仅在形态上有区别，对机体的免疫反应也不同。因此，当异物侵袭机体并伴有吞噬细胞的作用而引起炎症反应时，这是适应性的保护作用。梅契尼柯夫认为红、肿、热、痛的现象就是这种噬菌细胞堆积的结果。1901 年他的巨著《传染病的免疫力》是吞噬细胞理论的总结。因发现白细胞的吞噬现象，1908 年梅契尼柯夫与艾利希共获诺贝尔生理学或医学奖。

3. 侧链学说

19 世纪对于免疫学理论研究作出贡献的是埃利希（P. Ehrlich，1854—1915 年），他提出著名的侧链学说。当埃利希还是一名学生的时候，就对染色材料和组织染色方法进行了研究。1877 年发现血液中的嗜碱细胞，1882 年发明结核杆菌的品红染色方法。1896 年埃利希在德国创立血清研究所，后被聘请为法兰克福实验疗法研究所所长。因为是化学家，所以埃利希能够在免疫学研究中从化学的角度提出抗体生成的侧链学说。认为抗体的蛋白质分子结构与苯环类似，具有一条不稳定的侧链，这些侧链担负化学受体的作用，可与外来毒素结合，并中和毒素，从而抵抗了外来毒素对身体的侵害。除此之外，他的贡献还有创建了化学疗法，这是 20 世纪以后的事情。

四、医学临床学科

19 世纪临床医学的发展，以诊断学的进步最为突出，这种进步又依赖于新技术的发明和研究方法的改进。由于受到 19 世纪病理学和细菌学的影响，这个时期优秀的临床医生，大多身兼病理学家和微生物学家多种角色于一身。

（一）诊断学

由于病理解剖学和细胞病理学的影响，临床医生特别注意对内脏器官病理变化的研究和诊断，想尽各种方法寻找“病灶”，所以诊断手段和辅助诊断工具不断增多，到 19 世纪末，直接检查病人的工作更多地转变为实验室检查。

1. 推广叩诊法

19 世纪初期，临床医学在诊断学方面的主要成果是叩诊法的推广和听诊法的发明。早在 18 世纪中叶，奥恩布鲁格就已发明叩诊法，然而遭到当时保守派医生的轻视和嘲笑，未能得到及时应用。直到 19 世纪初，法国医生高尔维沙尔（Corrisart，1755—1821 年）经过 20 年研究对叩诊法加以推广，终于促进了叩诊法在临床上的应用。

2. 发明听诊法

听诊器的发明者雷奈克（R. Laennec，1781—1826 年）是法国病理学家、临床医学家和巴黎医学院的教授。他从希波克拉底的著作中得到对于心肺可以听诊的启示，最初他用耳直接听诊，后来制成简易的听诊器，先是纸制的，后是木制的。他利用发明的听诊器检查了许多患者，记录下由听诊发现的各种细微变化。他又进行了许多尸体解剖，把解剖结果与临床现象相对照，积累了大量听诊知识，并逐渐改进了听诊法。1819 年雷奈克发表论文《论间接听诊法》，并根据这种新方法诊断肺脏和心脏疾病。

叩诊法以及听诊法的发明和应用，奠定了物理诊断方法的基础，现在仍为临床医生不可缺少的诊断方法。

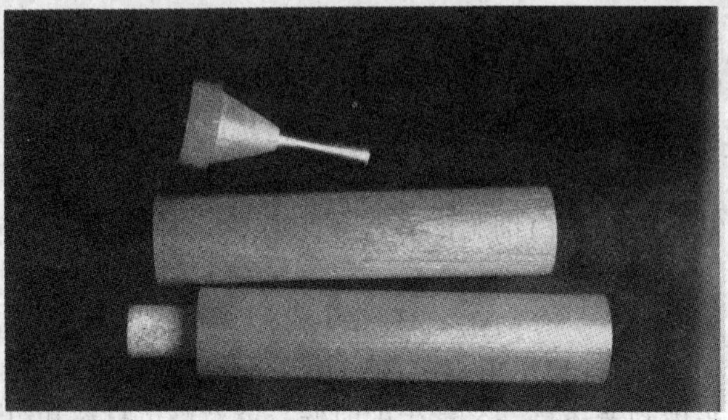

图 1-7-5　雷奈克设计的听诊器

3. 辅助诊断工具

许多临床辅助诊断方法的应用都是在 19 世纪，如血压测量、体温测定及体温曲线的应用等，更重要的是体腔镜的发明和运用。利用物理学创造照明装置和光学器具，一系列光学器械相继被发明和使用，较早的有德国人赫尔姆霍茨发明的检眼镜，继之是喉镜、膀胱镜、食道镜、胃镜、支气管镜先后被发明，丰富了临床内科的诊断手段，并使体腔内治疗成为可能。

由于化学的发展，临床医生利用化学分析方法，检查血液成分的变化。化学诊断方法补充了物理诊断方法的不足。除了定性和定量分析外，在临床化验中物理诊断法如尿和血液冰点测定，化学诊断法如氢离子浓度测定等均被采用。

显微镜学的不断进步，使得形态诊断学在临床逐步取得重要地位，开始研究机体体液和固体部分的组织结构的有形成分，并研究正常和异常排泄物的组成成分。至 19 世纪末、20 世纪初，由于微生物学和免疫学的发展，扩充了许多临床诊断方法。

（二）消毒法的发明

1. 塞麦尔威斯

提到消毒法，首先应该介绍塞麦尔威斯（J. P. Semmelweis，1818—1865 年）。他出生于匈牙利首都布达佩斯附近，1866 年这位年轻的产科医生发现当时严重威胁产妇生命的疾病——产褥热是由于医生不洁净的手造成的。因为医学院的学生常常是在上完解剖课以后，没有洗手就去给产妇接生。根据塞麦尔威斯的提议，自 1847 年 5 月中旬起，第一病房的医生在检查产妇以前都要用漂白粉溶液洗手，并用刷子仔细刷洗指甲缝。这项简单的措施实行两个月，就使第一病房的产褥热死亡率骤降。一年后，在 3557 名产妇中死于产褥热者只有 45 人，死亡率仅为 1.3%，而且这一年中还出现连续两个月没有产妇死亡的记录，这是历史上的奇迹。1861 年塞麦尔威斯发表了关于产褥热的病因和预防的书籍，公布了预防产褥热的办法。塞麦尔威斯凭经验预防了产褥热，虽然他不知道什么是微生物，但是他的做法实际上是消灭微生物的有效方法。然而，塞麦尔威斯的命运非常不幸，因为受到同行的排挤导致精神失常，后被收入精神病院。在一次偶然的事件中，竟因伤口感染死于败血症。塞麦尔威斯没有能够利用自己的发明拯救自己的生命。

2. 李斯特

外科消毒法的真正创始人应该是英国医学家李斯特（J. Lister，1827—1912 年）。1852 年毕业于英国伦敦大学，以后又到爱丁堡专攻外科学。当时患者在手术后发生败血症是外科医生面临的严重挑战。据李斯特记载，在截肢手术的病人中，约有一半患者死于术后败血症。当李斯特获悉巴斯德发现发酵是由于微生物引起以后，他猜想败血症也是由微生物造成的，于是李斯特借鉴巴斯德的消毒方法，试用氯化锌等物质作消毒剂，最后选用石炭酸并且获得成功。1865 年 8 月 12 日，李斯特第一次把石炭酸应用在复杂的骨折手术中，得到了满意的效果。两年以后，李斯特根据实验结论总结出两篇论文，发表在《柳叶刀》杂志上。普法战争后期，石炭酸消毒法得到普遍采用。

3. 外科手术的进步

自从有了麻醉法，特别是发明了石炭酸消毒法以后，许多复杂的腹腔手术都得以实施。李斯特不仅用石炭酸清洗伤口，而且还用石炭酸消毒手术台、手术室，并用复杂的包扎法将伤口包扎好。这些措施大大减少了因手术感染、化脓造成的死亡率。但那时，伤口的感染问题还没有得到根本解决。1886 年德国人贝格曼（E. von Bergmann，1836—1907 年）采用高压消毒法进行外科消毒，人类终于进入无菌外科的手术时代。不久，止血的方法也有所改进，发明了止血钳、止血带。由于这几方面的进步，使内脏的癌瘤可以被成功地割掉，脾脏的切除术死亡率已经很低，胃肠大部分切除术也已成熟。19 世纪的后十年，外科医生开始身穿隔离衣出现在手术台，手术护士成为手术台边的新成员，复杂的器械和仪器也开始在手术中采用。

（三）解救精神病人

1. 可怕的精神病院

精神病的历史很久远，在希波克拉底的著作和《荷马史诗》里，都可以看到有关精神疾病的记载。“精神病院”也很早就出现了，14 世纪伦敦已有精神病院。1784 年维也纳建有癫狂病院，但医院把精神病人当作娱乐工具，精神病人跟动物园里的动物一样，开放供人参观，医院收取参观费，医生对待精神病患者就像对待牲畜一样。小说家用语言把医院形容为受苦的地方，艺术家用画笔渲染医院的恐怖气氛。在通过艺术展现精神病人的非人遭遇时，也为精神病人带来了黎明前的曙光。

2. 人道主义改革

受人道主义思想的影响，1792 年英国约克郡的茶叶商图克（William Tuke）建议对精神病人实施人道主义关怀。第二年，法国医生皮内尔（P. Pinel，1745—1826 年）在塞普利泰医院（Salpetritai）开展了著名的精神病院改革。皮内尔对解放精神病人做过许多努力。并曾以自身的生命和自由做赌注，在他的监督之下解放精神病人身上的枷锁，他写了一本书叫做《精神病治疗哲学》，阐明了他的观点。1838 年埃斯基罗尔（J. Esquirol）开始对精神病进行进一步的考察，写出《根据卫生学、医学和法律的观点考察精神病》，该书是早期关于精神病学的重要文献。以后柏林大学的教授格里辛格（W. Griesinger）也提倡采取宽容的态度对待精神病人，1845 年他出版《精神异常之病理及其治疗法》，详细记述了精神病人的症状及精神疾病与病理解剖学的关系。此后，法国一些学者在人道主义精神的影响下，继续从事精神病学的研究。还有一些学者在大脑的解剖、生理、病理等方面研究过精神疾病，德国人克雷佩林（E. Kraepelin，1856—1926 年）曾讲授过精神病学，并用新的观点来解释精神疾病，阐述过早发性精神病。

3. 精神病人的护理

精神病人的护理是一个非常重要的问题。在南丁格尔以前，英格兰的图克（Samuel Tuke）、布朗（Browne），还有德国的杰考比（Jacobi）医生都曾经尝试培训照顾精神病人的护士，但并不完全成功。护理精神病人的工作只是求学者的谋生手段，并没有提高到将其作为系统的课程去坚持学习的程度。人们在怀疑是否需要针对精神病人的护士培训。由于精神病护理缺乏广泛的公众需求，所以一直发展缓慢。直到 1879 年考利斯（Edward Cowles）制定了一项课程培训计划，不仅包括精神病护理，也包括通常的护理工作。1882 年美国麻省的麦克兰（McLean）医院成立了第一所精神病院的护士培训学校，考利斯医生成为该学校的主管，这家机构后来发展为世界上最先进的精神病研究机构。1895 年出现了 38 所在精神病院里开办的护士培训学校，并有大约 900 名毕业生。仅仅成为精神病护理专家很可能面临失业，普通护士更迎合大众的需求。所以到 1916 年，几乎半数的精神病院仍然没有自己的护士培训学校，而是雇佣工资低廉的护理员来维持精神病院的护理工作。

总之，19 世纪时精神疾病已经引起人们的重视，到 20 世纪更有用弗洛伊德主张的精神分析和潜意识理论来对精神疾病加以阐述。

（四）治疗方法

1. 顺势疗法

德国医生哈尼曼（S. Hahnemann，1755—1843 年）是顺势疗法的创始者。他曾在精神病院的工作，又因翻译英国人库仑的药物学著作而对药物学非常熟悉。1811 年哈尼曼开始写医学论文，提出与传统治疗相反的治疗方法，即顺势疗法。哈尼曼认为药物既可治疗疾病也可导致疾病，类似的疾病可以采用引发类似症状的药物来治疗，他称这种方法为同类疗法。以后他又对药物剂量提出自己的看法，认为极少量的药物足以发挥极大的效力。

顺势疗法有两个要点：第一，治疗要用药性与病情相同的药物；第二，药效强度与药物浓度成反比，浓度越低药效越强，他提出一般用药要有 30 级的稀释。据说这种原则是经过他在自己身上实验得出来的，有些药理学家认为这完全是幻想，因为哈尼曼的理论与当时的药理学理论完全相悖。尽管如此，当时一些剧毒药物经过这样稀释以后，虽不可能发挥任何作用，但药物的毒性已大大降低，同治疗危险性很大的方法相比，顺势疗法还是有好处的，所以受到病人的欢迎。

2. 骨相学

19 世纪虽然医学有些进步，但在治疗学方面没有太大的进展，很多落后的医疗方法依然在使用，如高尔的骨相学。

高尔（F. J. Call，1757—1828 年）曾在维也纳学习医学，他对头盖骨很感兴趣，认为头盖骨的骨相正如某一脏器司某种功能一样，大脑是人类灵魂所在，统领人类的道德和知识。脑髓可以分为 37 个部分，每个不同的部分在头盖骨的不同部位得到体现，因此根据测定头盖骨各个部位的隆起就可知大脑各部分所在。高尔研究了许多有关大脑局部解剖的问题，由于他的提倡，德国、法国、英国、美国都掀起了骨相学的热潮，对头盖骨的凹凸引起了激烈的讨论，认为人的思想可以从头盖骨表现出来。这种风气后来日渐衰弱，高尔也因此被迫离开维也纳去巴黎。但是他的骨相学得到许多人的追捧，高尔因此成为富翁。

3. 麦斯麦术和催眠术

麦斯麦术是由麦斯麦（F. A. Mesmer，1734—1815年）发明的一种催眠术。麦斯麦曾在维也纳学习医学，对于神秘力量非常感兴趣，曾记述占星术，后来创造了催眠术治疗疾病。他的催眠方法非常可笑，却在民间流传很广。后来因为效果不佳，麦斯麦被迫离开维也纳，逃亡巴黎。来到巴黎以后仍以集会的方式，推广麦斯麦术。他自己身穿色彩鲜艳的服装，手中拿着小金属棒和口琴在会场里来回奔走，声称这样做可以催眠，起到治疗疾病的效果。20世纪初麦斯麦术曾传入中国。

布雷德（J. Braid，1795—1860年）是19世纪的英国医师，催眠术的发明者。生于苏格兰，早年在爱丁堡从事外科，以后在曼彻斯特工作。布雷德对催眠术饶有兴趣。1841年他偶然发现凝视发光的物体易使人进入睡眠状态，因而提出不用借助磁力也可以致人催眠。经布雷德的倡导，人们将催眠术广泛应用于神经系统疾病的治疗。当时有医生利用催眠术可使痛觉消失的特点，将其应用于外科手术。

无论动物磁力说或催眠术，随着生理学、心理学的进步都被证明是一种暗示疗法。

五、现代护理教育的开端

（一）医院创办护士学校

魁北克省乌尔苏拉会的修女们被认为是最早开始进行护士培训的人。她们大约在1640年就开始教导土著妇女照顾病人。

来自纽约的西曼家族认为西曼（Valentine Seaman）是最早在美国建立护士学校的人。1798年西曼建立了第一所护士学校，招收了24个学生，开设了解剖学、生理学、儿童护理以及产科的课程。1800年护士学校的课程纲要出版。西曼一直致力于通过讲座或其他形式对护士进行常规培训。

1821年马萨诸塞州总医院创办，那时医院的护理条件非常糟糕。出于这个原因，马萨诸塞州总医院开始护理改革。

1839年沃林顿（Joseph Warrington）通过费城护理协会开始产科护士培训。护生和医学生一起在费城诊所学习相同的课程，观看人体标本等。1849年护士们建立了一个“护士之家”，她们称自己为“学员”，学习医学、外科学以及妇产科学课程，并被授予官方证书。截至1867年，已有大批学员毕业。纽约妇科医院和费城妇科医院也都开展护士培训。这一时期护士培训集中在妇产科、外科等手术领域。

1859年位于麻省波士顿的新英格兰妇幼医院，在妇科主任扎卡扎斯卡（Marie Zakrzewska）医生的领导下开展了护士培训工作。扎卡扎斯卡建议女学生在医院里接受指导，并提倡建立专业护士培训学校。遗憾的是虽然实施了护理教育，但这些护士没有得到毕业证书。1872年，美国女外科医生迪莫克（Susan Dimock）自德国学成归美，接替了新英格兰妇科医院院长的职务。她同时成立迪莫克医院附属护理学校。学校为护士开设12门课程，课程大概持续一年时间。当时护士的工作包括餐饮和传染病护理。1893年时课程延长到两年。护士非常辛苦，早晨5:30起床，晚上9:00就寝。护士的房间和病房紧邻。护士听从医生指导，护士不需要了解病人使用什么药，只要给病人发药即可。护士没有入编，也没有课本和考试，在学完全部课程之后，学校颁发毕业证书。

1873年是美国护理教育迅速发展的一年。贝尔维尤护士学校、康涅狄格护士学校、波士顿护士学校均在这一年成立。贝尔维尤医院的护理工作由一些曾被判刑的妇女承担，这些妇女通过提供一些简单低效的劳动获得一些小费；她们经常喝醉酒、说粗话。医院没有夜班护士，三个夜间巡视者负责800个病人。即使在日常，一名护士也需要照料20～30个病人。维利（Wylie）医生使贝尔维尤护士学校发生了转机，他自费出国考察国外的护理培训情况，并拜访了南丁格尔，得到了有价值的建议。其间，妇女们在舒勒（Schuyler）的领导下，争取到6个隔离病房用作护士培训课程的实习室。她们用捐款成立了基金会，并租了一间屋子作为护士宿舍。海伦（Helen）制定护士学校管理制度，录取受过教育的妇女进行护士培训。1874年琳达（R. Linda）成为夜班主管护士，帮助护士养成记录护理日志的习惯。最有意义的是一位女护士首次穿上了护士制服，使护士服开始流行起来。

1833年德国人弗利德纳（T. Fliedner）与妻子创办了一个收容机构，专门收留那些刚刚从监狱释放出来的女囚犯，也收留一些贫穷病人。在实践中他们意识到护理的必要性，1836年挑选那些品德好的妇女在医生的指导下学习护理知识。这样在德国出现了专门从事护理工作的妇女。

医院办护校采用的是以医院为基础的证书教育项目，这是护理教育的一种早期形式。学生毕业后可在各种卫生医疗保健机构从事护理工作，具备独立护理病人的能力。但由医院培养护士的形式存在许多弊端，最主要的是医院的自主性较大，均为满足各自医院的需求，护理教育缺乏统一的规范体系，学习时间、训练方式、毕业待遇都存在很大差异。

（二）独立兴办护士学校

1872年由三名美国医生组成的委员会在调查了欧洲的护士学校后，1873年写出调查报告，指出由医院承办护士培训是不合适的，护士培训学校应作为独立的培训机构，医院仅能是护士培训基地。此前，英国的南丁格尔已经掀开了护理学史上的新篇章。

克里米亚战争后，南丁格尔用获得的捐款成立了南丁格尔基金会，并决定用这笔基金成立一所护士学校。1860年6月24日，南丁格尔护士学校正式成立，校址设在伦敦的圣·托马斯医院，这是世界上第一所护理学校，学制4年。

南丁格尔认为护理对年轻人是一种正确性格的教育。凭借多年的护理实践，她提倡：护理是一门科学，也是照顾人生命的艺术，由熟练技术的手、冷静的头脑、爱与温暖的心组成。她认为清醒、正直、可信赖、守纪律、爱整洁、好秉性是护士应该具备的基本素质。她总结出护理教育的三大特点：严谨的科学性、温和的性格、神圣的使命感。

在这种护理教育理念的支撑下，南丁格尔护士学校尝试将护理作为一门独立的职业，建立非宗教性质的新型学校，通过新的教育体制和方法来培养护士，为医院和公共医疗机构训练合格的护理人才，而不是培训私人护士或特约护士。南丁格尔护士学校从学校管理、学生的选择、课程设置、实习和评估成绩都做出明确规定，并正式建立了护理教育制度，使这所学校成为近代护理教育事业的开端。南丁格尔曾经说过："人生要像蜡烛一样，燃烧自己，照亮别人"。这句话不仅适合护理工作，也适合一切有利于人类的工作。她的行动不但震动了欧洲大陆，而且还影响到美洲。1890年以后美国的护理教育迅速发展，1896年发展到220所护士学校，1898年护士学校超过500所，护士学校毕业生超过1万人，1900年毕业护士已经超过2.7万人。

（三）南丁格尔的精英教育思想

1860年，南丁格尔护士学校第一次招生，仅招收16个护生，最后只有14人毕业，此后40年一直都是小规模招生。按照当时南丁格尔的威望，建立一个大规模的护士王国是很容易的，但她认为护理工作缺少的是护理精英，护理界需要能将医学融入护理工作中的人士，如果没有护理精英，护理将永远是低水平的。所以，南丁格尔并没有大量地培养护士，她更重视高层次护理人才的培养。

南丁格尔护士学校共开设11门必修课，包括化学、生理学、解剖学、药物学、植物学、外科学、全科医学、妇产科学、法医学、行政管理学等，要求1年内修完上述课程。聘请国内知名医生、教授为护生授课，师资力量非常雄厚。护理技术课有13项必考技术，包括给化脓或皮肤烫伤的病人穿衣裤、清洁伤口、灌肠术、辨认身体各种不适的症状、身体擦拭术、护理行动不便者、区分病人不同伤愈阶段并给予适当的护理等。派遣有多年护理经验的护士长来教导护生如何把这些技术落实在照顾病人的工作中，护士长还负责督导护生，每月评审护生在“守时、安静、守信、清洁、规律”这5方面的性格，评审护理技术的熟练程度。当时有句名言：“好护士长是护理实习生的第二个母亲”。护士长对护生的生活、学习要求非常严格，如要求护生走路敏捷、轻巧、没有声音，眼睛不转来转去却能看清周围的一切。在加强专业技术训练的同时，注重学员个人素质的全面提高。经常举办各种讲座和读书会，鼓励护生欣赏文学、艺术，学习哲学和心理学。

南丁格尔护士学校的教学管理非常严格，发现考试作弊、上课1次无故不到或醉酒者皆开除处理。学校没有寒暑假，假期都要到医院实习，针对最新的医学进展，有不定期的演讲，护生需从医院回护校听课。由于南丁格尔对每一个护生都深入了解，对护生的性格、特点有较好的把握，因此对各地来的护生都能周密考虑，将最适合的护生派到最需要的地方。

南丁格尔待护生如慈母，经常以通信、谈话等方式鼓励、开导年轻学员，教导年轻护士不仅要提高业务技能，还要认识到护理事业的光荣与伟大。她的爱心使护生们感到，无论将来走到哪里，南丁格尔都在她们身边，至今许多信件仍保存在博物馆中。

六、南丁格尔对护理学的贡献

南丁格尔（Florence Nightingale，1820—1910年）是近代护理学的奠基人，她的护理教育理念包容了西方文化的精髓，她的博爱精神和天使情怀令人敬佩。

（一）投身护理

1820年5月12日，南丁格尔出生在意大利中部的历史名城佛罗伦萨。父母都是英国人，她是家中第2个女儿。为纪念孩子的出生地，父母为降生的婴儿取名为弗劳伦斯·南丁格尔。南丁格尔的家庭是英国望族，父亲毕业于剑桥大学，谙熟数学，能熟练运用多种语言，不但精通古典文学，还通晓自然科学、历史和哲学。南丁格尔自幼勤奋好学、仁爱善良，她热爱生命、热爱生活，悉心呵护家里饲养的各种小动物。

在家庭的熏陶下，12岁时南丁格尔开始跟随父亲学习希腊文、拉丁文、法文、德文、意大利语以及历史、数学和哲学知识，遍览各种经典名著。南丁格尔熟练掌握了法、意、德等诸国语言，并且学习音乐、歌舞、绘画。良好的家庭环境使南丁格尔有机会广泛接触社会名流、政界人士、文艺作家、艺术家以及地方绅士，了解社会政治、经济和文化生活。父母希望她能够发展文学和音乐才能，跻身英国上层社会，然而，年轻的南丁格尔对此兴致淡

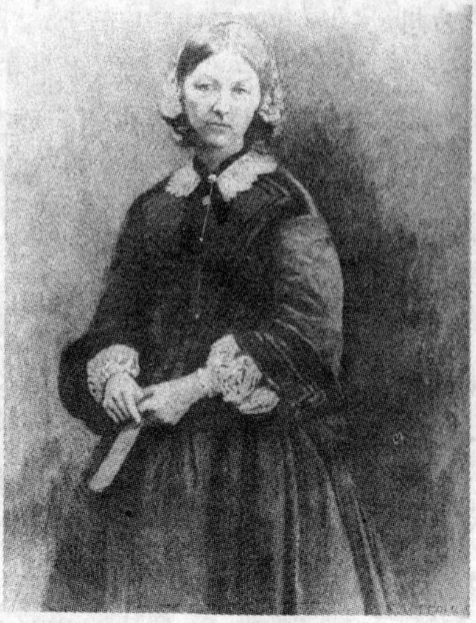

图 1-7-6　南丁格尔

薄。她在日记中写道："摆在我面前的有三条道路：一是成为文学家；二是结婚当家庭主妇；三是做一名职业护士。"

1837 年，父母为了使孩子们开阔眼界，全家游历法国、意大利、瑞士各地，沿途的湖光山色、文化古迹和风土人情给年轻的南丁格尔留下了深刻的印象。在这次旅行中，她利用一切机会，参观当地的医院和慈善机构。南丁格尔对医院管理、卫生、建筑乃至病房设计和医生们的工作都做了详细的记录，这些成为以后办学和管理医院的重要资料。

南丁格尔回到英国后，发现英国医院的情形十分恶劣，病房拥挤不堪，地板上污渍和血迹随处可见，医院中充满了刺鼻的臭味。医院的护士大部分是些粗俗、酗酒、邋遢的妇女，没有得到正规的培训，缺乏基本的护理常识。这种状况坚定了南丁格尔从事护理工作的决心。

父母无法容忍女儿像一个"下等人"一样去工作，他们多次阻挠，但南丁格尔决心已定。为了积累护理经验，1850 年南丁格尔只身来到德国凯撒斯韦斯（Kaiserswerth）参加一个护士训练班，并深入调查英、法、德等国家护理工作中存在的问题。33 岁时到巴黎学习护理。回英国后，任伦敦一家医院的护理主任。1853 年 8 月 12 日，在慈善委员会的资助下，南丁格尔在伦敦哈雷街一号成立看护所，进行了大胆改革，表现出优秀的管理才能。

（二）克里米亚战争中的杰出表现

1854 年克里米亚战争爆发，战争初期，英军的医疗条件非常恶劣，前线战地医院内伤病员由于无人照顾，死亡率很高。当时，在欧洲其他先进国家早有被称为修女的女护士出现，但英国由于受宗教的影响和社会的成见，一直反对女护士在医院中工作。在这样的背景下，南丁格尔毅然率领 38 名护理志愿者来到战地医院为伤病员服务。当时英国战地医院内伤病员无衣无药，饮食非常糟糕。为了改变这种状况，南丁格尔建立了护士巡视制度，每天夜晚她总是提着油灯巡视病房，一夜巡视的路程在 7 公里以上，她的工作使伤员得到很大的安慰，南丁格尔也因此被誉为"提灯女神"。

在战争期间，南丁格尔和她的护理团队致力于改善医院的生活环境、饮食和供水条件，对伤病员进行精心的护理。她利用自己的地位和声望，冲破了军事当局的重重障碍，拿出自己的3万英镑为医院添置药物和医疗设备，改善伤员的生活环境和营养条件，整顿手术室、食堂和化验室，很快改变了战地医院的面貌，使原本只能收治1700名伤员的战地医院竟可收治3000～4000名伤员。短短6个月后，战地医院发生了巨大的变化，伤病员的死亡率由原来的42%降低至2.2%。

战争使南丁格尔显示出卓越的才能。从克里米亚战场回来后，南丁格尔受到英国各界的敬仰。马克思对南丁格尔的勇敢和献身精神十分敬佩和感动，写下两篇充满热情的通讯，分别刊载在德国的《新奥得报》和美国的《纽约论坛报》上。

（三）南丁格尔与国际护士节

南丁格尔穷尽一生的心血奉献到护理事业中。1910年8月13日，南丁格尔在睡眠中溘然长逝，享年90岁。她的一生历经整个维多利亚女王时代，她对开创护理事业作出了杰出的贡献。她毕生致力于护理的改革与发展，取得举世瞩目的成就。为纪念南丁格尔在护理事业上的突出贡献，1912年国际护士会（ICN）倡议各国医院和护士学校在每年的5月12日（南丁格尔诞辰日）举行纪念活动，并将5月12日定为“国际护士节”。同时成立南丁格尔国际基金会，为各国的优秀护士提供继续学习的奖学金。

南丁格尔逝世后第二年，国际红十字会正式确定颁发南丁格尔奖，这是国际护士的最高奖项，用以缅怀和纪念这位伟大的女性。我国已有多位优秀护士获此殊荣。

（四）著书立作

克里米亚战争结束后，南丁格尔完成了题为《影响英军健康、效率和医院管理的问题记要》的战地报告。这篇报告被认为是当时最有价值的医院管理文献，它使预防医学的观点逐渐被人们接受和重视，也被视为近代护理研究的开端。

南丁格尔用一生撰写了大量报告和论著，包括《护理札记》、《医院札记》、《健康护理与疾病护理》、《工人护理》、《农村护理保健》、《地段访视及家庭护理》等多部专著。在这些著作中，南丁格尔提出的观点对近现代护理理论、护理研究、护理管理有着深远的影响。

1.《医院札记》

南丁格尔在《医院札记》（Notes on Hospitals）一书中，对医院建筑与医院管理提出革命性理论。她强调医院的建筑不在于豪华，而首先应考虑病人的舒适、福利和卫生，强调良好的设施、卫生与管理可使病人获得更好的护理。她根据调查的资料对医院的环境卫生管理、病房的建设与陈设、床位的数量、清洁设备和护理工作管理布局等，均提出了较详尽的论据，并且提出病房管理意见。《医院札记》这本书被视为医院改革的权威言论与范本。

2.《护理札记》

《护理札记》（Notes on Nursing）于1859年出版，此书被誉为“医学界头等重要的著作”和“划时代的稀有著作”，不但在英国大为风行，在美国也深受欢迎，后被译成多国文字，作为护士学校教科书出版发行。

南丁格尔在书中精辟地指出了护理工作中的生物性、社会性和心理精神因素对身体的影响。她以事实、数据和观察为根据，总结了护理工作的原则、经验、规则和培养方法等。她提出了对护理本质的最早的和最一般的看法，确立了护理职业化的开始。南丁格尔被视为最早的护理理论家，虽然在她的论著中没有用到“概念”或“理论”等词汇，但是她对人、环境、健康和护理等护理学重要概念及其相互关系进行了阐述。

（五）培养学生

南丁格尔护士学校的学生受益于精英教育理念，她们走出校门后在英国以及世界各地的护理、医疗、卫生领域作出了卓越的贡献，赢得了公众的普遍赞誉。

琼斯在英国最著名的犯罪地——利物浦收容所，以南丁格尔式的温柔改变了那里的暴戾之气，提出了隔离的概念，提议将老人、孩子、妇女分隔，将精神病人、传染病人与健康人分隔。这种隔离措施对于预防传染病的发生和控制传染病的流行发挥了重要的作用，琼斯的工作充分发挥了护士在预防疾病中的作用。

普林格尔在英国爱丁堡医院实施护理改革。她首先从病床改革做起，用实际行动赢得敌视她的护士们的尊敬。她把护士按照科别分为妇产科护士、小儿科护士、外科护士、传染科护士、眼科护士、消毒科护士 6 大类，并给以更细致和专门的训练。她成立了“爱丁堡社区科学学院”，培养护理的高级师资，为推动护理高等教育的发展作出了贡献。普林格尔还建立“护士日班夜班制度”，保证护士不只是有爱心，更有充沛的精力从事护理工作。

利斯被遣派到德国战场上担任最高护理领导，在柏林成立“家政与护理学校”，开展护士训练。1877 年，利斯回到英国，倡导成立了“首都护士协会”，这是护理史上第一个护士协会。同时开展系统性的护理临床资料收集与分析研究，使护理不只是经验性工作，而且有理论研究，大大提高了护理学的科学水平。

威廉斯于 1886 年成立“卫生护士”机构，负责改善社区与家庭的环境卫生，后又成立了第一个“家庭看护”机构，专门提供照顾老年人与慢性病病人的护理服务。威廉斯的工作拓展了护士的工作范围。

文森特成立了“圣·玛丽里波尼护士学校”，使护理教育成为整体人的教育，为更多人提供健康教育，并把护理学教师从护士长中区分出来。她还建议护士学校应该从医院中脱离，将护理教育转变成一种纯粹的专业教育。

一些护士离开英国来到海外工作。奥斯本作为传教士，毕业后到悉尼医院担任护理主任，被称为“澳洲护理学的创始人”；1884 年，麦克奇尼（E. M. McKechnie）来到中国上海，开办了中国第一个护士培训班，麦克奇尼因此被称为“中国近代护理的先驱”。

1860—1885 年，南丁格尔护士学校的毕业生已遍及世界各地。面对人们的赞扬，南丁格尔谦逊地说：“没有一个人可称是改革者，因为人的思想是有限的，往往只能看出眼前的危机，看不到较远的困难，未来的护理还会面临更多艰难的冲击，需要有人挺身而出去解决困难；护理在每一个时代都需要改革者。”南丁格尔护士学校的光荣传统，闪耀着对护理科学的真知灼见，至今仍值得我们深思。

（六）重视理论与实践

1. 提出环境理论

南丁格尔对新鲜空气、肥皂、水及阳光的价值完全了解，这些措施在抗菌和无菌手术室出现之前已经被南丁格尔提倡。南丁格尔环境理论的核心概念是环境，她将环境分为物理环境、心理环境和社会环境三类，其中主要强调的是物理环境，包括住房的整洁、通风、空气新鲜、温度适宜、无噪音和异味；饮水和食物的卫生以及下水道的通畅；床铺的高度和宽度适当等。护理人员应为病人提供舒适、安全、易于被他人照顾或自我照顾的环境。

南丁格尔对于物理环境的重视与她的个人经历有关。她在克里米亚战争中护理伤病员时，由于注意改善环境，降低了死亡率，这是她提出环境理论的有力证据。

南丁格尔还强调护士应注重环境对病人健康状况的影响，提示在医院的环境中，除了常规的治疗工作外，专业护士还可以做许多事情，如减少应激、改善适应条件、使病床可以晒到阳光、保持病房安宁轻松的气氛、避免突然叫醒病人等。南丁格尔环境理论作为一种护理实践方法，无论是在过去还是现在都有重要的价值。

南丁格尔认为：为了保持或恢复健康、治疗或预防疾病，护士要学会区分护理病人与护理疾病之间的差别，把病人当作一个整体对待。南丁格尔明确提出：护士除救治病人、创造良好的环境外，还要重视病人护理过程中的心理因素，甚至要求社会工作者、牧师和管理人员共同配合护理病人。

2. 促进医院改革

南丁格尔实施医院改革，在医院中建立了隔离病房，有利于精神病患者和传染病患者的治疗和护理；使医院协会的意见得到重视，促成一些小型收容所被划为地方医院。除了少数医院被废止外，19 世纪 90 年代后仍有大批医院被使用。

1866 年英国的一项调查表明：地方政府委员会建议医院监护者雇佣足够数量的、称职的、经过培训的护士，这些护士需要有在医院照顾病人一年以上的经验。但是医院中的实际护理状况并不乐观。1873 年，伦敦中心区收容所被授权可以接收 25 至 35 岁的单身女性或寡妇作实习护士，她们需要在医院中至少学习一年，被雇佣后接受卫生官员和护士长的领导。至 80 年代，穷人做护士的情况没有明显好转，主要是这样的劳动力最廉价，有时她们的报酬仅仅是一些啤酒。此外，这些未接受训练的穷护士对护士长和医院管理者言听计从，没有医疗上的自主权。为了改变这种局面，南丁格尔带头向当地政府委员会施加压力，要求政府承担培训护士的费用，于是成立了医院护理培训促进会。1885 年，医院护理培训促进会开始负担护士的培训费用，并雇佣 53 名培训过一年的护士在贫民收容所工作。到 1898 年为止，医院护理培训促进会已经培训 800 多名护士。

医学的进步和护理学的发展，使护士长成为在医院管理实施的过程中的关键人物。南丁格尔不仅对护士长的职位给予了很高的期望，也对护士长施加了很大的压力，因为她坚信有才能的护士长会使医院的护理体系发生改变。护士长成为从事护理职业的女性追求的目标。

3. 开创家庭护理和公共卫生护理

南丁格尔还提出了“家庭护理”概念。南丁格尔认为：护理不应该只局限在医院里进行，还要通过社区组织预防医学的工作。同时，她又指出：家庭护理比起设备齐全的医院或疗养院更需要对护士实施教育，怎样依照病人的条件改善居住状况，进行家庭保健和预防疾病的教育以及示范如何在家中护理病人，这些问题都非常重要。她强调应当设立专门学校对从事家庭护理者进行培训。在她的鼓励下，开创了家庭护理，这是近代公共卫生护理的萌芽。

20 世纪的护理学发生了极大的变化，在护理学知识结构、护理目的、护理对象、护士的作用等方面与南丁格尔创立的护理学已大不相同，但是南丁格尔对护理工作的认识和改进以及颇有见地的见解，仍有深远的影响与指导作用。

七、预防医学的进展

19 世纪，预防医学和保障健康的医学对策已逐渐成为立法和行政的问题。先进的社会事业家从事工人阶级生产、生活状况的社会调查，促成卫生设施的建立。他们搜集并公布了有关工人阶级生活和工作状况的真实材料。同时，环境卫生学以及流行病方面的工作也陆续展开。欧洲的资产阶级为保护自己免遭在工人中猖獗的流行病和其他疾病的侵袭，采取了许多卫生措施。1818年英国设立卫生总务部，规定一些预防疾病的法令。不久，英国遭遇霍乱大流行，大约死亡6万人。霍乱流行期间，由新法令所获得的资料显示，霍乱的传染媒介是饮用水，于是人们采取清洁水源的措施，有效地控制了霍乱的进一步流行。1856年在英国大学首次开设了公共卫生课程，使预防医学从医学中独立出来，建立起一套比较完整的理论和方法，公共卫生学成为一门新兴的学科。

使卫生学成为一门精确学科的人应该归功于德国公共卫生学家彼腾科费尔（M. Pettenkofer，1818—1901年），他将物理和化学方法应用到公共卫生学。他用实验方法研究卫生学，研究空气、水、土壤对人体的影响；确定了二氧化碳对呼吸的意义，并发明了测定空气中二氧化碳含量的方法。彼腾科费尔研究了住宅的通气和暖气设备，于1882年出版《卫生学指南》一书。彼腾科费尔反对科赫的"只要感染霍乱弧菌就会得霍乱"的观点，并在74岁高龄时为了证实自己的观点，一口气喝下科赫给他的一试管霍乱弧菌，结果出人意料，彼腾科费尔没有感染霍乱，只是稍有稀便，这是医学史上著名的人体试验。

继彼腾科费尔之后，研究职业病的劳动卫生学、研究食品工业的食品卫生学、食品营养学相继产生。自19世纪下半叶开始，一些较发达的资本主义国家也开始注意到学校卫生。19世纪末20世纪初，卫生学中又划分出社会卫生学，它的任务是研究公民的健康情况、患病和死亡的原因以及人类与之对抗的方法。

八、国际红十字会成立

受南丁格尔的影响，1864年在瑞士成立了国际红十字会。国际红十字会的创始人是瑞士银行家、慈善家杜南（J. Dunant，1828—1910年）。

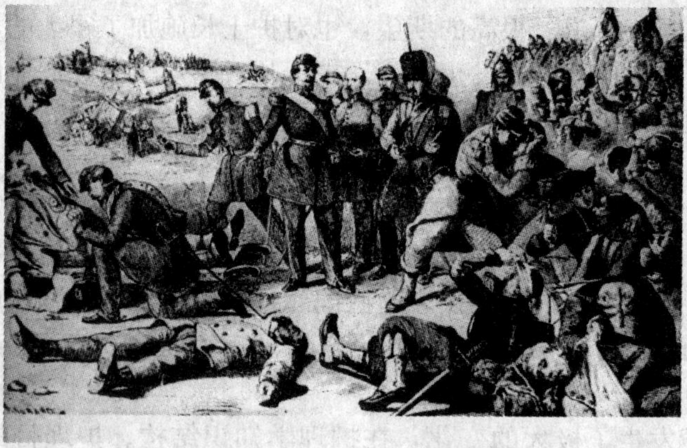

图1-7-7　萨弗里诺战场

1859年夏季，杜南在从阿尔及利亚返回法国的途中，遇到法国、意大利同奥地利在意大利北部展开的激战。途经此地，杜南看到交战双方都有很多战士伤亡，横尸遍野，无人救护，场面很是悲惨。于是，杜南考虑成立一个专门组织，救济这些伤员。1862年他写下关于这场战争的回忆录，并捐出钱款，倡议成立红十字组织。因为瑞士的国旗是红底白十字，于是杜南挑选白底红十字作为红十字组织的标志，以后这个标志成为国际红十字会的统一标识。

1863 年 10 月在日内瓦召开了第一次国际红十字会会议，有 14 个国家、36 位代表出席了会议。在第二年的会议上，正式确定成立国际红十字会，以加强战地护理救助工作。1910 年首次设立诺贝尔和平奖，杜南当之无愧地获此殊荣。

思考题

1. 19 世纪自然科学的三大发现是什么？有什么重要意义？
2. 请举出 19 世纪著名的微生物学家及其贡献？
3. 消毒法是何时建立的？经历了怎样的发展过程？
4. 南丁格尔对现代护理学有哪些贡献？

第八章　现代医学与现代护理学的发展

提要：由于科学技术的进步，20世纪的医学向着精细、定量、复杂的知识技术体系迈进。随着自然科学的发展，医学各学科之间及其与其他学科之间互相促进、互相渗透、互相联系的趋势越发明显，分化与综合成为现代医学辩证发展的必然趋势。基础医学、临床医学、预防医学方面硕果累累，20世纪的医学成就超过了已往任何一个时代。护理教育、护理理论、护理科研都取得了迅速发展。人文学科不断涌入医学与护理学之中，这种现象在护理学的发展中得到更充分的体现。

一、现代医学的基本特征

医学的深入发展，导致了医学各学科的不断精细分化，而医学研究对象的统一性，又决定了分化学科必然交错纷杂。不断分化与综合，形成了当代医学辩证发展的主要特征。

（一）医学分科的精细化

20世纪以后，医学各科发展迅速，原有学科不断分解出新学科，如从传统的器官病理学分化出细胞病理学、超微结构病理学、分子病理学、职业病理学、古代病理学、比较病理学、遗传病理学、免疫病理学等诸多分支学科。在外科学中，如果按照病人的年龄可分为小儿外科学、老年外科学；若按人体部位可分为胸部外科学、腹部外科学；按人体系统可分为神经外科学、心血管外科学、泌尿外科学、骨外科学；按病因和病理可分为创伤外科学、肿瘤外科学；按治疗目的可分为整形外科学、临床麻醉学等。目前，还出现了以某种疾病为研究内容的疾病专科，如疼痛科、肿瘤科、肝炎科。细致的分科一方面有利于疾病的诊断和治疗，另一方面也带来一些不良后果。

（二）医学学科的综合化

自然科学是现代医学发展的基础，由于自然科学向医学的渗透，促使医学领域出现许多交叉学科。例如：数学同生物学、医学相交叉，产生出生物统计学、卫生统计学、数学生态学、生物数学、计量医学等新学科；物理学同医学相交叉，产生出生物物理学、生物力学、医学影像学、医学光学、激光医学、超声医学、放射医学、核医学等学科；化学同医学相交叉，产生出生物化学、卫生化学、营养化学、药物化学、化学治疗等学科。

随着医学各学科的研究不断深入，学科之间的联系不断加强，在学科之间的可结合区域，交叉渗透的趋势日益加强，逐渐形成许多新的交叉学科。如社会科学与医学相结合，出现了社会生物学、医学社会学、医学伦理学、卫生经济学、医学哲学、卫生人口学、司法精神病学、医学法学、行为遗传学、医学行为科学等。这一新局面有力地开拓了医学科学同社会科学间的融和，增强了医学的社会功能。

（三）医学发展的技术化

信息技术、生物技术和其他高新技术向医学的渗透，使医学研究和医学临床不可避免地沿着数字化、智能化、自动化和精确化的方向发展，由此使一些严重威胁人类健康的疾病可以得到早期诊断，提高了疾病诊断的准确性，并促使一些新疗法的诞生，比如基因治疗、介入治疗、肿瘤化疗、器官移植治疗、心理行为治疗等。这些新技术丰富了现代医学的内容，也使现代医学披上了越发浓烈的技术色彩。

二、健康观和死亡观的转变

医学观念的转变是时代特征的反映，也是医学发展在人类生活中的重要表现。探讨医学观念的转变，可以帮助人们正确认识现代医学的发展全局，明确医疗技术的发展方向，以使人们的思想和行为适应医学发展的需要，其中健康观与死亡观是与人们生活密切相关的两个医学概念。

（一）健康观念的转变

健康观念的形成经历了一个发展过程。传统观点认为：没有疾病即为健康。近些年来，科学技术的发展和生活观念的转变，使人们对健康标准有了更高的追求。在潜移默化之中，健康观念也发生了很大转变。概括起来有以下几种：

1. 亚健康观

亚健康观又称第三状态，是针对“无病即健康”观点的一种补充，强调无病不等于健康，健康并非无病。越来越多的人认识到，同时也深刻地体验到在健康与疾病状态之间，存在着第三种状态，这就是人们常说的亚健康状态。如在某些疾病的前期，机体已经或正在发生临床难以确认的改变，但尚未发展成疾病状态；又如某些有遗传倾向的疾病，可能在某种诱发因素作用下表现出疾病的特征，但在致病基因未表达之前，机体尚无异常改变。这些情况皆可视为亚健康状态。

亚健康状态常常暗藏着危机。一些事业上的强者在享受着成功的同时，也悄然失去了健康，工作时间长、劳动强度大、心理压力大、长期处于精疲力竭的亚健康状态，终将导致积重难返，诱发身体潜藏的疾病急速恶化，引发不可逆转的死亡。

人们从不幸中认识到亚健康的严重性。亚健康观念的产生，不仅是辩证思维的产物，而且反映出医学的进步。

2. 全面健康观

长期以来，健康概念基本上局限于生物学范畴内，没有病灶即是健康。1948 年 WHO 提出了崭新的健康观念：“健康是身体上、精神上和社会适应上的完好状态，而不仅仅是没有疾病或虚弱。”这一新概念突破了生物医学模式的局限，强调了社会、精神因素对人体健康的重要意义。这一观念，对于全面理解健康的含义，指导人类为实现自身全面的健康，具有积极意义。

3. 整体健康观

社会医学的发展所提供的大量资料表明：维护人类健康，除了防治疾病外，更重要的取决于四种因素，即生活方式、环境因素、生物学因素和医疗保健。

生活方式主要是指消费类型、职业危害、生活习惯；环境因素主要包括社会环境、心理环境、身体环境；生物学因素主要指成熟老化、复合内因、遗传基因；医疗保健主要指治疗、预防、康复服务。这四类 12 项因素是当今社会医学中较为推崇的健康模式之一，它提示人们要关注社会环境与生活方式对人类健康的影响。

（二）死亡观念的转变

传统的死亡概念是指“生命现象的停止”。1951 年布莱克法律词典将死亡定义为：“血液循环的完全停止，呼吸、脉搏的停止。”随着医学的发展，医生可以把心跳与呼吸都停止的“死人”抢救存活，尤其是人工心脏、人工肺和心脏移植技术的应用，可以使一些心衰和呼衰的病人继续保持生命指征。医学技术的进步向死亡概念提出了尖锐的挑战。

神经生物学的研究证实，大脑是比心脏更容易死亡的器官。脑血流停止 10 秒钟，脑细胞活动即变得迟钝，意识朦胧。大脑缺氧 3～4 分钟，即可出现脑死亡。基于此，不同国家对“死亡”给出了不同的判定标准。1968 年美国哈佛大学医学院发表特别报告，将死亡定义为“不可逆的昏迷状态”，其诊断标准为：没有感受性的反射性；没有运动的呼吸；没有反射；脑电图平坦。以上四项指标需在 24 小时内反复检测，无变化时方可判断为死亡（除外体温低于 32.3℃及刚服过大量苯巴比妥类药物这两种特殊情况）。1970 年 6 月 13 日，日本“脑死亡和脑波关系委员会”提出判定死亡的六条标准：意识丧失；反射消失（对光反射、咳嗽反射、角膜反射）；骨骼肌紧张消失、瞳孔散大；自主呼吸停止；血压陡降；脑电波平坦。1968 年国际医学科委员会将死亡规定为：对环境失去一切反应；完全没有反射和肌肉张力；停止呼吸；动脉压陡降，脑电图平坦。

尽管对死亡概念尚有争论，但目前已开始由传统的“循环—呼吸”概念向“脑死亡”概念转变。这一转变将给医学实践、器官移植以及医学伦理学等诸多方面带来巨大影响。

三、医学研究方法的新进展

20 世纪以来，随着医学实践的深入发展，特别是神经学说、内分泌学说和免疫学说的完善，使人们认识到人体各部分在相互作用中构成了复杂的整体联系，任何局部变化都会引起整体的反应。医学研究方法的总体趋势是从简单到复杂、从单一到复合、从粗略到精密、从局部到整体。

（一）由分门别类转向综合

人类的生命活动是自然界物质运动的最高形式，它集机械的、物理的、化学的和生物的各种运动形式于一体。因此要揭示人类的生命规律，搞清生理病理现象的内在机制，必须以全面应用各门医学学科的最新成果为前提。分门别类研究是基础，全面综合研究是趋势。

（二）由静态定性转向动态定量

现代科学技术的发展为动态定量研究提供了必要的手段。电子显微镜技术使人们能够认识到生物的超微结构和化学组成，放射性同位素的应用使人们能够测定微量物质的成分，动态观察分子水平的生命活动。20 世纪 30 年代以来，动态的定量研究成为现代医学的研究基础。在微量物质测定的研究中，放射分析、示踪和受体竞争结合法，逐步取代了定性的生物鉴定法。

古老的人体解剖学在微观与宏观的结合中，形成了结构与功能相互结合的功能形态学，由静止的形态研究向动态定量的方向发展。在临床医学中，通过各种仪器的协助，定性诊断也逐渐向定性兼定量的方向发展。由定性到定量、由静态到动态，这种研究方法使西医学获得越来越多的客观证据，也使其从静止片面的思维逐渐向动态主体的思维调整。

（三）由重视实验转向重视理论

在近代医学的发展中，观察、实验、记录事实被认为是首要的，思维推理被置于次要位置。

在现代医学的发展中，理论开始越来越走到实践的前面，并促进了医学理论的繁荣。在现代医学研究中，已不再是单纯的实验方法为主，而是代之以理论思维中形成的各种假说。例如关于衰老机制的研究，就有生物合成中差错增多的“成灾说”、按一定程序逐步推进的“程序衰老说”、神经和内分泌发生变化的“神经内分泌说”等十多种学说。

四、新学科的确立与完善

20 世纪 40 年代开始，出现了以原子能、电子、航天技术为代表的一系列高新技术，形成了第三次科学技术革命，对社会生产力和世界经济产生了极大的推动作用，改变了世界的面貌。第三次科学技术革命同前两次工业革命相比有所不同。首先，科学技术在推动生产力发展的过程发挥着越来越重要的作用。其次，科学和技术相得益彰，互相促进。随着科学实验手段的进步，科研探索领域不断扩展。第三，各个科学技术领域之间相互渗透，出现了两种趋势，一方面学科越来越多、分工越来越细、研究越来越深入；另一方面学科间的联系越来越紧密，科学研究朝着综合性方向发展，医学研究也不例外。随着分子生物学的诞生，生物化学、医学遗传学、医学免疫学等学科的研究经常交织在一起，很难将这些学科截然分开。

（一）分子生物学

分子生物学被认为是 20 世纪最富有革命意义的学科之一，是从分子水平研究生物的结构、组织和功能的一门科学，侧重于对生物大分子的研究。广义的分子生物学包括分子生物学技术、分子生物学技术的应用和应用分子生物学技术取得的理论研究成果；狭义的分子生物学主要研究基因、DNA 复制、转录、翻译和调控的过程，以及对蛋白质和酶的结构和功能的研究。医学分子生物学是指将分子生物学的理论和技术应用到人体正常的生理活动和病理过程以及分子调控机制的研究。

分子生物学起始于 20 世纪前半叶。分子生物学（Molecular Biology）的概念是由微威尔（W. Weaver）和阿斯伯利（W. T. Astbury）分别于 1938 年和 1947 年提出的，而 DNA（脱氧核糖核酸）双螺旋模型的提出，标志着现代分子生物学的诞生，被誉为 20 世纪以来生物科学中最伟大的发现，掀起了整个生物科学的重大革命。

美国学者沃森（J. D. Watson）和克里克（F. H. C. Crick）在解释英国物理学家威尔金斯（M. H. F. Wilkins）X 射线衍射结果时，发现了 DNA 分子双股螺旋结构的三维模型，并于 1953 年 4 月在《自然》杂志上发表了题为“核酸的分子结构——脱氧核糖核酸的一个模型”的论文。沃森、克里克和威尔金斯三人分获 1962 年诺贝尔生理学或医学奖。1954 年物理学家戈谋（G. Gamow）提出了遗传密码假说，认为遗传信息是由 DNA 分子以含氮碱基非重叠三联体密码携带的；1956 年科恩伯格（A. Kornberg）等在大肠杆菌的无细胞提取液中实现了 DNA 合成；1958 年迈萨尔森（M . Meselson）和斯塔尔（F . W. Stahl）用精彩的实验证明，DNA 复制时 DNA 分子的两条链是先行分开的；1962 年霍莱（R. W. Holley）等人破译了遗传密码，阐明了蛋白质的合成机制；70 年代发表了反转录酶和限制性内切酶的作用，分子生物学进入到技术化时代；80 年代基因工程开始用于治疗疾病，美、日等国创先用单克隆技术治疗癌症。

分子生物学发展迅速，目前已经拥有测定蛋白质与核酸的化学结构及空间结构的方法，

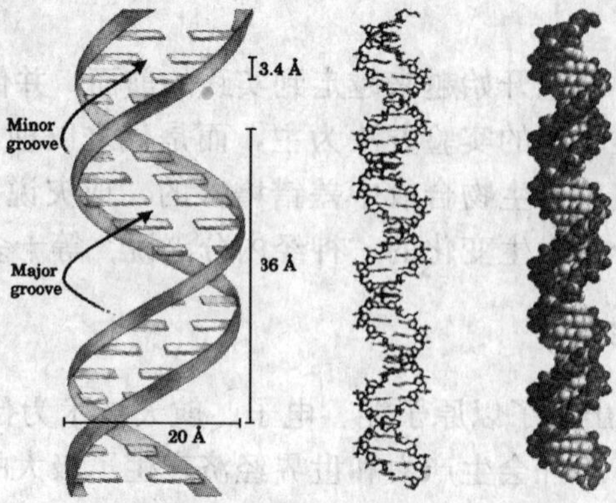

图 1-8-1　DNA 双螺旋结构

并可在此基础上说明其功能，蛋白质及核酸的人工合成也已成为现实。二者的代谢过程及调控机制、各种酶的作用原理也陆续阐明。同时对生物膜的研究，包括生物膜与能量转换的关系、细胞膜与膜内外物质的转换关系、细胞膜与细胞膜之间的关系都取得了成果。

分子生物学兴起的时间虽然不长，但其影响已经渗透到生物学和医学的各个领域，产生了一系列新兴学科，如分子遗传学、分子细胞学、分子药理学、分子病理学、分子免疫学等。

（二）生物化学

生物化学（Biochemistry）是从分子水平利用化学原理和方法研究生命现象的化学本质的科学。生物化学是一门年轻的学科，现代生物化学起始于 19 世纪末 20 世纪初。1842 年德国化学家李比希（Liebig）提出“代谢”一词，指出代谢是生命机体物质构建和破坏的化学过程。1864 年德国化学家埃姆斯特·霍普-希勒（Ermst Hoppe-seyler，1828—1895 年）第一次提出 Biochemistry 这个名词，被译为“生物化学”，简称“生化”，他还首次分离和结晶了血红蛋白，制备了纯卵磷脂。

生物化学侧重于对生命过程中的化学反应进行研究，其研究内容主要包括静态生物化学（有机生物化学）、动态生物化学（物质代谢与能量代谢）、功能生物化学（机能生物化学）。利用有机化学对动物体进行研究是生物化学研究的开始。1849 年，法国微生物学家巴斯德提出酵母中有“酵素”。1876 年屈纳（Wilhelm Kuhne）给酵素命名为“酶”。哈勒（J. F. Heller）和米隆（A. N. E. Millon）发明的蛋白质测定法、彼腾科费尔（M. von Pettenkoffer）发明的胆汁测定法、菲林（H. von Fehling）的尿糖测试法、李比希的尿素测定法，开始了新陈代谢的定性分析研究。这些实验方法和技术在生物化学研究中非常重要。在早期的生物化学的研究中，蛋白质化学占据了主要地位。

在生物化学史上，费歇尔（H. E. Fischer，1852—1919 年）是一位重要人物。他研究过蛋白质、氨基酸，分离出许多新物质，并阐明了这些物质的结构，完成了人工合成的试验。1894 年，费歇尔首先提出酶的专一性及酶作用的“锁-钥”学说。他还阐明了很多自然产物的结构，建立了己醛糖和戊醛糖的立体结构并阐明了酶活性的立体特异性。第一次世界大战中，费歇尔的主要研究任务是人工合成含氮物质、脂肪代替食物，并因此获得赞扬。因在糖和嘌呤合成方面的突出贡献获得 1902 年诺贝尔化学奖。

（三）医学遗传学

早在1865年奥地利牧师孟德尔（G. J. Mendel，1822—1884年）就进行了豌豆杂交试验，发现了遗传的分离规律和自由组合规律，但这一研究成果在当时未引起重视。直到1900年欧洲三位生物学家，荷兰的夫里斯（H. de Vires，1848—1935年）、德国的克伦斯（C. Correns 1864—1933年）、奥地利的切尔马克（E. von Tschermak 1871—1962年）分别在实验中发现了孟德尔的实验结论，孟德尔定律重新引起科学界重视，孟德尔遂被公认为经典遗传学的奠基人。1906年英国遗传学家贝特森（W. Bateson，1861—1926年）明确提出“遗传学”（ Genetics）名词，1908年丹麦植物学家约翰森（W. L. Johnnsen，1857—1927年）以基因（Gene ）一词取代了“孟德尔因子”。基因概念被提出以后，生物学家们不再满足对孟德尔学说的一般理解，他们开始追求遗传学更深层次的物质基础。

在遗传学产生和发展的同时，医学遗传学也开始萌芽。早在1901年，兰德茨坦纳就发现了人类ABO血型是按孟德尔规律遗传的。1924年玻恩斯坦（Betlnstein）研究了ABO血型遗传规律，提出了复等位基因遗传学说。

20世纪初，摩尔根（T. Morgan，1866—1945年）利用果蝇研究了遗传性状，提出了染色体遗传理论，40年代中期确定了人体染色体数目，50年代中期至70年代初，科学家完成了逐条染色体的鉴别。DNA双股螺旋结构确立后，DNA与遗传的关系研究更加深入。60年代人类阐明了整个生物世界遗传信息的统一密码，提出了原核细胞基因活动的操纵子学说，70年代在分子遗传学基础上发展了体细胞遗传学。体细胞遗传学和重组DNA技术相结合，对基因组结构和功能、基因定位、肿瘤发生、产前诊断、基因治疗等方面都提供了重要的理论依据。同时在分子遗传学基础上又发展了一门新兴的学科——遗传工程学。80年代应用重组DNA技术，对单基因病的基因进行分析和检测，开展了基因诊断学研究，为遗传病的防治和优生工作开辟了新途径。90年代初基因治疗进入到临床实验阶段。

分子遗传学的这些重大突破，不但推动了整个分子生物学的发展，而且成为现代医学的发展基础。人体的主要生理和病理过程用分子遗传学的理论和方法得到比较深入的阐明，如激素作用、药物作用、代谢异常、肿瘤发生、免疫原理、放射损伤、器官移植、病毒感染等都同基因活动和基因改变有关。医学上的老大难问题，如肿瘤、老年病的解决，也有待于医学遗传学的新进展。

近些年来，各国对生物技术的研究极为重视，世界生物技术的发展突飞猛进。据“联合国经济合作与发展组织”发表的报告，20世纪90年代以后，生物技术已从基因科学研究进入到应用科学研究，生物技术的研究和开发取得了累累硕果。人体基因研究获得了意想不到的进展。美国和法国的研究人员成功地绘制了男性Y染色体结构图和带有造成神经系统疾病基因的21号染色体结构图。

1990年美国国立卫生研究院和美国能源部根据科学家的提议和调查论证，联合发表了人类基因组计划（human genome project，HGP），美国国会批准30亿美元投入该项目30亿个碱基对的测序工作。2000年6月26日，参加人类基因组工程项目的美国、英国、法国、德国、日本和中国的6国科学家共同宣布，人类基因组草图的绘制工作已经完成。人类基因组的测序工作是HGP中的低级研究阶段，人类基因组的功能以及它所表达的时空调控机制、解释不同序列的意义、阐明蛋白质的功能是人类后基因组研究的主要内容。

HGP标志着人类生命大科学时代的到来，将对生物进化研究、疾病机理研究、生物医学基础研究产生重大影响。1992 年中国科学家开始筹划中国的人类基因组计划，1993 年中国不同民族基因组中若干位点基因结构比较研究的课题被列入国家自然科学基金重点资助项目。现在已经完成南北方两个汉族人群和西南、东北地区 12 个少数民族共 733 个永生细胞系的建立，为中华民族基因保存了宝贵的资源。

（四）医学免疫学

19 世纪 80 年代，巴斯德减毒疫苗的发明为实验免疫学奠定了基础。20 世纪后，一系列疫苗的研制成功，对于控制多种传染病，取得了良好的效果。免疫学概念也在不断研究中完善起来。

19 世纪 90 年代，贝林和北里柴三郎将被动免疫法用于临床。但由于受到抗感染免疫概念的影响，人们对于机体免疫性的认识存在很大的误区。1907 年多纳特（Donath）和兰德茨坦纳在阵发性血红蛋白尿患者身上发现了抗自身红细胞的抗体。1938 年多梅什克（Domeshek）发现自身溶血性贫血时，提出自身免疫可能是极为常见的现象。1942 年孔斯（Coons）发明了免疫荧光技术，证明患者血清内自身抗体的存在。自 1945 年免疫耐受现象被发现之后，现代免疫学的发展方向发生了重大变化，免疫学逐渐从抗感染的经典概念中解脱出来，进而发展为生物机体对“自己”和“非己”的识别，借以维持机体稳定性的生物学概念。1945 年欧文（Owen）发现天然耐受现象，同时提出一个重要问题，为什么在胚胎期接受异型抗原刺激，不引起免疫反应而产生免疫耐受现象呢？1949 年伯纳特（Burnet）从生物学角度提出假说，认为宿主淋巴细胞有识别自己和非己的能力。1953 年麦德微尔（Medawer）用遗传系不同的纯系小鼠的淋巴细胞成功地进行了人工诱导耐受实验。1958 年伯纳特在人工诱导耐受试验成功的启发下，提出关于抗体形成的细胞系选择学说。1956 年怀特贝克（Whitebeky）建立了多种自身免疫损伤的动物模型。50 年代发现胸腺与免疫有关，免疫球蛋白的结构也得到阐明。

1965 年克莱因（Klein）和怀特（White）发现 T 淋巴细胞和 B 淋巴细胞；1966 年克莱曼（H. Claman）和同事证明必须借助这两种细胞的合作才能产生抗体，细胞免疫和体液免疫共同构成抗体的免疫系统。

70 年代，初步揭示了 B 细胞的识别、活化、分化和免疫应答机制，使免疫学的研究进入细胞生物学和分子生物学的领域，并进一步证明在动物和人的血循环内存在有功能相异的 T 细胞亚类。以 T 细胞为中心的免疫生物学研究是 70 年代免疫学研究最活跃的领域之一。1975 年英国剑桥大学的科赫尔（Kohher）和米勒斯特（Milstein）发明了制备单克隆抗体的方法，制出的单克隆抗体被称为“生物导弹”，可以理想化地导向攻击目标，为免疫生物学的发展奠定了理论基础。

80 年代，首先是在抗体多样性遗传控制的研究上取得了突破性进展，并能在体外建立抗原特异性 T 细胞克隆以及细胞和分子杂交技术的应用，为在分子水平和基因水平研究 T 细胞受体的性质创造了良好的条件。80 年代对细胞因子的研究成为免疫学最为瞩目的成果之一。此外，细胞融合技术、T 细胞克隆技术的建立、转基因技术、分子杂交技术的应用促进了免疫学发展。90 年代以后，免疫学技术与理论更加丰富起来。

这些成果阐明了免疫抗体的多样性来源于免疫细胞基因的多样性和可变性，免疫系统与神经、内分泌系统内的递质、激素、免疫因子、受体等大分子密切相关，免疫学成为影响生物学与医学的重要基础学科之一。1971 年世界免疫学会一致认为免疫学应从生物学中分离出来，它应包括免疫化学、免疫生物学、免疫病理学、免疫遗传学、免疫药理学、免疫毒理学、神经免疫学、肿瘤免疫学、移植免疫学、生殖免疫学、临床免疫学等分支学科。

（五）医学伦理学

医学伦理学是关于医学的道德哲学，它来源于医疗工作中特殊的医患关系。《希波克拉底誓言》是医学伦理学的最早文献。古印度《吠陀》经和中国医家孙思邈在《大医精诚》中也都提出了医者行为的准则。

17 世纪至 19 世纪末是西方医学伦理学发展的重要时期，完成了由古代医德学向近代医学伦理学的转变。这种转变来自两方面因素的影响，其一是社会形态的变化，资本主义制度的建立引起政治、经济、文化的重建，影响到人们的思想和道德观念的转变；其二是医学技术的发展，不仅促成疾病的认识、诊断和治疗学的进步，而且高新技术的应用，如器官移植和基因治疗都不可避免地引发伦理和道德的争论。医学的进步使过去许多不治之症得到缓解，人类的寿命得到延长，但由此也引发人们重新审视健康和疾病等问题。

第二次世界大战以后，医学伦理学所面临的问题，随着各种社会问题的出现而愈加严重。1946 年德国纽伦堡审判战犯的法庭鉴于德国法西斯以医学的名义杀人的问题，制定了著名的“纽伦堡法典”。1948 年世界医学大会以《希波克拉底誓言》为基础，制定并发表了第一个“日内瓦宣言”，将其作为医务工作者的共同守则。1949 年在伦敦通过“世界医学会国际医德守则”。1965 年国际护士会通过了“国际护士守则”。1964 年世界医学大会通过“赫尔辛基宣言”，提出以人作为实验对象的道德守则。1968 年世界医学大会通过“悉尼宣言”，规定了器官移植引起的死亡标准。1975 年世界医学大会通过“东京宣言”，规定了对待拘留犯时，医生需遵循的行为准则。以上这些伦理学宣言从不同侧面提出了医生所要遵守的国际道德准则。尽管内容不同，但宗旨相同。

早在 1976 年美国学者曾预测，20 世纪 80 年代以后医学伦理学将成为医学院校的一门标准课程，这个预测现在已经成为现实。当代医学中许多优秀成果能否造福于人类，在一定程度上不仅取决于医学技术本身，也取决于伦理道德观的转变和新价值观的建立，例如器官移植、人体实验、遗传病的诊断、重组 DNA 的研究都成为医学伦理学上的新问题。

五、基础医学的主要成就

20 世纪以来，基础医学的成就与日俱增。基础医学领域的每一次进步，都会在临床医学和预防医学领域得到应用和体现。

（一）螺旋体和病毒的发现

19 世纪的后 30 年是细菌学的辉煌年代，绝大多数致病细菌都被发现。20 世纪以后，由于显微镜的改进，使得比细菌还小的微生物也暴露在人们面前。

梅毒是一种古老的传染病，对这种疾病的真实原因一直含混不清。1905 年德国微生物学家肖丁（F. R. Schaudinn）和霍夫曼（E. Hoffmann），在梅毒性下疳患者的分泌物中，发现了梅毒螺旋体，并制备出相关的血清。1911 年日本细菌学家野口英世完成了梅毒螺旋体的人工培养，以后他又在麻痹狂患者尸体的脑脊髓组织液中发现螺旋状微生物，从而揭示出麻痹狂的致病原因是螺旋体。以后他完成了梅毒螺旋体的体外培养，阐明麻痹狂与梅毒的关系。1918 年他在南美黄热病患者的血液中发现一种特殊的微生物，认为这是黄热病的病原体。为了深入研究黄热病，野口英世来到非洲，不幸被蚊子叮咬，染上了黄热病，逝世于非洲。明治维新以后，一大批日本科学家像野口英世那样，积极学习西方科学，在细菌学领域获得了令人瞩目的成绩。

病毒也是在20世纪时被发现的，当时把病毒称作“微子”。病毒不仅侵害动物和人类，而且伤及植物。最早发现病毒的人是俄国的伊凡诺夫斯基（D. Ivanovski），1892年他在研究烟叶黑斑病的过程中发现通过滤过器滤过后，滤过液仍能使健康的植物感染黑斑病，证明滤过液中含有微小物质，因其可以被滤过器滤过，所以称为“滤过毒”。1898年荷兰学者贝耶林克（R. Beijerinck）提取出这种可以通过滤菌器的物质，将其命名为“病毒”（Virus）。1898年洛塞弗（Loseffler）和弗拉奇（Frasch）在研究动物“口蹄疫”病时发现口蹄疫病的病毒。由于病毒必须寄生在其他生物体上，因此研究起来非常困难，直到1931年才有人将这种病毒在鸡卵内培养成功。1935年成功地用鸡卵培养了牛痘疫苗，不久在澳大利亚用鸡卵培养了流行性感冒病毒，并制成了流感疫苗。

20世纪70年代以后，一些新的病毒性疾病出现，如埃博拉病、疯牛病、克雅氏病、艾滋病和SARS，使人类感受到来自病毒的威胁，寻找有效的病毒防治方法仍然成为人类的艰巨任务。

（二）立克次体与立克次体病

中国晋代医家葛洪在《肘后方》中曾对沙虱毒（恙虫病）的传染媒介、临床症状和预防治疗作了描述。西方对斑疹伤寒的最早记载见于16世纪。第一次世界大战期间，斑疹伤寒和战壕热曾肆虐一时，1915年塞尔维亚近31万人死于斑疹伤寒，1917—1921年，前苏联暴发2500万例斑疹伤寒，在法国北部的军队中战壕热的发病数约占各类疾病总数的1/3。第二次世界大战期间，德军中再次发生战壕热；东南亚、西太平洋战场发现数万恙虫病病人；欧洲及近东战场多次暴发Q热流行。这些疾病均属于立克次体病。立克次体病与战争关系较为密切，人类在20世纪初期才逐步认识立克次体和立克次体病的关系。

第一个被证明的立克次体病是美国落基山斑点热。1916年美国人立克次（H. T. Ricketts，1871—1910年）将落基山斑点热患者的血液接种到豚鼠及猴子体内，使动物获得感染，同年他证实蜱很可能是这种疾病的媒介昆虫；1907年立克次发现安氏革蜱存在自然感染，蜱卵可传递病原体；1909年，立克次在人、猴、豚鼠血液及蜱组织的涂片中发现一种微生物；1910年立克次与怀尔德（R. Wilder）一起通过交叉免疫试验，将落基山斑点热与斑疹伤寒区别开来。但不幸在这一年里，立克次因感染而死于斑疹伤寒。以后由捷克微生物学家普劳沃泽克（Prowazek von）继续进行研究。1913年普劳沃泽克在塞尔维亚从咬过斑疹伤寒病人血的虱子体内发现了类似微生物，即立克次体。“立克次体”的名称最先是由巴西学者罗沙利马（Rocha-Lima Da）命名的。1914年底，普劳沃泽克与罗沙利马合作研究证实立克次体是斑疹伤寒的病原体。在研究斑疹伤寒的过程中，普劳沃泽克与罗沙利马都感染了此病，普劳沃泽克于1915年不幸病逝，罗沙利马获得了康复。为了纪念为这两位医生，1916罗沙利马提出用“普氏立克次体”（Rickettsia prowazekii）命名流行性斑疹伤寒的病原体。

1915—1916年，罗沙利马继续研究，证实引起虱传斑疹伤寒的微生物可在虱胃肠上皮细胞内寄生繁殖，解决了斑疹伤寒的病原体问题。1921年沃尔巴奇（Wolbach）等人研究证实欧洲流行性斑疹伤寒的病原体也是普氏立克次体。同时鼠型斑疹伤寒也开始引起人们的注意，1931年蒙蒂洛（Monteiro）建议用Rickettsia mooseri命名此病的病原体，以明确鼠型斑疹伤寒与欧洲流行性斑疹伤寒的病原体是不同的。

自立克次体被作为一类新的微生物确定以后，人们很快发现一方面立克次体样小体广泛存在于各种节肢动物之中，另一方面证实有些立克次体对人和动物有致病性，有些立克次体仅对动物有致病性。人类立克次体病的病原体大多在 20 世纪二三十年代被发现。

（三）维生素与维生素缺乏病

1910 年以前，人们普遍认为组织由蛋白质构成，碳水化合物和脂肪提供人体生命活动所需的能量，矿物质是人体骨骼的主要成分，并且认为糖、脂肪、蛋白质和矿物质是构成人和动物的基本物质。1906 年英国生物化学家霍普金斯（F. G. Hopkins 186l—1947 年）发现仅靠糖、脂肪和蛋白质，远不能维持动物的正常生活。1912 年他用纯粹的蛋白质、淀粉、蔗糖、猪油和盐喂养老鼠，不久这些老鼠有的死亡，有的停止生长。若每天在喂养老鼠的食物中添加牛奶，老鼠则生长良好。霍普金斯认为这是因为牛奶中含有一种动物生长的辅助食物因子，即以后发现的维生素。

从食物中分离出维生素是维生素研究的开始。1912 年美国生物化学家芬克（C. Funk，1884—1967 年）从一吨稻壳中提炼 16 盎司的结晶，后证实从酵母中也可以制备出同样的化合物，因为属于胺类物质，所以命名为生命胺（vitarain）。以后，人们才知道除了糖、脂肪、蛋白质、矿物质以外，维生素也是人体生命活动的基本物质。

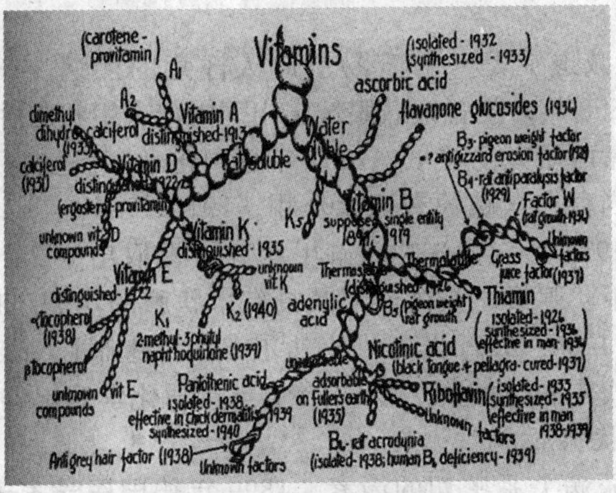

图 1-8-2　维生素发现树

虽然人类发现维生素的时间比较晚，但各种维生素缺乏症却早已存在。7 世纪中国《巢氏病源》记载“雀目”一症，《千金方》中记述用猪肝治疗夜盲。1913 年美国化学家麦克科拉姆（E. V. Mc Collum，1879—1967 年）发现牛油和鱼肝油内存在一种刺激发育的物质，麦克科拉姆把它称为“脂溶性物质 A”，即维生素 A。脚气病是以大米为主要食物的国家的常见病，孙思邈在《千金方》中已描述用谷白皮（米糠水）治疗脚气病。到 19 世纪末，才有人发现米的外皮含有一种特殊物质，能够预防和治疗脚气病，这就是维生素 B。维生素 C 也是 20 世纪被发现的，而维生素 C 缺乏所引起的坏血病却自古就有。1752 年林德发现常喝柠檬汁可以预防水手发生坏血病。1918 年柯恩（Cohn）和门德尔（Mendel）证明新鲜水果和蔬菜内含有一种物质，能够防止坏血病，后来把这种物质命名为维生素 C。1928 年美国化学家从卷心菜中分离出维生素 C，1933 年匹兹堡大学的金（C. King）确定了维生素 C 的结构。2 世纪的罗马医学家盖和 7 世纪的我国医学家巢元方均描写了佝偻病现象，但对这种病的病因却一直没有弄清，直到 1921 年罗森海姆（O. Rosenheim）发现鱼肝油内有一种抗佝偻病的物质，即维生素 D。1923 年埃文斯（H. M. Evans）和毕肖普（Bishop）报告动物缺乏一种物质会引起生殖障碍，这种物质就是维生素 E。20 世纪 40 年代，达姆（C. P. H. Dam）和福克斯（K. E. Folkers）发现维生素 K 具有凝血功能。

总之，到 20 世纪上半叶，人类才对维生素有所认识。由于营养学知识的进步，科学家弄清了多种营养素缺乏的病因，使人类有可能采取强化食物的措施来预防营养缺乏症的发生。

（四）对内分泌的认识

由于内分泌紊乱而引起的疾病，中外古书上都有记载，如甲状腺肿（缺碘）、糖尿病（胰岛素缺乏）、黏液性水肿（甲状腺功能减退）、侏儒症（垂体分泌生长素不足），19 世纪人们又发现阿狄森病（肾上腺皮质激素分泌不足），但还不知道这些疾病的真正原因。

人类对激素的科学认识首先是从肠促胰液肽开始的。1902 年英国生理学家贝利斯（W. M. Bayliss，1860—1924 年）和斯塔林（E. H. Starling，1866—1927 年）从小肠黏膜提取液中发现促使胰腺分泌的肠促胰液肽。根据这种物质的生物活性，他们将其命名为激素（hormone），拉丁文原意是“激发起活性”。1905 年贝利斯和斯塔林又提出激素在血液中起到化学信使的作用。

甲状腺功能亢进或减退症是一种容易引起人注意的疾病。1835 年爱尔兰人格拉夫（R. J. Gravos，1796—1853 年）就曾记载眼球突出同时伴有甲状腺肿大的疾病，当时称作格拉夫病。人类对甲状腺素的研究比较早。1895 年德国化学家保曼（E. Baumann 1846—1896 年）第一个发现甲状腺内存在含碘的有机化合物。1915—1919 年，美国生物化学家肯达尔（E. C. Kendall，1886—1972 年）从 3 吨新鲜甲状腺中提取出 0.23 克结晶物质，含碘量达 65%，结晶物质被称为甲状腺素，不久证明其具有甲状腺的功能。1926 年英国生物化学家哈林顿（C. Harington，1897—1972 年）在肯达尔工作的基础上，获得 0.027 微克的甲状腺素，并阐明其化学结构式是酪氨酸衍生物。1927 年英国化学家巴格尔（G. Barger，1878—1939 年）人工合成出甲状腺素。

胰岛素是一种与糖尿病关系密切的激素。1899 年德国医学家麦林（B. J. von Mering）和俄国医生兼病理学家明可夫斯基给狗做胰腺切除术时，发现狗出现类似人糖尿病的症状，这是把胰腺同糖尿病相联系的开始。1909 年法国生理学家梅耶（J. de Meyer，1878—1934 年）将胰腺分泌的激素命名为胰岛素。1920 年底，加拿大医生班丁（F. G. Banting，1891—1941 年）来到在多伦多大学任教的英国生理学家麦克劳德（J. Macleod，1876—1935 年）的实验室，进行胰岛素的提取工作。1921 年班丁和贝斯特（C. H，Best，1899—1979 年）制备出胰岛素提取液，使用该提取液能使糖尿病病人的血糖降低，尿糖消失，糖代谢恢复正常，从此建立起胰岛素分泌不足是糖尿病的直接病因说。1925 年美国生物化学家阿贝尔（J. Abel，1857—1938 年）获得了胰岛素结晶。20 世纪五六十年代，科学家对胰岛素进行了氨基酸序列分析和人工合成的研究，1945 年英国生物化学家桑格（F. Sanger）开始研究胰岛素的化学结构，1955 年完成了胰岛素所含 51 个氨基酸的序列分析。1958—1965 年中国科学家经过 8 年的艰苦工作，首先在世界上人工合成了结晶牛胰岛素。

1923—1935 年，阿兰（E. Alien）、多伊西（E. A. Doisy）、桑戴克（B. Zondek）、阿什汉（S. Aschheim）、阿兰（W. M. Allen）、布特南特（A. Butenandt）、卢滋卡（L. Ruzicka）等许多科学家，分别在雌激素、雄激素、孕激素的提取、结晶、功能结构和人工合成方面作出重要贡献，奠定了生殖内分泌学的基础，也为药物避孕开辟了道路。以后，1927 年哈特曼（F. A. Hartman）提取出肾上腺皮质激素；1935 年亨奇（P. S. Hench）和赖希施坦因（T. Reichstein）等人分离出 30 多种肾上腺皮质激素并应用于临床；1943 年埃文斯（H. M. Evens）等人提取脑垂体分泌的促肾上腺皮质激素（ACTH）；1955—1976 年吉尔曼（R. Guillemin）和沙利（A. Schally）提取出下丘脑分泌的促甲状腺素释放因子（TRF）、促黄体激素释放因子（LRF）、生长激素抑制因子（GIF），开创了神经内分泌学的新篇章。

20 世纪 30 年代中期，欧拉（Euler von）发现并命名了前列腺素，70 年代以后揭示出这类物质的结构和功能，使前列腺素作为早期流产和中期引产的药物使用，并为心血管病和癌症的研究提供了新方向。

（五）神经生理学的进步

20 世纪神经生理学取得了诸多成就，许多科学家为此作出了贡献，俄国生理学家、高级神经活动的创始人巴甫洛夫（1849—1936 年）是最著名的一位。

巴甫洛夫对生理学的重要贡献有三个方面，即血液循环生理、消化生理和高级神经活动生理。巴甫洛夫是生理学和医学相结合的积极倡导者。他认为生理学和医学的结合，无论对生理学还是医学都大有裨益。他认为用生理学的实验方法研究疾病的起源、本质和治疗等问题，是生理学最重要的任务之一。

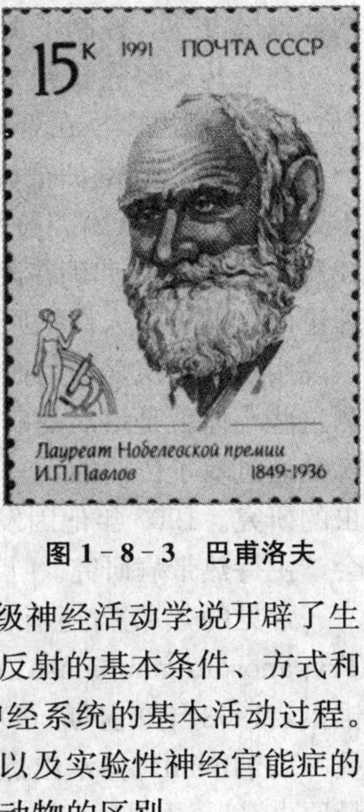

图 1-8-3　巴甫洛夫

巴甫洛夫早年从事血液循环生理研究，注意到神经系统对心脏活动的影响。他发现了支配心脏活动的四种神经，首次阐明神经调节心脏活动的机制，并断定神经系统存在着营养性功能。在对消化生理的研究中，注意神经系统对消化过程的调节影响，创造了慢性生理实验法，以代替传统的活体解剖的急性实验法，从而证明了动物的主要消化腺都有专门的分泌神经。他因这一成果获得 1904 年诺贝尔生理学与医学奖。在研究消化生理的过程中，巴甫洛夫因发现“心理性分泌”现象而提出条件反射概念，他的高级神经活动学说开辟了生理学研究的新领域。巴甫洛夫以大量的实验研究，揭示了形成条件反射的基本条件、方式和程序，研究了形成条件反射的大脑高级神经活动的机制以及中枢神经系统的基本活动过程。在基本的条件反射研究的基础上，研究了高级神经活动的神经类型以及实验性神经官能症的机制等。晚年提出两种信号系统学说，力图从神经学角度说明人与动物的区别。

继巴甫洛夫之后，一批科学家积极投入到神经生理学的研究中。1920 年，海德（H. Head）对感应痛现象进行了研究；1924 年马格努斯（R. Magnus）提出姿势反射；1926 年戴维斯（H. Davis）等人研究动作电流，得到神经传导的能量之源在神经纤维本身的结论；1932 年艾德里安（E. D. Adrian）发明了记录神经冲动的方法；1937 年厄兰格（J. Erlanger）和加塞尔（H. S. Gasser）发明了放大阴极射线示波器，戴尔（H. H. Dale）和费尔贝格（W. Feldberg）证实迷走神经物质是乙酰胆碱。

六、临床医学的重大成果

伴随着基础医学的进步，20 世纪的临床医学也取得了很多进展。临床实践中的问题需要得到基础医学的实验论证，再到实践中得到检验，基础医学与临床医学相互依托，彼此促进。

（一）热带病研究

黄热病原本是一种古老的疾病，17、18、19 世纪曾在美洲大陆，尤其是西海岸很流行，还波及纽约、波士顿、巴尔的摩、南美沿海等地，非洲大陆及欧洲一部分地区也都流行过，最后一次大流行发生在 1878 年的马德里。除前述及的日本细菌学家野口英世对该病进行过研究以外，1900 年北美军队占领古巴时，美国人芬利（C. Finlay）利用携带黄热病病原体的蚊子叮咬人诱发黄热病的事实，证实蚊子是黄热病传播的中间媒介。侵入古巴的美军军医里德（W. Reed）等人做了如下试验：14 人被携带黄热病病原体的蚊子叮咬；有 6 人输入了黄热病病人的血液；有 2 人输入了黄热病患者的血清滤液，结果 3 种受试者均出现了黄热病的症状。有的受试者侥幸活下来，有的则一命呜呼。这次试验后，人们把传播黄热病的蚊子命名为 Stegomyia Calopus。1901 年美国人修建巴拿马运河时，恰逢黄热病流行，采用金属网捕蚊的办法，控制了黄热病的播散。

热带传染病除黄热病以外，疟疾也很常见。疟疾（malaria）一词出于意大利语，是“瘴气”的意思。早在希波克拉底的著作中就提到了这种疾病，以后又陆续有人记载。17、18 世纪时疟疾在欧洲很流行。17 世纪人们知道用金鸡纳治疗疟疾，但直到 19 世纪末以前并不知道疟疾的原因。拉弗朗（C. L. A. Laveran，1845—1922 年）是法国公共卫生学家。1878—1883 年拉弗朗在阿尔及利亚军中服务，完成了人体疟原虫的主要研究工作。在细菌理论的影响下，人们把原虫性疾病也当作细菌性疾病对待。1880 年拉弗朗在阿尔及利亚的医院中观察疟疾病人的血液，在显微镜下不仅找到了黑色颗粒，而且发现了特殊小体，他推测这些小体就是疟疾的病原体。1894 年美国人曼逊（P. Manson，1844—1922 年）提出疟疾是通过蚊子传播的。1896 年拉弗朗进入巴斯德研究院工作，1897—1907 年从事锥虫和原虫的研究。1907 年他因发现疟原虫而获得诺贝尔生理学与医学奖。1908 年创建海外病理学会，主持热带病研究。

常见的热带病还有睡眠病，这种病在非洲流行广泛，以后发现这种病的病原体是 Trypanosom gambiense。1901 年福德（R. M. Forde）发现睡眠病患者的血液中含有冈比亚锥虫，1903 年布鲁斯（D. Bruce）等人确定彩彩蝇是睡眠病的传播媒介。1910 年以后利什曼（Leishman）揭示出黑热病是一种带鞭毛的微生物传染所致，此微生物遂被命名为利什曼原虫（Leishmanin）。

以上这些热带病是 19 世纪末 20 世纪初，伴随着资本主义国家向热带地区掠夺殖民地而被发现的。同热带病相关的一些寄生虫病如阿米巴痢疾、日本血吸虫病等也在这一时期被发现。

（二）诊断技术的进步

1895 年德国物理学家伦琴（W. C. Röntgen，1845—1923 年）发现了 X 射线，并指出这种射线的穿透能力强于其他光线。X 射线在外科领域中，首先应用于对骨骼系统的观察。美国医学家坎农（W. C. Cannon，1871—1945 年）在 1898 年发现用铋或钡配合 X 射线检查可以清楚地观察到动物的食道。X 射线的发现具有十分重大的意义，它是 19 世纪末 20 世纪初物理学革命的开端。它的发现对于化学的发展也有重要意义：1913 年根据对各种元素的特征 X 射线光谱的研究发现的莫斯莱定律，确定了元素的原子序数等于核电荷数，这对元素周期律的发展和原子结构理论的建立起了重要作用。以 X 射线晶体衍射现象为基础建立起来的 X 射线晶体学成为现代结构化学的基石之一。可惜当时人们对于 X 射线对人体造成的潜在危害没有及时发现。

1898 年居里夫妇成功地提取出镭元素。第二次世界大战以后，意大利物理学家费米（E. Fermi，1901—1954 年）发现人工放射同位素对诊断和治疗肿瘤有效，遂将放射性同位素注入到人体内，通过扫描器观察，根据同位素在各器官蓄积的多少，就可判断出肺、脑、肝、骨骼、甲状腺等部位的肿块。

1903—1906 年，荷兰生理学家爱因托汶（W. Einthoven，1860—1927 年）研制出心电图描记器。20 世纪 40 年代时医生已经可以携带便携式心电图仪到病人家中作检查。20 世纪 60 年代后心电图技术与计算机技术结合，心电检查进入到数字化时代。

18 世纪时，英国生理学家黑尔斯（S. Hales，1677—1761 年）已经测量出马的血压。19 世纪末有人设计出原始的血压计，经过数位医学家的改进，到 20 世纪初血压计得以实际应用。1929 年德国医生福斯曼（W. Fossman，1904—1979 年）利用自身试验进行了心导管检查的尝试。10 年后，美国医生库尔南德（A. Caurnand，1895—1988 年）和理查兹（D. Richards，1895—1973 年）改进了福斯曼导管术，确定了心脏导管检查术的临床价值。

1929 年德国精神病学家伯杰（H. Berger，1873—1941 年）首次记录到脑电活动，脑电图作为诊断脑部疾病的特有依据得到公认。20 世纪 60 年代以后，脑电图的制造工艺和元器件得到很大改进，脑电图的性能随之得到很大提高，临床应用逐渐普遍。

20 世纪 50 年代美国物理学家科马克与英国工程师豪斯菲尔德分别开始了与计算机技术有关的 X 线技术研究。1969 年豪斯菲尔德研制成功第一台可用于临床的 CT 扫描仪。1972 年首次报道了 CT 的临床使用情况。CT 扫描仪在胸、腹、脑、骨骼等疾病的诊断中发挥了重要的作用。此后超声波、同位素、临床检验等诊断技术都相应地与计算机技术结合，使诊断技术不断数字化。

20 世纪 80 年代核磁共振技术（MRI）发展起来，众多科学家参与了这项技术的研发工作。因为 MRI 具有无电离辐射性（放射线）损害、无骨性伪影、能多方向和多参数成像、具有高度的软组织分辨能力、无需使用对比剂即可显示血管结构等独特的优点，被誉为医学影像领域中继 X 线和 CT 后的又一重大发展。

（三）安全输血和外科手术

18 世纪时已有人尝试输血治疗疾病，当时是把动物的血直接输入人体。后来有人大胆地进行人体间的输血。直到 20 世纪初，人类才根本解决了安全输血问题。

1901 年美籍奥地利人兰德茨坦纳发现了人类血型，认识到人体存在 A 型、O 型和 B 型 3 种不同的血型。1902 年他又发现了 AB 型血型。兰德茨坦纳指出不同血型的人相互输血会造成凝血现象，严重者导致死亡。O 型血的人给别人输血，很少发生凝集现象；AB 型血的人，无论接受 A 型、B 型，还是 O 型人的血都不会发生凝集现象；如果 AB 型血的人把血输给 A 型、B 型或 O 型血的人都会出现血液凝集。由于这一规律的发现，使安全输血成为可能。

卡雷尔（A. Carrel，1873—1944 年）最早把兰德茨坦纳的血型理论用于指导临床输血。1906 年他曾把输血者的动脉连接在受血者的静脉上获得成功。1914 年有学者发现加入柠檬酸钠就可防止血液凝固，由此人们发明了间接输血法。柠檬酸钠的抗凝作用解决了血液储存的问题，前苏联、美国等国家根据这一原理先后建立了血库。20 世纪 40 年代以后，血库在许多国家普遍建立，通常采用分型的血液加入柠檬酸葡萄糖的混合物在冷藏的条件下保存血液的方法，储备血液以供急用。

19 世纪中叶麻醉法和消毒法的发明以及 20 世纪安全输血技术的应用，为外科手术学的发展扫清了障碍。美国外科学家霍尔斯特德最早使用可卡因完成局部麻醉和神经阻滞术麻醉，1890 年他创用消毒橡皮手套用于外科手术，最早倡用丝线缝合创伤，还设计了各种手术路径。1889 年设计出腹股沟疝和乳癌的手术，1892 年完成锁骨下动脉结扎法治疗动脉瘤的手术，1898 年最早成功地做了肝胰管壶腹原发癌手术。他对甲状腺、甲状旁腺的临床和实验研究多年，颇有经验。外科手术技术的发展使人类在征服疾病的道路上向前迈进了一大步。

（四）神经病学的进步与精神病学的发展

在实验医学和临床诊断技术不断发展的基础上，20 世纪的神经病学和精神病学取得了突出的进步。

1. 神经病学的进步

脑脊液细胞学检查法的发明为诊断神经系统疾病提供了帮助，法国神经病学家斯卡德（Sicard）发明了用不透明物质注入蛛网膜下腔，可以进行脑部的 X 线检查，这种方法为脑摄影术、脑室摄影术和脊髓摄影开辟了道路，为大脑疾病的诊断和治疗提供了直接的证据。

谢灵顿在他的著作《神经系统的综合作用》中对于神经反射活动做出高度的概括。巴甫洛夫关于大脑皮质功能的研究，对于阐明正常与病态的精神活动及其与身体其他部分的联系具有重要的指导作用，同时为精神病提出生理学解释，成为“行为疗法”的理论基础之一。

关于脊髓灰白质炎的问题尚未能够彻底解决。对于重症肌无力的病理已经认识到与体内的乙酰胆碱分泌不足有关，家族性瘫痪虽然表现出与重症肌无力相似的症状，但其原因与重症肌无力完全不同，前者与缺钾无关，后者与缺钾有关。脑外科手术的开展成为治疗神经疾病的新方法。这一时期对神经病学的某些研究已经超出了神经生理学的范畴，许多神经病学的问题需要借助心理学的方法来解决，这就使精神病学成为临床研究的一个重点内容。

2. 精神病学的发展

19 世纪时，法国医学家皮内尔主张不应将精神病患者当作犯人看待，他的观点得到许多人响应。德国人克雷佩林曾用著作和讲演等方式介绍精神病的分类法，使精神病学建立在科学的基础上。精神病学如神经病学一样，在很长时间内需要对各种精神症状做出合理的解释，但是迄今为止很难把全部的精神症状与病理改变完全对应起来，因而精神病学家对于改善精神疾病的诊断兴趣不大，相反更关注患者的精神状态和对治疗的实际反应。

20 世纪 30 年代以前，有效的精神病疗法很少。1918 年奥地利人瓦格纳·贾雷格（J. Wagner-Jauregg ）曾用接种疟原虫的方法治疗麻痹性痴呆。1933 年塞克尔（M. Sakel）第一次对精神分裂症患者实施低血糖休克疗法；1935 年梅杜纳（V. M. von Meduna）创用卡地阿唑痉挛疗法治疗精神分裂症；1938 年格莱蒂（Gerletti）和比尼（Bini）发展出电休克疗法。胰岛素疗法和电休克疗法成为在化学疗法前的两大治疗方法，在精神疾病治疗的临床实践中发挥了一定的作用，而精神分析方法无疑是本世纪精神病治疗史上的重大革命。

维也纳的弗洛伊德（S. Freud，1856—1939 年）最初从事神经解剖学研究，后对精神病学发生了兴趣，1895 年他阐述了精神分析学说。弗洛伊德将最重要的因素放在性刺激上，他以其精神解剖学说、本能学说和精神结构学说，成为精神分析学派的重要人物。他的学说不仅对精神病学、心身医学，而且对心理学乃至整个西方文化都产生了很大影响，但也不断遭到批判和修正。

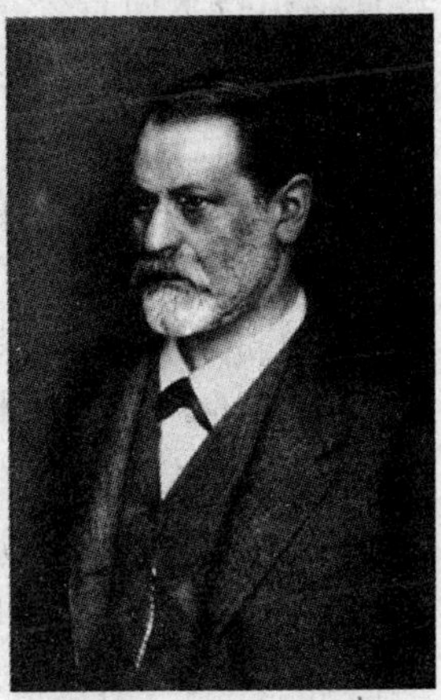

图 1-8-4 弗洛伊德

美国精神病学家梅耶（A. Meyer，1866—1950 年）创立了精神生物学派，把病人作为一个完整的人来理解和认识，认为精神病是适应习惯遭到破坏所引起的人格不平衡造成的，治疗的目的在于重建健康的适应习惯。

（五）器官移植和人造器官

1913 年法国生理学家兼外科医生卡雷尔曾提出把器官取下培养移植的观点，1915 年他发明的血管缝合技术初步解决了器官移植中血液循环重建的问题，并且最早尝试了狗与狗之间的心脏移植。1933 年异体角膜移植成功，1954 年美国医生在一对一卵双生的兄弟之间实施肾移植，获得成功。由于异体排斥始终没有得到很好的解决，因此致使移植后的器官无法长期存活。20 世纪 50 年代以后，免疫学和分子生物学的进步使移植后的排斥反应得到控制。又由于血管吻合技术的发展，特别是显微外科技术的突破和离体器官保存方法的改进，以及人体组织移植规律的发现，使器官移植取得了显著的进展。1963 年肝移植、肺移植，1966 年胰腺移植先后获得成功，1967 年南非外科医师巴纳德（C. N. Barnard）完成了首例心脏移植。80 年代以后，骨髓移植也取得了很大成就。

20 世纪下半叶，现代科学技术在医学领域的大量应用，医学与生物学、化学、力学、电子学、高分子化学、工程学等融为一体，出现了生物医学工程学，使人造器官成为可能。1945 年荷兰人柯尔夫（W. J. Kolff）使人工肾用于治疗急性肾衰获得成功，以后他又开始研究人工心脏。1962 年斯达尔（Stall）采用人造球形瓣膜更换二间瓣成功。50 年代以后，人工心肺机、人工低温术在临床应用，使体外循环心内直视手术得以进行。1982 年美国为一位 61 岁的老人植入了“贾维克-7”型人工心脏，使心脏移植领域进入到新阶段。

无疑，器官移植是挽救器官严重受损者的重要手段，但因供体器官极为有限，而且费用十分昂贵，不能满足广大患者的需要。20 世纪 90 年代中期以后，许多发达国家和大公司投巨资发展“器官移植用转基因猪项目”，科学家希望通过器官农场解决供体器官的问题。另一方面科学家也呼吁尽可能开展活体亲属器官移植，因为活体器官移植排异反应小、成功率高、效果好、费用低。目前可开展的活体器官移植手术包括肾、肝、肺、胰腺、小肠，以活体肾移植手术开展最多。

至 2000 年底，全球近 80 万重症患者实施器官移植，其中肾移植的存活率达到 75%，肝移植的存活率达到 70%。最长的移植存活记录肾移植为 31 年，骨髓移植为 20 年，肝移植为 24 年，心脏移植为 23 年，胰腺移植为 13 年，肺移植为 8 年。

器官移植使许多绝症患者看到了生的希望，2007 年 6 月在瑞士日内瓦召开的“世界卫生组织器官移植会议暨世界器官移植协会新视点领导人论坛”上，讨论了受体注册登记问题，旨在促进世界各国器官移植受体资源的规范化管理及相互合作的进程。科学家们正在使器官移植技术向着公正、经济、成熟、安全的方向而努力。

（六）传染病的新趋势

20 世纪中叶以前，传染病一直成为严重威胁人类健康的主要疾病。但 19 世纪末至 20 世纪初大部分致病细菌和病毒性疾病被人类发现。随着化学药物、抗生素和各类疫苗的应用，急性传染病得到了有效的控制，病死率明显下降。正当人们乐观地判断传染病对人类造成威胁的时代已经结束时，一些新的传染病接踵而至。20 世纪 70 年代以来，全世界出现 30 多种新传染病，美国陆续发现军团病、艾滋病、莱姆病。艾滋病至今已波及全世界 187 个国家和地区。对新发现的传染病而言，人群一般没有免疫力，一时还找不到有效的预防、治疗和控制的办法，所以新传染病对人类的危害性很大。1992 年西非出现的拉沙热，1995 年扎伊尔的埃博拉流行，1996 年日本的大肠杆菌流行，1997 年香港的禽流感，2003 年中国的 SARS，使人们从盲目的乐观中逐渐清醒过来。而一些已被控制的传染病大有死灰复燃之势，如结核、血吸虫、疟疾等。此外，传染病也有被用作生物恐怖活动的可能。人类与传染病之间的抗争远远没有结束。

每一种致病细菌都有几种变体，能够对多种抗生素产生抗药性，有些细菌除一种药物可以应对外，几乎对其他药物都有抗药性。细菌在耐药方面符合达尔文的进化论，正如“羚羊为逃避狮子的追捕，一代更比一代跑得快”，耐药细菌越来越多、越跑越快。细菌突变体不仅可将抗药基因传给后代，而且还可影响到其他细菌。因此细菌耐药造成的经济损失急剧增加，合理使用抗生素成为人类与细菌的斗争中取得胜利的重要因素。

传统的微生物学以研究病原学的观点为指导思想，迄今已有 100 多年的历史。长期以来，人们只看到微生物的致病作用，忽视了微生物的生理作用。近些年由于生物学的发展，各种高科技技术的应用，以及药物对宿主微生态平衡的影响，使人们逐渐认识到正常微生物存在的普遍性、必须性和重要性。微生物的致病性取决于宿主、环境和微生物自身三个方面。抗菌的观点除了导致抗药性的问题之外，还会扰乱正常菌群的生态平衡，所以有人预测抗生素以后的时代将是生物制剂的时代。抗菌的结果是直接消灭了病原菌，同时也消灭了正常的微生物菌群。目前的观点是：一方面设法培养人体自身的抗体，一方面借助正常生物菌群之间的拮抗作用，间接消灭病原菌，也正是中医所说的扶正祛邪观点的一部分。传染病的新趋势和对致病细菌的新认识说明单纯重视外因的观点是不正确的，外因通过内因起作用，在对传染病认识的过程中，更证明了辩证唯物主义的正确性。

（七）介入治疗

介入诊疗技术是在 X 射线、超声波、内镜等监视或直视下将导管、针等器械插入脏器，通过穿刺取得组织学、细胞学、细菌学等材料，以明确疾病的诊断，同时应用放射诊断学的有关器械、技术和方法，达到对疾病的治疗目的。

1953 年，赛丁格（Seldinger）首创了经皮动脉穿刺、引导插管的动脉造影法，由于该法操作简单、损伤小、无需缝合血管，完全替代了以往需手术切开暴露血管的方法，因而很快被广泛采用，成为介入放射学的基本操作技术。

1962 年，纽顿（Newton）首先采用栓塞血管的方法治疗脊椎血管瘤。1963 年，努斯堡（Nusbau）采用动脉内灌注血管收缩剂治疗消化道出血获得成功。自 1964 年多特（Dotter）等开创血管病介入治疗以来，以导管为手段的介入诊疗方法得到迅速的发展和普及。1965

年，萨诺（Sano）用导管成功地栓塞了脑动静脉畸形。1966 年拉施金德（Rashkind）和米勒（Miller）应用球囊房间隔造口术姑息性治疗完全性大动脉转位取得成功。1967 年博斯德曼（Postmann）首先开展经导管封闭动脉导管技术。

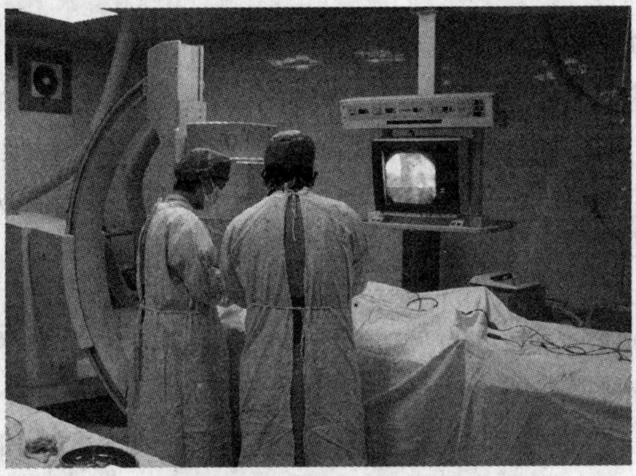

图 1-8-5　介入治疗

1974 年格鲁茨（Gruntizg）发明了双腔球囊导管进行血管成形术，金（King）和米尔斯（Mills）开始房间隔缺损的介入性治疗研究；1979 年拉施金德研制出封堵器材并在婴幼儿动脉导管未闭的介入治疗中取得成功；1997 年安姆普拉茨（Amplatzer）封堵器的临床应用使先天性心脏病的介入治疗进入新阶段。

总之，20 世纪 70 年代以后，介入放射学逐渐成为一门独立的专业学科。随着现代高分辨率螺旋 CT、实时 B 超、纤维内镜和电子内镜以及相关介入器械的不断完善与进步，介入诊断与治疗技术迅猛发展。

（八）基因治疗

人类有不下数千种疾病都是由于基因发生故障的结果，因此要了解这些疾病的本质，必须对遗传物质做彻底的分析，这是 20 世纪医学与生物学上最伟大而艰巨的工程。

1966 年基因治疗首次提出。1980 年美国医生首次尝试对两例 β-地中海贫血症患者进行基因治疗，但没有获得成功。1990 年美国医生为一名 4 岁的小女孩施行了世界上第一例基因手术，获得成功。

基因治疗的前提是作出正确的基因诊断，即在基因水平对人体疾病、甚至是人体状态作出判断。从原理上来讲，医生只要有了适当的基因探针，不论致病基因是否表达，都可以对基因疾病进行正确诊断。目前基因诊断不仅用于癌症的诊断，也涉及一些微生物感染，如结核病、艾滋病、疟疾、血吸虫病，当然更多的还是用来诊断遗传性疾病。

基因治疗可以分为两种途径，即“体细胞的基因治疗”和“生殖细胞的基因治疗”。体细胞的基因治疗已用于临床治疗，治愈了患有先天性遗传疾病的病人。目前还没有在人类中试行生殖细胞的基因治疗。一方面是因为技术复杂，另一方面因为涉及了伦理问题。

随着 HGP 的研究，越来越多的疾病相关基因被克隆，人类可以进行基因治疗的病种越来越多。但是目前的基因治疗还处于初期的试验阶段，没有稳定的疗效和可靠的安全性。可以说，在没有完全解释人类基因组的运转机制，充分了解基因调控机制和疾病的分子机理之前进行基因治疗是危险的。基因治疗在技术方面、伦理道德方面以及安全性方面也面临着很多困扰。尽管如此，基因治疗的趋势是令人鼓舞的。正如基因治疗的奠基者们所预言：基因治疗将推动21世纪的医学革命。

七、药物学成果

现代药物学伴随着实验药理学的建立而发展。19世纪前半叶，医学家开始利用动物实验和化学分析的方法从生药中提取药物的有效成分，进而研究药物的结构、性质、药理作用和毒性反应。关于药物的使用方法，在古代除口服法以外，还有吸入法、涂擦法等。19世纪中叶，法国的外科医师查尔斯（P. Charles，1791—1853年）发明了皮下注射器，从此药物的使用增加了注射的方法。

（一）化学疗法

化学疗法的应用和抗生素的发明是20世纪药物学和治疗学上的重大突破，由此改变了人们对药物的评价。20世纪前10年，人们公认乙醚和其他麻醉剂、鸦片及其衍化物、洋地黄、白喉抗毒素、天花疫苗、铁制剂、金鸡纳霜、碘制剂、乙醇和汞制剂是比较有效的药物。到20世纪中叶，人们认为青霉素、氨苯磺胺及其他抗生素、血浆及其替代物、金鸡纳及类属物、乙醚等麻醉药、鸦片及其衍化物、洋地黄、606、免疫抑制剂（抗毒素和疫苗）、肝精、激素、维生素（当时只发现4种）是比较有效的药物。

化学家埃利希（P. Ehrlich，1854—1915年）生活在德国科学技术发展的黄金时代，开创了药物的化学疗法。1910年埃利希研制出Salvarsan散，这是一种砷制剂，后来发现第606号砷的化合物是杀灭梅毒螺旋体的有效药物，因此人们习惯上又将其称为606。Salvarsan散就是“安全的砷”之意。由于20世纪大部分致病细菌被发现，于是人们期待能有一种特殊的药物可以将这些细菌杀死，而不会对人体造成伤害，人们把希望寄托于606，但后来发现606并不能杀死细菌，只对梅毒螺旋体有很强的杀伤力。后来，埃利希与日本学者秦佐八郎共同试验，将606改进为毒力很小的药物，命名为914，这种制剂使长期流行的梅毒得到较有效的控制。化学疗法的应用推进了化学药物的研究。20世纪初，法国研制出治疗疟疾的药物——普疟奎宁厄地平。沿着化学药物的研究方向，1935年德国化学家多马克（G. Domagk，1895—1964年）发现一种红色染料，其化学成分是对氨基苯磺酸的衍生物，俗称百浪多息，这种化学物质对葡萄球菌感染很有疗效，从此开辟了对人体无害、却能高效杀死细菌的人工合成药物的新途径。以后科学家研究证实，百浪多息还能杀死链球菌、肺炎双球菌、脑膜炎双球菌、淋球菌。磺胺类药物的出现对20世纪治疗学产生了重大影响。

前面谈到，从19世纪末到20世纪20年代一些热带病相继被发现，主要是疟疾、斑疹伤寒、黄热病等以蚊子、虱子、跳蚤为中间媒介传播的传染病。1939年瑞士化学家穆勒（P. H. Müller，1899—1965年）发明了DDT，具有极强的杀虫能力，可以有效地控制虫媒传播的疾病。1944年DDT作为商品在市场上出售。在第二次世界大战中，DDT广泛用于军队中，有效地控制了寄生虫病的发生。第二次世界大战以后，又发明了666这种杀虫药物。但后来的事实表明，DDT虽然可以杀死虫媒，却严重污染了环境，对人类造成了严重的伤害。

（二）抗生素

抗生是指两种微生物之间存在对抗的关系，早在巴斯德时代已有抗生素概念的萌芽，那时就知道空气中的某些细菌能够抑制炭疽杆菌的生长，但这一发现却没有引起人们的注意。

直到1922年英国细菌学家弗莱明（A. Fleming，1881—1955年）发现一种酶，这种酶可以存在于蛋白质、盐类或某些细菌体内，而且可以溶解某些球菌，遂称其为溶菌酶。1928年，弗莱明在他的培养基上发现葡萄球菌被青霉菌污染了，被污染的葡萄球菌的菌丝变得透明，甚至溶解消失。弗莱明没有轻易放过这个奇特的现象，他又将青霉菌除掉，惊奇地发现上述现象仍可发生，于是他断定这种起杀菌作用的物质是青霉菌在生长过程中产生的代谢物，这就是后来被他称之为青霉素的杀菌物质。以后弗莱明用实验证实青霉素不仅具有杀死链球菌等多种细菌的功能，而且对人和动物的毒性很小。弗莱明从事青霉素的研究达4年之久，后因青霉素性质很不稳定，加之缺乏有效的提取技术，使大批量生产青霉素遇到困难，于是中止了青霉素的研究。直到1935年，英国牛津大学病理学家弗洛里（H. W. Florey，1898—1968年）、德国生物化学家钱恩（E. B. Chain，1906—1979年）两人合作，重新研究青霉素的性质，分析出青霉素的化学结构及其性质不稳定的原因，解决了青霉素的浓缩问题，使大批量生产青霉素成为可能。1943年青霉素第一次成功地用于临床治疗，第二次世界大战中青霉素发挥了不容忽视的作用。

青霉素诞生以后，人们看到了抗生素给医学带来到希望。1944年美籍俄国微生物学家瓦克斯曼（S. A. Waksmann，1888—1974年）按照弗莱明发现青霉素的原理，从灰链丝霉菌的培养基中培养出可以杀死结核杆菌的抗生素——链霉素，终于使长期困扰人类的结核病得到控制。链霉素的发现，使青霉素治疗无效的结核病得到控制，成为结核病治疗史上的一座里程碑，并掀起了抗生素研究的热潮。1947年对胃肠道细菌有特效的杀菌功能的氯霉素被发现，1948年发现金霉素，再以后四环素、土霉素等抗生素陆续被发现并用于临床。抗生素的发现是20世纪药物学和治疗学取得重大进步的标志。

目前对抗细菌的抗生素已经有数百种之多，而且还不断地有新的抗生素被发明和研制成功，然而随着抗生素的广泛使用，抗生素的疗效并没有因为其种类的增加而明显增强。相反，细菌耐药的现象极为普遍，而且日趋严重，抗生素的滥用是造成这一现象的主要原因，因此合理使用抗生素成为迫在眉睫的问题。

（三）各类疫苗

牛痘疫苗的应用是人类利用疫苗战胜疾病的开始。20世纪50年代，科利尔（L. Collier）研制出固态疫苗，使大规模推广疫苗接种成为可能。现代微生物学和免疫学的发展，为各种疫苗的研制奠定了基础。

20世纪初结核病曾经是危害性最大的传染病之一。1900年前后，法国巴斯德研究所所长卡尔迈特（A. Calmette，1863—1933年）和介兰（C. Guerin，1872—1961年）着手研究减毒结核菌疫苗。1922年他们首次将研制成功的牛结核减毒疫苗为新生儿接种获得成功，这就是后来被称作卡介苗的疫苗。卡介苗成为预防结核病的有效方法。

1963年费城癌症研究所的布卢姆伯格（S. Blumberg）在澳大利亚血友病患者的血清中发现了乙型肝炎表面抗原，被其命名为澳大利亚抗原，简称“澳抗”。1970年英国病理学家戴恩（D. Dane）利用免疫电镜技术对肝炎病毒进行了深入研究。与此同时，美国默克治疗所的希勒曼（M. Hilleman）接受领导科研小组进行乙肝疫苗的研制工作。经过10年的研制，终于用血浆提取法制备出安全的乙肝疫苗，1982年开始大量投入市场。分子生物学技术诞生以后，科学家又开发出新一代乙肝分子疫苗。同时其他类型的肝炎疫苗也获得成功。

继天花在全球范围内被消灭以后，人类的第二个目标是消灭脊髓灰质炎。1952年美国病毒学家索尔克研制出注射用脊髓灰质炎疫苗，但由于这种疫苗的接种对象是儿童，注射的方法不易被接受，美国微生物学家萨宾发明了口服的脊髓灰质炎疫苗。60 年代口服疫苗开始在全球范围推广。1988 年世界卫生组织明确提出消灭脊髓灰质炎的目标，得到世界各国政府的响应。

人类对于疫苗的研制，最初采用活疫苗，以后培养出减毒疫苗，80 年代以前主要采取血浆提取的方法制备疫苗，90 年代以后开始制备分子疫苗，使疫苗的生产更加安全、可靠、价廉。

八、现代护理学的发展

19 世纪末期在南丁格尔的影响下，许多国家的护理事业得到了蓬勃发展，其中以美国护理界的发展最为迅速。20 世纪美国护理学的发展曾面对各种挑战，在进行了不断的探索和调整发展方向之后，经过几代人的奋斗，护理专业取得了很大的成就。根据不同阶段护理专业发展的不同侧重点，可以将西方现代护理学按照学科创始期、护理教育时代、科研时代、研究生教育时代和理论时代分别加以描述。

（一）学科创始阶段（1900—1920 年）

20 世纪初，在南丁格尔护理思想和建立护理专业的目标推动下，“护士需要理论知识来指导护理实践”的观点在护理界逐渐形成。但是当时护理学尚未形成系统的理论体系，而医学从文艺复兴时期就开始重视对基础学科的研究，17 世纪恢复对临床观察的重视，18 世纪医生们已经认识到器官改变与疾病的关系，19 世纪认识水平已经深入到组织细胞水平，越发关注疾病、预防与治疗三者的关系，知道消毒与预防感染的关系。于是，护士就将这些医学成果用来制定护理操作和护理措施，如无菌技术、褥疮（现已更名为“压疮”）的护理、心脏病病人的护理常规和新生儿喂养等。这样，护士在临床日常工作中执行的任务就构成了护理的知识内容，护理的重点是执行医嘱和实施各种护理操作，护理教学的重点就是教育护理专业的学生如何做好护理操作。这种早期的努力虽然是护理学科发展的一大进步，但是这种护理学科定位以及认为“护理知识来自医学领域”的观点阻碍了护理学科发展其独特的知识体系。

（二）护理教育时代（1920—1970 年）

20 世纪 20 至 30 年代，随着美国工业的繁荣发展，美国护理事业进入到鼎盛时期。这一时期护理教育为妇女提供了获得正式教育和就业的机会，也培养了许多优秀的护士。这一时期的重点是改革护理教学内容，建立标准化护理课程体系。经过全国性的探讨和调研工作，美国护理联盟（NLN）确定了护理的课程体系不仅要包括医学知识，还应包括社会科学和护理操作。护理操作常常被视为“基础护理”，意指护理学的“基本要素”，反映出这一时期对护理工作特有的护理内容的重视。护理操作的教学和练习是在模拟病房里完成的，这种模拟病房被称为“护理艺术”实验室。后来，护理教育转向了本科教育，课程设置中也把重点转向了科学研究，因此“护理艺术”实验室更名为“护理技能”实验室。

1. 护理本科生教育

国际高等护理教育起源于美国。1894 年，得克萨斯州立大学率先在医学院下属成立护理部门；1899 年，美国哥伦比亚教育学院家政系开设了医院经济学课程，培养护校校长、教师和护士长，可谓高等护理教育的先声，该学院毕业生玛丽·纳汀（Mary Adelaide Nut-

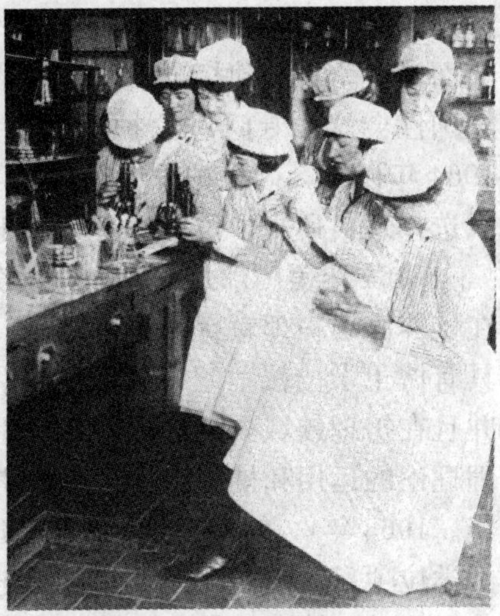

图 1-8-6　护士培训

ting）成为美国第一位护理专业教师。1901 年，约翰·霍普金斯大学开设了专门的护理课程。1909 年，明尼苏达大学开设了美国历史上第一个大学护理系课程班，培养专业护士，学制 3 年，成为现代高等护理教育的开端，但仍侧重于操作技能的训练。1924 年，耶鲁大学成立护理学院，开设了以大学为基础的 4 年制护理本科教育，学生毕业后授予学士学位，这是世界护理教育发展史上的里程碑。自此以后，美国的护理教育从职业培训转向专业高等教育。

第二次世界大战爆发导致护士极度短缺，出现了准学士教育。准学士教育在 20 世纪六七十年代得到较快的发展，面向临床培养具备向各个年龄段的个人、家庭、社会人群提供护理服务的护理人才，一般由社区大学开设，80 年代后发展速度减慢。

这段时期护理高等教育规模相对较小，直到 20 世纪 60 年代，学士学位教育才逐渐成为美国护理教育的主流。其目标是培养护理专业人才，一般由 4 年制公立或私立大学开办，学生毕业后主要在临床和社区工作，具备向个人、家庭、社区提供健康促进、健康维护和健康恢复的服务，或负责为病人制定住院期间及住院后的护理计划的能力。60 年代，美国还开设了针对基础和专科护理师培养的训练班，培训注册护师、儿科护师、助产护师、家庭护师，学制为 1 年。1975 年以后，这类训练班逐步发展为硕士学位的护理教育。

2. 护理研究生教育

自 20 世纪 30 年代开始，护理硕士学位的课程逐渐发展。1932 年美国的天主教大学首先开展护理硕士教育。护理硕士学位课程的目标是培养教学和管理人才、高级专科护理师，课程也以加强教育训练和行政管理技巧及专业临床实践技能为重点，一般设在具有本科护理专业的大学或学院里，招收对象为具有护理专业学士学位的注册护士或具有其他专业学士学位的学士、护理准学士学历的注册护士等，护理硕士多数以专科护士的身份在临床工作，一部分从事护理教学和护理科研工作，并参与开发先进护理技术和护理理论研究等。

1933 年，美国哥伦比亚大学教师学院开设了第一个培养护理教师的博士项目。1934 年，纽约大学为护士创办了第一个哲学博士学位，旨在提高护理教育和护理科研水平。这一时期的主要任务是将护理教育纳入到大学教育中，使护理学成为大学的一个学科，这对护理专业的学术性和科学性提出了更高的要求。因此，护理界又一次认识到建立护理学特有的理论性知识结构的重要性和迫切性，从而导致了护理科研时代的到来。与之形成对比的是，同一时期欧洲护理教育起步较晚，且发展缓慢。1928 年，随着英国皇家护理学院的建立，毕业后护理继续教育开始出现。法国、德国也开始向护士提供高级培训的机会。从护理教育发展的角度来看，1950 年以前，欧美各国基本上形成了由基础教育、研究生教育和继续教育三部分所组成的护理教育体系。

美国的护理硕士学位教育始于 20 世纪 30 年代，护理博士学位教育始于 60 年代，在 60～70 年代，美国的护理教育进入了研究生教育的发展时期。在开展研究生教育的初期，各州的硕士课程设置是相对独立的，没有统一的标准化课程设置体系。随着高等护理教育的全面开展，对组建标准的、正规的课程设置体系的需要更加强烈。因此，美国护士会召开了全国性会议，专门讨论护理硕士学位教育的课程设置，并建立了标准化的课程体系。自1964年以来，硕士护理课程的学习经历已逐渐成为担任护理领导地位的重要资历，护士可以选择理科硕士学位和护理学硕士学位。

1964年美国加州大学旧金山分校开设第一个护理博士学位项目。博士学位护理教育旨在培养高级护理教育、护理科研、护理管理人才以及开业护士、健康咨询顾问等，一般设在具有博士学位教学能力的大学或学院里，招收具有护理硕士学位或与护理有关的硕士学位、并且在护理领域有突出贡献的学生，学科方向主要包括护理理论的研究和新理论的测试、护理理论的运用和推广、护理教育教学实践与研究、综合护理能力和应用护理理论能力的培养。1965年，美国护士会确定了建立护理理论的发展方向，当时美国大学仅有3个护理博士学位项目，因此大多数具有博士学位的护士是由其他学科培养的，如教育学、心理学、公共卫生学。美国的护理教育形式主要分为六类：职业护理教育、证书护理教育、准学士护理教育、学士学位护理教育、硕士学位护理教育、博士学位护理教育。

在发展护理理论精神的倡导下，美国的护理博士学位教育得到了快速发展，到20世纪70年代末已经从3个增加到21个护理博士项目，培养出大批的护理学博士。护士可以选择的博士学位有两种基本类型：一种为哲学博士，为学院派的博士学位，侧重于护理科研和护理理论的研究；另一种为护理学博士，为临床专业的博士学位，强调实际的护理应用及临床研究。目前，世界上开设护理博士项目的国家和地区有：美国、加拿大、澳大利亚、新西兰、韩国、泰国以及中国香港等。

（三）护理科研时代（1940—1950年）

20世纪四五十年代，美国护理界开始意识到只有通过护理研究，才能建立护理学科的知识体系，建设完整的护理科学。因此，科研成为护理发展的主要推动力，护理学者逐渐把经历转向通过科学的护理研究建立护理独特的知识体系。为了使护理人员学会科学研究，护理高等教育的课程中增加了统计学和护理科研等科目。为了满足传播护理研究成果的需要，1952年美国第一本护理研究性杂志《护理研究》创刊。此外，美国联邦政府也开始认识到开展护理科研和进行护理学科建设的重要性，于1955年设立了美国公共卫生服务博士前奖学金和护理科学人员培训项目，培养护理研究人员和护理研究师资。研究生教育成为培养护士科研能力的重要渠道，加速了护理教育的重点向研究生教育转移。

（四）护理理论时代（1950—1990年）

护理学能否被称为专业或学科，关键取决于是否有护理的理论体系，有护理的法律和伦理道德标准。作为一个专业，护理承担着向不同场所、不同的健康—疾病阶段、不同的成长—发展阶段的人群提供健康保健的社会重任，因此，除了应用一些来自其他学科，如社会学、心理学和医学科学的理论外，护理专业必须发展自己独特的、可靠的知识基础，建立科学的护理理论体系。

美国的护理理论时代开始于20世纪50年代，与研究生教育时代和科研时代相对重叠，三者都是高度重视学科发展的结晶。护理理论时代可以分为理论借鉴期、理论创建期和理论应用期。

1. 护理理论借鉴期

护理学科为了逐步形成具有独特专业特点的理论体系，从20世纪50年代开始借鉴其他较早发展的学科的理论。此时，由于美国联邦政府已经意识到国内护士持续短缺的现况，决心大力发展护理教育事业。于是，在政府的支持下，许多非护理专业的博士项目也对护士敞开大门。这些由非护理学科培养出来的护理教师尝试将护理学与其他相关的生命科学和社会科学联系起来，并竭力提倡将社会科学和生命科学的内容纳入到护理基础课程体系中。常借鉴的相关理论有：

（1）马斯洛的“人类基本需要层次论”。马斯洛（Abraham Maslow，1908—1970年）是美国著名社会心理学家、人格理论家和比较心理学家。他的“人类基本需要层次论”是在护理实践和护理教育中运用最为广泛的理论，马斯洛认为从低级到高级人类有五个层次的基本需要，即生理需要、安全需要、爱与归属需要、尊重需要和自我实现需要。护士可以根据人类不同层次的需要做到预见性护理。

（2）贝塔朗菲的“一般系统理论”。贝塔朗菲（Ludwig von Bertalanffy，1901—1972年）是美籍奥地利理论生物学家，他认为人是一个系统，人的内部系统由生理、心理、社会文化等部分组成，又是自然、社会环境等外部系统的一部分。同时，人又是一个开放系统，与内、外系统有能量、信息的交流，人的健康是内部系统的稳定以及内、外系统之间的平衡和适应。一般系统理论对整体护理的思想具有深远的影响。它可使护士将服务对象看作是整体的、开放的，要求护士在护理过程中需要充分考虑到内、外两个系统的稳定；同时它也是护理程序的理论框架。

（3）“成长与发展理论”。由于护理的对象是从生到死各年龄组的人，护士必须对人类生命全过程的成长和发展有所认识，并根据不同年龄阶段的发展特点提供护理。

（4）“应激与适应理论”。通过对应激原、应激反应、防卫机制和适应的了解，护士可以了解和识别病人在疾病不同阶段可能出现的心理社会反应，了解医院中可能会对病人造成不良影响的应激原，从而避免有害应激原引起反应，教育病人运用正确的防卫机制。

2. 护理理论创建期

20世纪六七十年代，护理理论家所做的工作是护理学科发展的奠基石。护理理论家陆续发表了护理概念框架，如1967年勒万（Levine）的护理实践守恒模式、1970年罗杰斯（Rogers）的同源动态学原理和罗伊（Roy）的适应模式、1971年奥瑞穆（Orem）的自理模式和金（King）的互动结构和达标理论、1972年纽曼（Neuman）的健康照顾系统模式和1980年约翰森（Johnson）的行为系统模式。

20世纪70年代后期，美国护理出现了从科研向理论的转折。1977年在芝加哥召开的第一次护理教育工作会议并没有设护理理论专题，但是罗伊介绍了如何用她的理论框架指导护理实践，获得了广泛的关注。1978年第二次护理教育工作会议设立了护理理论的专题会场，明确了“护理实践所需知识的本质”是理论性知识。

20世纪80年代，护理理论家对护理概念框架进行不断的修订和补充。常用的护理理论及其核心观点有：

（1）罗伊的适应模式。该模式是围绕人的适应行为及人对周围环境中的刺激的适应过程。该模式认为护理是帮助人控制或适应刺激，以达到良好的适应状态的科学。护理是一种应用性科学，是护士艺术性地应用护理知识满足服务对象的需要，帮助服务对象适应。为了达到促进个体适应性反应的目标，护士可通过采取措施控制各种刺激，使刺激全面作用于个体的适应范围之内。同时也可通过扩展人的适应范围，增强个体对刺激的耐受能力，来促进适应性反应的发生。护理的功能是帮助患者维持生理、自我概念、角色概念及人际关系方面的需要，以最大限度地维护服务对象的健康。

（2）奥瑞穆的自理模式。该理论主要是围绕护理的目标，最大限度地维持和促进护理对象的自理。涉及三个相关理论：自理结构、自理缺陷结构和护理系统。该理论认为护理是预防自我护理缺陷发展，并为不能进行自我护理的人群提供治疗的活动，是帮助他人获得自理能力的过程。应用时要根据个人的年龄、发展情况、健康状况及社会文化背景的不同来选择不同的理论结构，选择不同的护理方式。

（3）金的互动结构和达标理论。认为护理是在护理的情景下护士与服务对象通过彼此分享感知的信息而采取行动、反应和互动的过程；是护士与服务对象彼此感知对方和环境的人类互动过程；通过沟通建立目标、寻求办法、达成共识，并最终实现目标。护士的目标是帮助个体维护健康以满足其社会活动的要求。

（4）纽曼的健康照顾系统模式。该模式主要以格式塔心理学为基础，同时应用了贝塔朗菲的系统理论、塞尔耶的压力与适应学说等护理学相关理论。纽曼认为人是开放系统，而护理是通过有目的的干预，来减少或避免影响最佳功能状态发挥的压力因素和不利状况，以帮助服务对象、家庭和群体获得并保持尽可能高的健康水平。护理的主要任务是保存能量、恢复、维持和促进个体的稳定、和谐与平衡。

（5）约翰森的行为系统模式。认为每一个人都是一个特殊的个人行为系统，这个系统由一系列具有一定形态、有目的、重复的活动组成，系统的功能就是调节个人对环境中各种输入刺激的反应以维持系统的平衡。该模式认为护理关心的是有组织的、整体的人，而不是疾病本身。护理的目的是促进个体的平衡，要求服务对象能够做到：其行为能与社会的要求相称；有能力用各种方法改变其行为；患病时能从医生的知识和技能中最大限度地受益；其行为不会导致不必要的损伤或引起后遗症。

3. 护理理论应用期

护理是一门实践性学科，从护理知识发展的各个不同时期来看，虽然各有其侧重点，但是各个时期的中心问题是一致的，即都是为了回答“指导护理实践的知识本质”的问题。也就是说，护理教育、护理研究、护理理论的发展不只是护理知识的发展，它们促进了护理学科的发展，但最终要服务于护理实践，即应用于实践、指导实践、使实践更有效。基于这一观念的转变，要求护理教育从低层次的记忆性学习转变为高层次的推理和应用性学习。因此，从20世纪90年代开始，护理学的侧重点转向了将护理理论应用于护理实践，在护理实践中检验护理理论的价值。

（五）护理交叉学科的发展

在护理学科发展的过程中，护理学不断地与心理、伦理、法律、社会学等学科互相融合。在多学科综合发展的背景下，护理交叉学科开始孕育成长。

1. 护理伦理学

伦理学“ethics”是从希腊字“ethos”而来，原意为风俗、习惯、行为及品性。伦理学是研究道德的学科，而护理学本身的关怀、爱、照护等就是属于伦理学基本范畴，其本身就构成了护理道德。护理伦理学是研究护理道德的学科，它用伦理学的原则、理论和规范来指导护理实践，协调护理领域中的人际关系，对护理实践中的伦理问题进行分析、讨论并提出解决方案。

南丁格尔誓词可称为护理史上第一个国际性的护士伦理准则：“余谨于上帝及公众前宣誓，愿吾一生纯洁忠诚服务，勿为有损无益之事，勿取服或故用有害之药，当尽余力以增高吾职业之程度，凡服务时所知所闻之个人私事及一切家务均当谨守秘密，余将以忠诚协助医生行事，并专心致志以主意授予护理者之幸福”。国际护士会从1933年起开始讨论护理伦理问题，1953—1965年制定了伦理学规则（法典），1973年重修。从1933年始，世界各国的护理专业团体和相关部门都在致力于制定伦理法典，以规范护士的道德标准，指导护士的护理活动。

护理伦理规范发展简表

年份	组织	伦理文件的名称
1933	国际护士会	伦理问题
1950	美国护理学会	护士伦理法典（ANA Code）
1953	国际护士会	护士护理法典
1973	国际护士会	护士伦理法典（二修）（ICN Code）
1976	美国护理学会	护士法典（二修））
1980	加拿大护理学会	伦理学法典（CNA Code）
1985	美国护理学会	护士法典（三修）
1985	加拿大护理学会	护理伦理法典
1988	中国卫生部	医务人员医德规范及实施办法
1991	加拿大护理学会	护理伦理法典（二修）
1992	英国注册护士、助产士、访视护士中心委员会	职业行为法典（UKCC Code）
1997	加拿大护理学会	注册护士伦理法典
2000	中华护理学会	新世纪中国护士伦理准则
2001	美国护理学会	护士伦理法典
2002	加拿大护理学会	注册护士伦理法典

护士在临床实践中要承担多种角色，要同病人、医生、家庭、社区甚至法院等发生联系，可能在某一时刻、某一地方，某一方面的角色要优先。优先顺序的确定涉及不同人的利益，而涉及利益必然要引出伦理学问题。护士经常面临的伦理问题有：如何建立融洽的护患关系、在对病人的关怀照顾中如何权衡利害得失、如何保护病人的自主权、如何与其他医护人员打交道、如何公正分配护理保健资源等。20世纪80年代初，比彻姆（Beauchamp）和查尔瑞斯（Childress）在《生物医学伦理学原则》一书中提出护士在工作中，应遵循尊重原则、不伤害原则、有利原则与公正原则。这四个基本原则被国际上广泛接受，并应用到医学伦理学和护理伦理学领域。

尊重原则是指尊重病人的自主权、知情同意权、保密权和隐私权。尊重自主权是指护士要尊重具有自主能力的病人决定自己意愿的权利，尊重其选择或执行的行动计划，尊重其价值观、信仰及风俗习惯；尊重病人的知情同意权是指医护人员有义务在病人面临手术、有创检查、特殊治疗或人体研究等情况时取得他们的知情同意，提供相关信息，协助病人做自我决定。当病人或弱势人群（如婴幼儿病人、智残病人、精神病病人、休克病人等）不能行使知情同意权时，要正确对待代理人知情同意权；尊重病人的保密权和隐私权是指对与病人疾病的诊疗和护理直接相关的信息（包括病因、并发症、检查结果、诊断、治疗、护理、预后等）以及与病人疾病诊疗没有直接关系的个人信息（如家庭、婚姻、性、心理和行为等）给予保密。

不伤害原则指不对病人的身体、心灵或精神施加伤害，不将病人置于可能受伤害的危险情况中。

有利原则又名行善原则、施益原则，指医护人员对病人施行仁慈、善良和有利的行为。护士应通过提供高质量的护理，帮助病人恢复健康，解除或缓解症状，解除或减轻疼痛，避免过早死亡。当病人利益与护理措施发生冲突时，护理人员要仔细权衡利害，采取行动使病人得到最大可能的益处。

公正原则指基于正义与公道，以公平合理的态度来对待病人及有关的第三者（如病人的家属、其他病人、直接或间接受影响的社会大众）。公正原则主要应用于三大方面，即报偿性公正、程序性公正以及分配性公正。报偿性公正通常应用于犯罪行为之惩罚。程序性公正强调处理事情的程序应公平，但不保证应有公平的结果。分配性公正主要指对不同国籍、种族、年龄、性别、社会地位及经济状况的病人应一视同仁，合理使用和分配卫生资源，在护理过程中遵守先来先救助、急重症病人适当优先的原则。

2. 护理美学

护理美学的发展蕴涵着深远的历史渊源，她的根基早已植入远古的护理活动中。在古代中国关于伏羲氏、神农氏的传说中就体现了人们为能发现治病疗伤的药物和手法而产生的喜悦心情和审美情趣；在古希腊神话中，海吉娅将其美丽温柔的性情与爱抚奉献给人类，成为受人尊敬的女神……这些传说都表达了原始社会人们产生的一种自发的、朴素的护理审美思想。以后的护理活动中无不包括了对身体、心理和精神的呵护。护理美学孕育在护理学创立和发展的历程中，其中南丁格尔塑造的护理职业形象将美学理念渗透到护理理论与护理实践中。

在南丁格尔之前，护士曾被人们普遍认为“只需要具有女性天赋和才能的个体，便可以出任护士职业”。南丁格尔率先向世俗观念发起挑战，指出护理是一种美丽的艺术。南丁格尔对医院环境也提出特殊要求：建筑空间应高大宽敞，病房应安静整洁，提倡用“变化、色彩、鲜花、小动物等方式来转移病人对疾病的注意力”，这些都源于她思维理念中的护理美感。南丁格尔积极倡导护理工作需要高尚的品格、相当的专业知识和操作技能等。南丁格尔将护理工作升华到“艺术”境界，她的思想为护理美学播撒了火种。

1978 年世界卫生组织提出“2000 年人人享有卫生保健”的全球战略目标，从此，护理学的发展由“以病人为中心”进入到“以整体人的健康为中心”的更高阶段。1980 年美国护理学会对“护理”概念作出新阐释，指出护理工作的对象应包括病人、有可能生病的人和未患病但有“健康问题”的人。护理工作内容的扩展赋予护理美学更大的发展空间。20 世纪后 50 年中，护理工作者尝试用美学原理指导护理实践，并对护理美学进行更深的理论探讨和实践尝试。

3. 护理心理学

随着医学心理学的发展，心理护理也逐渐受到重视。“二战”后，随着科技飞速发展，护理心理学的发展契机也来临。经历了战争和工业发展，疾病与健康的概念发生了巨大变化，医学模式也开始发生转变。1948 年世界卫生组织提出：“健康不但是没有疾病或缺陷，而且是身体、精神和社会的完好适应状态”。

20 世纪 50 年代以后护理学科发生了革命性发展。1955 年美国学者首次提出“护理程序”概念，要求护士奉行“以患者为中心”的理念，全面应用护理程序，收集患者的生理、心理、社会等资料，制定并给予患者身心整体护理计划。1977 年美国罗彻斯特大学恩格尔教授提出生物—心理—社会医学模式，进一步发展了“以健康为中心”的全新护理观念。

“以健康为中心”的整体护理思想，在护理程序的指导下带来了护理实践领域的一系列变化，显著改变就是临床心理护理开始作为整体护理的核心内容，集中表现在：护理工作转向护士紧紧围绕病人的需求，运用护理程序系统地护理病人，从生理、心理、社会、精神及文化等多方面对病人实施整体护理；护理工作除了执行医嘱和各项护理技术操作之外，更多的是注重对人的研究，进一步认识心理、精神、社会和文化因素对病人病情转归和健康的影响，从而帮助病人最大程度地达到生理—心理—社会的平衡和适应；护士的角色不仅仅是病人的照顾者，而更多的是担当病人的教育者、咨询者和病人健康的管理者；医生和护士有分工有合作，病人有权参与治疗和护理方案的决策等等。

在一些发达国家和地区，特别强调护士应具有丰富的心理学知识，增加了心理学课程的比重。美国本科护理教育的课程中，增加了普通心理学、发展心理学、生理心理学、社会心理学、变态心理学、临床心理治疗学等许多心理学课程。

（六）国际护士会

1887 年，毕业于英国皇家医院护士学校的芬威奇（Ethel Bedfore Fenwich）倡议并组织成立了世界上第一个护士团体——英国皇家护士协会（the Royal College of Nursing）。1888 年，《护理记录》（The Nursing Record）第一期刊登了英国皇家护士协会的全部报告，报告写到“第一次会议经全体一致通过同意成立英国皇家护士协会，协会应该有自己的章程，能够负责护士的注册、考核、学位授予以及护士养老金的发放、护士医疗费用的给予”。对于各国护士协会联合起来成立一个国际组织的愿望，在 1893 年芬威奇与著名国际妇女会的创始人修厄尔（May Wright Sewall）的会面后逐渐清晰和明朗，这次见面成为国际护士会成立的催化剂。

1899 年，在芬威奇、美国护士多克（Lavinia Dock）、德国护士卡尔（Agnes Karll）三人的领导下，国际护士会（International Council of Nurses，ICN）正式成立，与会代表有美、英、加拿大、新西兰、芬兰、德国、丹麦 7 国的护士。国际护士会的目标是指导护理教育和护理实践，使护理教育和护理实践在世界上的任何一个国家都保持一个同等的较高的水平。

1901 年国际护士会在美国召开第一届大会，确定了国际护士会的主要工作是制定标准、指南和相关政策，内容涵盖护理实践、护理教育、护理管理、护理科研以及社会经济福利等多个领域，并确定每 4 年召开一次大会。

目前国际护士会已经扩大到由 128 个国家的护士组织组成，会址于 1966 年迁往日内瓦。进入 21 世纪后，国际护士会的主要工作目标是：团结全世界的护士；提高全世界护士的地位及护理水平；影响卫生政策的制定。

九、护士角色的扩大

随着护理教育水平的提高，在护理学发展较快的一些国家中，专业护士的职业生涯在广度和深度上得到了扩展。20世纪中后期，出现高级实践护士、高危管理者等。其中高级实践护士包括临床护理专家、开业护士、注册助产士、注册麻醉护士，她们多数具有硕士或硕士以上的学历。随着护士工作范畴的扩大，护士承担了更多的角色。

（一）临床护理专家

临床护理专家（Clinical Nurse Specialist，CNS）是指在某专科领域具有较高护理水平的人才，通过临床护理、教学、会诊、研究等活动促进了护理学的发展。大多数临床护理专家接受过研究生教育，且在某专科领域成为较高护理水平的注册护士。她们为病人进行健康评估、作出护理诊断，对治疗中护理的参与以及参与的效果负责，还承担了多种职能，如教育职能、护理顾问职能、研究职能、管理职能等。

（二）开业护士

1967年在科罗拉多州立大学率先开展了儿科开业护士项目，标志着美国护士进入“开业护士”（Nurse Practitioner，NP）阶段。开业护士要求必须是注册护士，具有高等理论和实践经验，可以全面地评估和处理常见的急、慢性病，作出疾病诊断，直接开出处方药和非处方药。多数开业护士具有硕士学位，可以从事家庭护理、儿科护理、成人护理、急症护理、老年护理等工作。开业护士能够独立诊断和治疗常见疾病，并与其他健康服务者通力合作，促进病人康复。研究表明，开业护士所提供的护理服务质量高、花费低、病人满意度高。

（三）注册助产士

注册助产士（Certified Nurse Midwife，CNM）属于注册护士，毕业于专门的护士助产士学校，多数具有硕士学历，能够在社区独立为家庭提供孕龄妇女的初级保健、产前检查、接生及产后护理。

（四）注册麻醉护士

注册麻醉护士（Certified Registered Nurse Anesthetist，CRNA）属于注册护士，获得学士学位后接受麻醉专科培训，需获得麻醉专科证书。在美国，注册麻醉护士已有100多年的历史。在我国麻醉护士是近年来为适应现代麻醉学科的发展而设立的一个工作岗位，主要负责麻醉准备室的管理，麻醉手术室仪器、设备、基本药品管理，恢复室病人的护理，特殊麻醉物品和毒麻贵重药品的管理，抢救物品和药品的管理，配合麻醉科医师开展新技术、新项目等等。

（五）个案管理者

20世纪末期个案管理的护理方式应运而生。个案管理强调为病人提供从患病到恢复健康全过程的照顾，以及帮助病人顺利地从一个健康机构转到其他场所。在个案管理系统中，通常由护士充当个案管理者（Case Manager）。护士参与病人及其家庭每一阶段的护理活动，包括入院介绍、提供健康教育资料、与病人共同制定和实施护理计划、安排出院或转院事宜、向社区健康服务人员介绍病人的情况、出院后随访以确认康复状况、评价护理结果等。这种服务方式的目的是降低医疗费用，促进与所有健康保健服务者的合作，有效、合理地利用社区服务资源，增加对病人患病整个过程的持续护理，并最终促进病人和家庭独立地应对生活。

（六）高危管理者

高危管理者（Risk Manager）是指关注和病人的安全问题相关的危险因素的人员。她们主要在医院中工作，为医院提供能够促进病人安全的方案和措施。部分高危管理者由护士充当。她们需要随时评估病人的安全状况以及可能的危险因素并进行记录，根据具体情况给予正确的干预并评价干预的效果；她们还需了解医院在保障病人及工作人员安全方面的投入以及面临的困难，从而为医院提供解决方案。

（七）质量促进护士

质量促进护士（Quality Improvement Nurse）是在病人或家属就诊过程中提供服务，以满足其消除疾病、恢复健康的需求，同时满足其获取相关疾病知识、预防复发、提高自我保健能力需求的护士。主要负责协调院内病人健康教育工作的开展、评估病人健康教育的需要，实施新的教育项目等工作。

思考题

1. 现代医学科技发展有哪些特点？
2. 现代医学研究方式有哪些新进展？
3. DNA 双螺旋模型结构的发现有哪些重要意义？
4. 20 世纪的西方护理学经历了哪几个主要发展阶段？每一阶段的特点是什么？
5. 简述护理学交叉学科的重要性？

第二篇　中国传统医学与护理学史

第一章　中医学理论体系与护理思想的初步形成（战国秦汉时期）

提要：战国至秦汉时期是中国医学理论体系初步形成时期，其主要标志是《黄帝内经》、《神农本草经》、《伤寒杂病论》三部中医药经典著作的形成。《黄帝内经》是现存最早的中医理论著作，它奠定了中医学的理论基础；《神农本草经》是现存最早的药物学著作，它奠定了中药学的基础；《伤寒杂病论》将《黄帝内经》的基本理论和临床实践结合起来，确立了辨证论治的临证医学基础。这一阶段也是中医护理学思想逐步形成的重要时期，《黄帝内经》初步奠定了中医护理思想的基础；《神农本草经》确立了药物护理的主要内容；《伤寒杂病论》从多个方面论述了临证护理原则和护理操作技术。

一、历史概况

自战国时期起，中国进入封建社会，战国七雄（齐、楚、燕、韩、赵、魏、秦）造就了“诸子蜂起，百家争鸣”的局面，产生了中国思想史上两位最著名的思想家——老子和孔子，他们分别开创了道家和儒家两大流派。战国末期，秦国逐渐强大，吞并六国，建立了中国第一个封建专制的中央集权国家——秦。在秦统一前，虽然中国各地区人民积累了丰富的医疗经验，但由于诸侯割据及语言、风俗和文字的差异，使医药文化交流受到限制。秦统治期间实行郡县制，逐步统一了文字、货币、车轨、度量衡等。尤其是文字的统一，为医药文化交流创造了良好的条件。

楚汉战争之后，西汉建立，汉初崇尚黄老之学，实行“无为之治”，重视农业发展，促进手工业和商业的发展，出现了“文景之治”。汉武帝派张骞出使西域，开通丝绸之路，促进了内地与周边国家和地区的交流。西域的胡桃、苜蓿、苏合香、茉莉、安石榴等药用植物和一些动物、矿物药物相继传入中国。东汉时期，班超再次出使西域，带回了象牙、犀角、玳瑁、葡萄等。东汉至三国，政治黑暗，战争连年，生灵涂炭，地震、水旱、蝗虫等天灾和瘟疫流行。曹操曾做诗“白骨露于野，千里无鸡鸣”形容当时的惨状。战国至秦汉时期，医学逐渐向着科学性、实用性和理性发展，医与巫逐渐分离，医学理论体系逐渐形成，临床医学的发展达到前所未有的水平。秦汉时期以伤寒、杂病和外科最为突出，形成中国历史上医学发展的第一次高峰。

二、中医理论奠基之作——《黄帝内经》

《黄帝内经》是现存最早、最全面、最有价值的一部医学巨著。它对于中国医学基本理论的形成和发展有着直接的重要影响，是中国医学理论的渊源。

（一）《黄帝内经》的历史沿革

《黄帝内经》简称《内经》，包括《灵枢》和《素问》两部分，各 9 卷 81 篇，共 80 余万言。

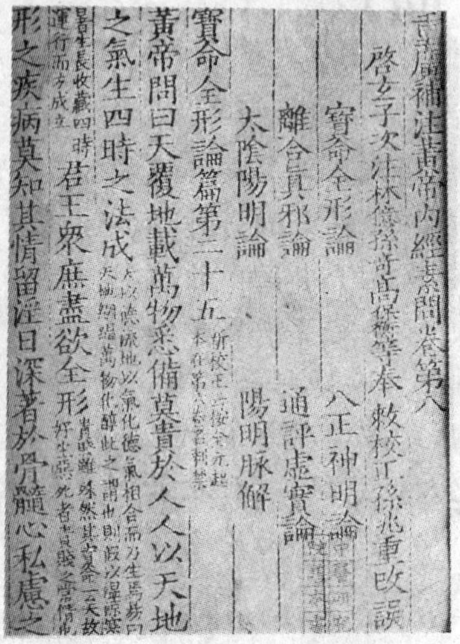
重廣補注黃帝內經素問卷第八
啟玄子次注林億孫奇高保衡等奉敕校正孫兆重改誤
寶命全形論　八正神明論
離合真邪論　通評虛實論
太陰陽明論　陽明脈解
寶命全形論篇第二十五
黃帝問曰天覆地載萬物悉備莫貴於人人以天地
之氣生四時之法成
君王眾庶盡欲全形
形之疾病莫知其情留淫日深著於骨髓心私慮之

图 2-1-1　《黄帝内经素问》书影
（明童敬业刻 顾定茅校 顾从德本）

1. 版本沿革

《黄帝内经》的书名最早见于西汉。西汉后期，刘向、刘歆父子校书著《七略》，《七略》中记载的医学类书籍有《黄帝内经》18 卷，后又转载于《汉书·艺文志》。这说明历史上确实有《黄帝内经》这本书。但《七略》和《汉书》中并没有表明《黄帝内经》有《素问》、《灵枢》两部分。魏末皇甫谧撰《针灸甲乙经》时曾经参考《黄帝内经》的内容，皇甫谧在《针灸甲乙经》的序言中记载："按《艺文志》有《黄帝内经》18 卷，今有《针经》九卷，《素问》九卷，即《内经》也。"由此，后人认为《黄帝内经》由《素问》、《灵枢》两部分组成，直至今日。

此后，《灵枢》和《素问》两书各自发展，出现不同的版本沿革。《素问》在汉魏、六朝、隋唐各代皆有不同传本，先后为张仲景、王叔和、孙思邈、王焘等在其著作中所引用。唐代王冰在宝应元年（762 年）以全元起注本为底本注《素问》，王冰在注释《素问》时将已经遗失的第 7 卷第 9 篇加入"天元纪大论"等 7 篇中，现存的《素问》仍缺 2 篇。到北宋嘉祐治平（1057—1067 年）年间，设校正医书局，林亿等人在王冰注本的基础上进行校勘，定名为《重广补注黄帝内经素问》，雕版刊行，流传至今。至南宋初期，《灵枢》各种传本均失传，只剩残本。绍兴二十五年（1155 年），史崧将其家藏《灵枢》九卷八十一篇重新校正，扩展为二十四卷，附加音释，镂版刊行。至此，《灵枢》传本基本定型，取代各种传本，流传至今。

2. 成书年代

《黄帝内经》的著作时代，至今尚无定论。从《黄帝内经》全书的内容来看，既有西汉时期的内容，也有东汉的内容，个别篇章是魏晋时代的作品，甚至还包括唐宋医家的补充；从文字上看，《黄帝内经》多具先秦文风，许多是以四言为主的韵语；从《黄帝内经》涉及的哲学体系来看，许多篇章从医学角度发挥了《周礼》的思想，这是《黄帝内经》为战国时代成书的一个证据。因此，《黄帝内经》并非是一时一人的手笔，大约是战国秦汉时期，由许多医家搜集、整理编撰而成，其中还包括唐宋医家的修正和补充。其成书时间早期作者上限不超过战国时期的扁鹊时代，下限不晚于西汉仓公时代。

（二）《黄帝内经》的书名

1. 关于"黄帝"

黄帝姬姓，号轩辕氏，古书中有关黄帝的传说特别多，如用玉作兵器，造舟车弓矢，染五色衣裳等，古代学者认为黄帝是华族始祖，因而一切文物制度都推源到"黄帝"。"黄帝"在这里代表中华民族的祖先。为了溯本思源，古文献上往往冠以"黄帝"的字样，表示对祖先的尊重。

2. 关于“内经”

所谓“内”，有人认为是与“外”相对之称。因为《七略》中记载《黄帝内经》的同时还记有《黄帝外经》，正如《扁鹊内经》和《扁鹊外经》、《白氏内经》和《白氏外经》等。古人把具有一定法则，又必须学习和掌握的书籍称作“经”。《内经》是学习中医最基本的必须掌握的内容。

3. 关于《素问》和《灵枢》

《素问》是《黄帝内经》组成部分之一。“素”指物质、人体，有本元的意思；“问”指问题。《素问》以黄帝和岐伯、雷公问答的形式表述，反映了该书的内容和写作形式。《素问》是研究人体生理病理、诊断论治的问题集，是研究医学本源的问答。《素问》的主要内容包括论述人体脏腑、经络、病因、病机、病证、诊法、治疗原则及针灸等。

《灵枢》也是《黄帝内经》的组成部分。《灵枢》曾有三名，最早称《针经》，《伤寒论》称为《九卷》，到唐代王冰才定名《灵枢》。“灵者，验也，针刺的疗效，至为灵验。但必须得其刺法之枢机而后灵，故名之曰《灵枢》。”《灵枢》着重论述人体经络腧穴、针具、刺法以及治疗原则等。

（三）《黄帝内经》的主要内容及成就

《黄帝内经》的全书内容极为丰富，全面论述了人与自然的关系，人的生理、病理、诊断、治疗用药以及预防等问题。它利用阴阳、五行学说，阐明了因时、因地、因人制宜的辨证论治原则，体现了人体与自然条件统一的整体观念，确立了中医学的理论原则。

1. 注重整体观念

《黄帝内经》奠定了中国医学的整体观，强调整体联系，并以动态角度探讨人体的生理、病理、养生、诊断、治疗等多方面问题。

《黄帝内经》视人与自然为整体。它认为人类的生存与自然环境关系密切，人是自然界的产物，受自然界条件的制约，但也有适应自然界的能力。从中医病因学上看，外环境的异常可导致人体患病，如《素问・至真要大论》说：“百病之生，皆生于风寒暑湿燥火，以之化之变也。”并且进一步指出，当季节主气反常时，易于发生季节病，即“春善病鼻衄，仲夏善病胸胁，长夏善病洞泄寒中，秋善病风疟，冬善病痹厥”。因此，要预防疾病的发生，就要做到顺应四时之气，与天地相参，根据四时多发病不同、脉气不同，因时制宜。

《黄帝内经》视人体为整体。人体从内在脏腑到体表组织、五官九窍、皮毛腠理都被看成是交错相连的整体，通过经络互相联系，协调统一。脏居于内而形于外，脏腑各有其功能，并以此为基础创立了四诊学说，如《灵枢・本脏篇》所言“视其外应，以知其内脏，则知所病矣。”建立在脏腑相关基础上的中医诊断学，既全面又灵活，形成了独树一帜的风格。

2. 运用阴阳五行学说

阴阳五行学说是中国古代的一种哲学思想。它既为古代科学所运用，也为古代医学所运用。《黄帝内经》依据五行的生克关系论述脏腑相互依存与相互制约的关系，系统地将阴阳五行学说应用到医学。

中国古代朴素的辩证法认为，物质有阴阳属性，阴阳概括了一切事物的两个方面。如：“水为阴，火为阳 ”，“天为阳，地为阴，日为阳，月为阴”。物质必须保持阴阳平衡，而阴阳平衡又依赖于物质间生克制化的五行关系来实现。《黄帝内经》首先用阴阳说明了人体各部分之间的关系。如“夫言人之阴阳，则外为阳，内为阴；言人身之阴阳，则背为阳，腹为阴；言人身之脏腑中阴阳，则脏者为阴，腑者为阳，肝、心、脾、肺、肾五脏皆为阴，胆、胃、大肠、小肠、膀胱、三焦六腑皆为阳……”在阴阳分属的前提下，进一步概括生理、病理、诊断和治疗。例如：生理上“阳化气，阴成形”；病理上“阳胜则阴病，阴胜则阳病”；诊断上“察色按脉，先别阴阳”；治疗上有“阳病治阴，阴病治阳”等重要概念。

《黄帝内经》采用五行学说阐明人体脏腑的内外联系。《黄帝内经》用取象比类的方法按照事物不同的性能、作用和形态等，将人体脏腑分别归属于木、火、土、金、水，使看似复杂的事物能条辨缕析，形成了观察事物变化的方法，便于了解事物之间的联系，并且阐明了人体脏腑之间的复杂联系以及体内与体外环境之间的相互关系。《黄帝内经》把五行学说运用于医学的最有意义之处有两点：一是以生克制化解释生理和病理的关系；一是通过生克制化把五行联结成统一的整体。因此，五行学说在中医理论的深入研究中具有重要意义。

总之，阴阳五行学说是《黄帝内经》认识事物的方法，是《黄帝内经》的核心思想。

3. 重视脏腑经络学说

《黄帝内经》十分重视脏腑经络学说。脏腑学说的内容是以五脏六腑为中心，阐述脏腑的生理功能以及脏腑之间、脏腑与外在组织器官之间的复杂关系。脏腑理论还包括“精”、“气”、“神”的内容。精、气、神既是脏腑的物质基础，又是脏腑活动的表现，精、气、神和脏腑互相依存，互相促进。经络是人体内运行气血的通络，它“内属于脏腑，外络于肢节”，所以脏腑和脏腑之间、脏腑和外在组织器官的复杂关系都通过经络来联系和协调。中医的脏腑经络学说是由《黄帝内经》奠定的，是祖国医学基本理论的重要组成部分。

4. 强调精神因素与社会因素

《黄帝内经》十分重视精神因素，指出喜伤心、怒伤肝、思伤脾、忧伤肺、恐伤肾，喜怒思忧恐均可损伤人体。因此，《黄帝内经》强调保持心理上的健康，主张“恬淡，虚无，心安，少欲，精神内守，病安从来”，这也是古人健康长寿的秘诀，是古代养生学的重要经验总结。

《黄帝内经》中还论及社会因素与医学的关系，认为医生诊病时应该考虑病人的生活环境、经济状况、思想情绪等多方面因素，指出“不适贫富贵贱之居，坐之薄厚，形之寒温。不适饮食之宜，不别人之勇怯，不知比类，足以自乱，不足以自明，此治之三失也。”因此，在诊病之时要结合病人的生活环境和所处境遇，了解病者的情绪困扰，才能更好地治疗疾病。

（四）《黄帝内经》的影响

《黄帝内经》标志着中国医学由经验医学上升为理论医学。《黄帝内经》总结了战国以前的医学成就，并为其后中国医学的发展提供了理论指导。《黄帝内经》不仅受到中国历代医家的广泛推崇，在国外的影响也十分深远。古代日本、朝鲜等国都曾把《黄帝内经》列为医生的必读课本，部分内容还被译成英、法、德等国文字。但是限于科学水平和历史条件，《黄帝内经》也掺杂一些唯心主义糟粕和形而上学的内容，把人的生理结构和天体结构或地理环境完全对应起来，牵强附会，未能摆脱形而上学观点的束缚。

三、现存最早的药物学专著——《神农本草经》

《神农本草经》是中国现存第一部本草专著，奠定了中医本草学的基本内容，成为后世主流本草学著作的开端，在本草学发展史上起着承上启下的作用。

（一）《神农本草经》的历史沿革

《神农本草经》简称《本经》，其书名最早见于梁代阮孝绪的《七录》，之后《隋书·经籍志》也称有《神农本草经》一书。从具体内容看，《神农本草经》和《黄帝内经》一样，非出于一时一人之手笔，大约开始撰辑于战国时代，历经秦汉诸医家的补充，成书至迟不会晚于东汉。历代对于《神农本草经》进行注释者很多，最著名的是晋代陶弘景《本草经集注》。

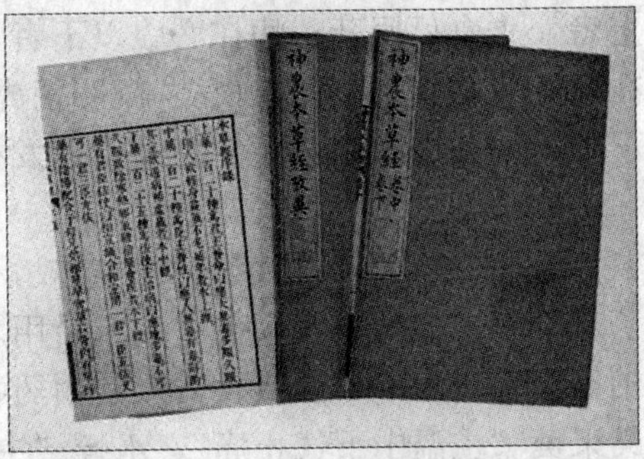

图 2-1-2 《神农本草经》

（二）《神农本草经》的书名

《神农本草经》冠以"神农"两字，而"神农"是中国传说中的上古帝王。西汉淮南王刘安著《淮南子·修务训》说："世俗之人，多尊古而贱今，故为道者，必托之于神农、黄帝而后能入说。"由此可见，西汉及其前后的人著书，多有托名神农、黄帝者，有溯本求源之意。

中国古代的药物学著作，多称"本草"。"本草"一词首见于《汉书》，汉成帝建初二年（公元前 31 年）即有了"本草待诏"的职称，是掌管医药的官员。此后，药物学逐渐成为医学中一个独立的专门学科，"本草"成为药物的专用名词。

（三）《神农本草经》的主要内容及成就

《神农本草经》全书分为"序录"（1 卷）和正文（3 卷）两大部分。"序录"是关于药物学的总论，论述了上、中、下三品，药物的君臣佐使、七情合和、性味产地、真伪鉴别、各种剂型、临床宜忌、用药剂量、服药时间等；"正文"部分逐一对 360 种药物的名称、性味、主治病证、产地、别名等进行分类记述。该书的主要内容包括：

1. 首创药物分类法

《神农本草经》记载药物 365 种，包括动物药、植物药、矿物药三大类。"序录"中将 365 种药物分为上、中、下三品。上品主养命以应天，无毒，大多属滋补之品；中品主养性以应人，无毒或有毒，其中有补虚者、有祛邪者；下品主治病以应地，多毒，可除寒热邪气，破积聚愈疾。三品分类法虽然比较原始，但已初现药物分类之端倪，其首创之功是不容忽视的。

2. 论述中药学的基本理论

该书全面论述本草学基本内容，系统概括了本草学基本理论。

首次完整提出四气五味的药性理论。《本经·序录》指出："药有酸、咸、甘、苦、辛五味，又有寒、热、温、凉四气及有毒无毒。"这里提出的有关四气五味及有毒无毒等药性理论，成为历代指导中药应用的原则。同时指出的"治寒以热药，治热以寒药"成为后世临床用药的总则。

其次，提出药物"七情"的配伍规律。"七情"包括"有单行者，有相须者，有相使者，有相畏者，有相恶者，有相反者，有相杀者。"在这 7 种不同的药物配伍情况中，相须、相使是常用的配伍方法；相畏、相杀是应用毒、剧药物的配伍方法；相恶、相反是用药禁忌。《神农本草经》所创立的药物七情合和配伍原则，为后世遵循而沿用至今。

另外，《神农本草经》在药物采集、炮制、剂型、服药时间等方面均有所论述。在制药方面指出药有阴干曝干、生熟之异，强调“若有毒宜制”。如蝟皮“酒煮杀之”，以去其腥臭之气；桑螵蛸“采蒸之”以杀死其虫卵，便于储藏。在服药时机方面，指出：“病在胸隔以上者，先食后服药；病在心腹以下者，先服药而后食；病在四肢血脉者，宜空腹而在旦；病在骨髓者，宜饱满而在夜。”阐明了先食而后服药，使药效在上焦；先药而后食，使药效在下焦；清晨空腹服药，使药效迅速发挥作用；夜晚饭后服药，使药效徐缓发挥作用。

3. 奠定药物治疗学基础

《神农本草经》所载药物的功效，是两汉以前用药经验的总结，为后世药物治疗学奠定了基础，多数药物至今仍在临床沿用。如书中载有治黄疸药物共8种，其中茵陈、黄芩、黄柏等至今仍为治疗湿热发黄的常用药物。又如书中载麻黄“发表出汗”，大黄“荡涤肠胃”，吴茱萸“主温中下气止痛”，水蛭“主逐瘀血”，甘草“解毒”，海藻“主瘿瘤气”等等；这些药物发挥了良好的疗效，不仅为历代临床所沿用，有些也被现代药理实验证实。

（四）《神农本草经》的影响

《神农本草经》对汉以后药物学的发展产生了极为深远的影响。如南北朝时期的《神农本草经集注》、唐代的《新修本草》、宋代的《证类本草》、明代的《本草纲目》等重要著作，均是以《神农本草经》为基础完成的。《神农本草经》奠定了中国药物治疗学的基础，起到了承先启后、继往开来的作用。但由于历史条件的局限，《神农本草经》难免存在一些唯心的观点，突出表现为道家色彩比较浓厚。

四、中医临证经典著作——《伤寒杂病论》

《伤寒杂病论》是东汉时期医学家张仲景的著作，是中国第一部由理论到实践的临床医学专书，是中国四大古典医学著作之一，也是中国医学史上影响最大的著作之一。

（一）“医圣”张仲景

张仲景（约150—219年），名机，东汉南阳郡涅阳人（今河南省邓县穰东镇）。据史料记载，张仲景天赋聪颖，勤奋好学，少年时“学医于同郡张伯祖，尽得其传”。他善于思索，青出于蓝而胜于蓝。汉灵帝时举孝廉，官至长沙太守，故又称张长沙。

东汉末年，烽烟四起，屡起大疫，出现“家家有僵尸之痛，室室有号泣之哀，或阖门而殪，或覆族而丧”的悲惨景象。仅张仲景家族，不到十年时间里，二百多人中死亡三分之二，其中患伤寒而死的占十分之七。张仲景目睹民众和家人遭受病痛的惨状，感慨万分，于是他勤奋研求《黄帝内经》等医籍，广泛地收集各位医家和民间方药，并结合自己的临床实践，完成了《伤寒杂病论》16卷。如他所说：“虽未能尽愈诸病，庶可以见病知源。”因张仲景的杰出贡献，宋代之后医学家多尊称他为“医圣”。明代李濂著《医史》称：“仲景之术精于伯祖，起病之验，虽鬼神莫能知之，真一世之神医也。”

（二）《伤寒杂病论》的流传

《伤寒杂病论》原书16卷，兼论伤寒和杂病两部分，问世以后在战乱中散失。魏晋时著名医家王叔和加以搜集编次，将其中论述伤寒的部分编成《伤寒论》10卷，即流传后世的本子；北宋治平二年（1065年）校正医书局孙兆、林亿重新校勘刻印后通行于国内外，流传后世影响巨大。但杂病部分失传。

北宋初年，翰林学士王洙在翰林书院残旧古籍中得到《金匮玉函要略方》3卷，其上卷论伤寒，中卷论杂病，下卷为方剂及妇科。校正医书局的林亿等对此书重新校订，删去上卷，将中、下卷整理编撰为《金匮要略方论》，同时附有一些后世良方，即为后世通行本《金匮要略》。

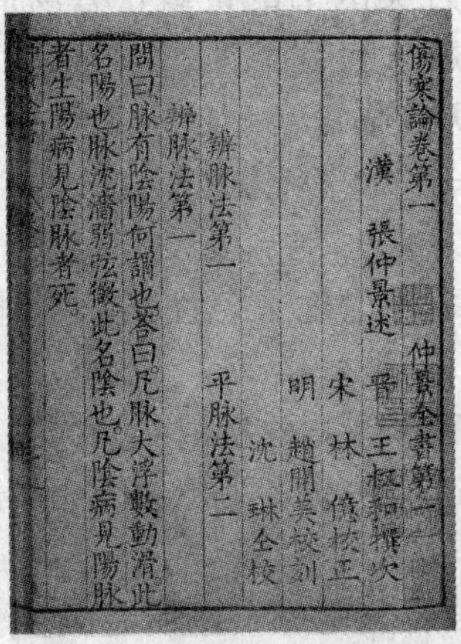
傷寒論卷第一　仲景全書第一
漢　張仲景述　晉　王叔和撰次
宋　林　億校正
明　趙開美校刻
沈　琳仝校
辨脉法第一　平脉法第二
辨脉法第一
問曰脉有陰陽何謂也荅曰凡脉大浮數動滑此
名陽也脉沈濇弱弦微此名陰也凡陰病見陽脉
者生陽病見陰脉者死

图 2-1-3　《伤寒论》书影
（明万历二十七年 海虞赵开美刻本）

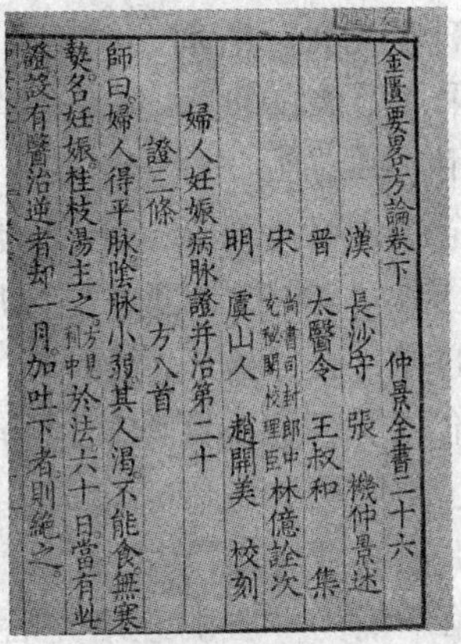
金匱要畧方論卷下　仲景全書二十六
漢　長沙守　張　機仲景述
晉　太醫令　王叔和　集
宋　尚書司封郎中充秘閣校理臣林億詮次
明　虞山人　趙開美　校刻
婦人妊娠病脉證并治第二十
證三條　方八首
師曰婦人得平脉陰脉小弱其人渴不能食無寒
熱名妊娠桂枝湯主之（方見利中）於法六十日當有此
證設有醫治逆者却一月加吐下者則絕之

图 2-1-4　《金匮要略方论》书影
（明万历二十七年 海虞赵开美刻本）

（三）《伤寒杂病论》的主要内容与成就

《伤寒杂病论》包括“伤寒”和“杂病”两个主要部分，以六经辨证论伤寒，以脏腑辨证论杂病，提出了包括理、法、方、药在内的辨证论治原则，使医学基础理论与临证实践紧密地结合起来。

1. 确立辨证论治原则

自问世以来，《伤寒杂病论》一直被视为研究中医学术的重要文献，为后世中医学术树立了辨证论治的典范。

《伤寒杂病论》论述以六经辨证治疗外感热病的治疗原则。以六经辨证为纲、方剂辨证为法，对六经传变过程中的征候、脉象等各阶段的审证、辨脉、论治的结果给予遣方、用药，并进行规律性的论述。

书中以阴阳为代名词，分成三阴经（太阴、少阴、厥阴）、三阳经（阳明、太阳、少阳），即伤寒六经，也是外感病的六种类型。又把六种类型的临床证候和脉象，用表里虚实寒热归为六类，即太阳病、阳明病、少阳病、太阴病、少阴病、厥阴病。其中三阳病多为热证实证，三阴病多为寒证虚证。三阴三阳内连脏腑，外属经络，由于邪气强弱以及病人体质的不同，又有不传、直中、循经传、越经传以及合病、并病等不同情况，确立了伤寒病辨证的纲领。

2. 对方剂学的贡献

汉代是方剂学大发展的时期，《汉书·艺文志·方技略》记有经方 11 家，但魏晋以后已亡佚。《伤寒杂病论》对秦汉以来医家遗方及各家方剂进行了广泛择取。张仲景以六经辨证和脏腑辨证为准则，将这些方剂灵活地运用于外感伤寒与内伤杂病的治疗中。

据统计，《伤寒杂病论》载方 113 首（其中禹余粮丸有名无方，故实为 112 首），《金匮要略》收载方剂 262 首，除去二书重复者，实得 269 首。

《伤寒杂病论》中方剂的配伍关系和加减变化已达到较高水平，选药精审恰当，注意依据不同情况而加减变化，如用于治疗中风表虚证的桂枝汤，由它加减变化而成的方剂多达19种。方剂的加减变化体现了有常有变的遣方用药原则。

在剂型方面，《伤寒杂病论》的记述远远超过了前代各类医书的记载，有汤剂、丸剂、散剂、酒剂、洗剂、浴剂、熏剂、滴耳剂、灌鼻剂、软膏剂、肛门栓剂、阴道栓剂等。针对不同病情采用适当的剂型。《伤寒杂病论》中的许多方剂切合临证，疗效可靠，一直为后世医家所袭用，并尊为“经方”，故《伤寒杂病论》又被后人称为“众方之祖”。

3.《金匮要略》对杂病治疗的贡献

《金匮要略》的主导思想是以脏腑辨证论杂病。全书系统论述了急性热病之外的各科、各类疾病的理、法、方、药等。

该书论述了三类不同的病因与杂病发生的关系。三种病因即六淫所致疾病为外因；七情过甚所引起的疾病为内因；金刃、虫兽咬伤与饮食偏颇而造成伤病者为不内外因。后又被宋代陈无择引申为“三因”学说。

该书第一篇为“脏腑经络先后病脉证”，以脏腑经络学说为基础，阐明各类证候的发生变化及其与脏腑经络的关系，是全书立论基础。第二至第二十二篇分别论述百合、狐惑、阴阳毒、疟病、中风历节病以及妊娠病、产后病、妇人杂病等20余种病证。在诊断上强调望、闻、问、切四诊合参，辨证多以脏腑经络为重点，运用阴阳五行学说。该书虽以介绍内科杂病为主，但也涉及了妇科、外科等。尤其是在妇科杂病中，首次提出妇科病的成因主要有三种，即阴虚、积冷、结气。这对后来妇科关于温补、行气、攻积的治疗原则产生了很大影响。

《金匮要略》除介绍数以百计的经方外，更创造性地总结了丰富的医疗技术。例如：温熨疗法、肛门坐药、灌肠、烙法、洗浴法、鼻内用药、吹耳疗法、灌耳、浸足等等。特别是该书所记载的自缢患者的抢救，生动地描述了人工呼吸法的全过程，与现代人工呼吸极为相似。

五、早期著名医家

（一）扁鹊

扁鹊是中国历史上第一个有正式传记的医学家。《史记》中记载：扁鹊姓秦，名越人，渤海郡人（今河北任丘），约生活于公元前5世纪—公元前4世纪。秦越人年轻时曾做过舍长，跟随长桑君学习医术，学成之后，长期在民间行医，积累了丰富的医疗经验，是战国时期著名的医家。《汉书·艺文志》中记载，扁鹊著有《扁鹊内经》九卷和《扁鹊外经》十二卷，可惜均失传。大约公元前310年扁鹊来到秦国，曾为秦武王治愈疾病，由于医术高超，技艺专精，遭到秦国太医李醯的妒忌，将扁鹊刺杀。

以上都是古代文献关于扁鹊的记载，从中发现扁鹊生活的时间已经有数百年，因此目前基本认为扁鹊的事迹并非一人一时之事，可能是春秋战国时期许多医家事迹综合到扁鹊身上。《史记》中所记载的秦越人也是扁鹊事迹中的一部分内容。

1. 精通多科

扁鹊是一位民间医生，擅长各科，他“过邯郸，闻贵妇人，即为带下医；过淮阳，闻周人爱老人，即为耳目医；来入咸阳，闻秦人爱小儿，即为小儿医；随之为变。”因为扁鹊行医于乡间，所以被后世民间医生尊称为“祖师爷”。

2. 精于望诊和切脉

《史记》记载："至今天下言脉者，由扁鹊也。"可见扁鹊脉诊技艺精湛。病入膏肓的故事描述了扁鹊诊治齐桓公的过程，此病案不仅反映出扁鹊丰富的诊断水平，同时能够预知疾病的转归，提出早发现、早治疗的观点，见微知著，防微杜渐，体现了"上工治未病"的观点。

3. 朴素的唯物主义思想和高尚医德

扁鹊主张的"六不治"，即"骄恣不论于理，一不治也；轻生重财，二不治也；衣食不能治，三不治也；阴阳并，脏气不定，四不治也；形羸不能服药，五不治也；信巫不信医，六不治也。"这"六不治"为历代医家所重视和推崇，它体现了扁鹊的医疗思想、治学态度和治病原则。

现在许多地方都有扁鹊墓、扁鹊村、扁鹊隐居遗址等，一方面体现了后世对扁鹊的崇敬，另一方面表明扁鹊成为人们心中神医般的偶像，希望能够得到他的庇护。

（二）华佗

华佗是东汉末年的著名医药学家，沛国谯人（安徽亳州人），生于公元二世纪，约卒于208年。华佗，字元化，一名甫。华佗医疗经验丰富，精通数经，致力于在民间行医，后因拒绝为曹操治疗而遭杀害。华佗在临被杀害之前，曾将毕生著作交与狱吏，但狱吏因畏惧而不敢接受，华佗将著作烧毁。因此，华佗没有著作流传下来。华佗的医学知识非常渊博，通晓内、外、妇、儿、针灸各科，尤精于外科。他诊断精确，处方用药不过数种，施针取穴不过数处，提倡用外科手术治疗。

1. 发明麻沸散

据《后汉书·华佗传》记载华佗曾创制了内服麻醉方药——麻沸散，并具有良好的全身麻醉效果。华佗将麻沸散用于腹部手术，不仅是我国医学史的创举，也是世界医学史上最早使用麻醉剂完成手术的医生。

据历代考证，麻沸散方可能由曼陀罗花、乌头、附子等毒药组成。华佗用麻沸散是"轻试分剂，不效增量"，说明当时已经注意到不同人体的耐受程度。华佗发明麻沸散，对后世影响颇大，历代的中药麻醉都是在他的启示下发展起来的，后世尊华佗为中国外科学的始祖。

2. 精通针灸

华佗也是一位针灸学家。一次一位将军的妻子身患重病，华佗诊断为分娩异常、胎死腹中，将军不信，说胎儿早已产下。可华佗坚持认为病人腹中必有死胎。他给产妇扎针，同时服用汤药，果然打下一具死胎。原来，母亲的腹中是一对双胞胎。华佗诊断准确、针法高明，如今针灸医师们常用的"华佗夹脊穴"就是用华佗的名字命名的。

3. 自创五禽戏

华佗在治疗过程中，进一步认识到防病的重要性。他认为只要坚持锻炼，引挽腰肢，活动关节，就可以增强体质，预防疾病。在吸收古代导引术的基础上，创造了五禽戏。五禽，即虎、熊、鹿、猿、鸟。据载华佗坚持练习五禽戏，貌犹童年，其弟子吴普、樊阿用这种方法锻炼身体，到90多岁仍耳目聪明、牙齿坚固。

六、护理思想的初步形成

战国至三国时期是中国医学发展的重要时期，《黄帝内经》、《伤寒杂病论》、《神农本草经》等医学著作的出现，不仅标志着中医药理论体系的初步奠定，同时也为中医护理学的发展提供了理论依据。

（一）生活护理

早期人类的护理行为主要是家庭成员之间的照顾以及医生的医疗护理指导。“生活护理”是护理工作中最基本的一项内容，不仅存在于家庭成员之间、医患之间，还包括自我养护。因此，自我预防、疾病护理、调养康复等活动都属于生活护理的范畴。《黄帝内经》、《伤寒杂病论》等经典著作已反映了生活护理的基本思想，形成了中医学医护不分、养护结合的特点。

1. 顺应自然

古人在“天人合一”思想的指导下，非常重视人体与气候环境的密切关系，并且总结出很多经验，例如某些疾病早轻暮重，危重病人在节气变换时会突然恶化等，俗谚亦有“男怕节前，女怕节后”的说法。在气候变化的关键时期，需要加强护理。

脏腑的生理功能、病理变化与外界气候息息相通。风、寒、暑、湿、燥是自然界正常的气候变化，称为五气，不使人发病，若太过或不及则多致人于病，称为“六淫”，即风、寒、暑、湿、燥、火。六淫发病，各有主时。春季多风，风邪为患多在春季，如风疹、牛皮癣、以风痰为宿根的哮喘（过敏性哮喘）等。夏季多暑，炎热的夏天中暑较常见。长夏（相当于夏秋之交）多湿，湿邪为患可致泄泻、痢疾。秋季多燥，应于肺气，多见咳嗽。冬季多寒，通于肾气，肾阳衰退则畏寒怕冷或五更泄泻。因此根据人体气血阴阳、五脏六腑及疾病的寒热虚实与四时、节气的关系，采取相应护理措施是十分重要的。根据四时、节气变化，进行疾病的预防和护理是中医护理的特色之一。

护理要根据节气变化而调整。人的节律变化受自然界节律变化的影响，《黄帝内经》记载“天有八纪”，即二分（春分、秋分）、二至（夏至、冬至）、四立（立春、立夏、立秋、立冬），节气变化对疾病的影响关键在于二分与二至。《黄帝内经》认为二分是阴阳平稳之际，逢春分、秋分之际要加倍护理病人，采取在阴阳平衡之际，促使疾病产生顺的变化，恢复人体的气血。二至是阴阳交替的枢机，是疾病的好发时期，对于久病体衰之人，生活指导及护理要做在二至之前。根据气象变化进行相应的护理对疾病的防治有重要意义。

另外，要根据体质差别顺应气候变化也是早期形成的中医护理思想。人体有阳盛阴虚或阳虚阴盛的体质差别，有些人形体消瘦、性情急躁，属阴虚阳盛体质，到夏季或气候干燥之时，更容易生病或病情发生变化。因此在平日护理中应多食甘润之品，并注意保持心情舒畅。若形体肥胖、多静少动、素体湿盛，属阴盛体质，应注意保暖，少食肥甘厚味，多参加体育锻炼。

人的生命与健康离不开外界环境，只要人们能在未病前给予积极而适当的防护与休养，避免致病因素就可以维系健康。这是未病先防的最高护理主旨。

2. 动静结合

早期中医护理思想与中医养生结合，生活中提倡动静结合的养护观念。

“静”指精神情绪的调节，静心宁神，《黄帝内经》中提出的“恬淡虚无”就是让人有平稳的情绪，能够做到“嗜欲不能劳其目，淫邪不能惑其心”，做到精神内守，达到防治疾病、促进健康的目的。

“动”指通过运动活动筋骨，畅达经络，疏通气血，和调脏腑，达到增强体质的目的。《吕氏春秋》记载：“流水不腐，户枢不蠹，动也。形气亦然。”这一思想在《金匮要略》中也有体现，张仲景在探讨血痹原因时认为好逸恶劳、养尊处优是疾病发生的根本原因之一。因此，中医认为用传统的体育方法进行锻炼，是调养身心、防止疾病的好方法。

马王堆出土的《导引图》中记载了44个人物的运动场景，他们不仅摆出各种姿势，还手持器械。到了后汉，华佗发展了运动延年的学说，指出“人体欲得劳动，但不当使极尔，动摇则谷气得消，血脉流通，病不得生，譬犹户枢不朽是也”。他发明的五禽戏有明显的健身防病的作用。

（二）饮食护理

饮食护理是中国传统护理学的重要组成部分。《黄帝内经》最早提出：“天食人以五气，地食人以五味。五气入鼻，藏于心肺，上使五色修明，音声能彰。五味入口，藏于脾胃，味有所藏，以养五气，气和而生，津液相成，神乃自生。”表明天供给人们五气，地供给人们五味，饮食五味入口藏于脾胃，以滋养五脏之气，五脏之气与五味之气相合才能产生津液，润泽脏腑才能使精气旺盛。可见，饮食护理与人体健康之间有着密切的关系。

1. 饮食卫生

饮食卫生与疾病的发生、康复有着直接的关系，这一时期，人们对饮食卫生非常重视，宫廷规定更严格。秦始皇以前，已有记载厨师因食物烧煮不透而被杀害的事例。《缠子》中说，纣王就曾有过“熊蹯不熟而杀庖人”的酷政。《左传》也曾记载，晋灵公因为“宰夫胹熊蹯不熟”而加以杀害。

张仲景在《金匮要略》中详细记载了饮食卫生的要求：“凡肉及肝，落地不着尘土者，不可食之。”当肉类腐败水肿时，呈现出光滑状，所以落地不沾尘土，因此不能食用。“肉中有如朱点者，不可食之”，“朱点”亦做“米点”。肉中有朱点，是恶血所聚而形成的瘀斑点，或为囊虫之类的寄生虫体，不可食用。“果子生食，生疮。”果子未经清洗，污染病菌的机会较多，易生疾病。另外，“诸肉食鱼，若狗不食，鸟不啄者，不可食”，“六畜自死或疫死，则有毒，不可食之”，是说凡腐烂变质、疫毒感染的鱼肉食品，均不能食用。再如：“羊肉其有素热者，不可食之”，“梅多食坏人齿”，“梨不可多食，令人中寒，金疮、产妇亦不宜食”，“果子落地经宿，虫蚁食之者，大人忌食之”等，这些都反映古人对饮食卫生非常重视。

2. 饮食调护

饮食护理的理论源于《黄帝内经》，其中《素问·法时论》记载：“毒药攻邪，五谷为养，五果为助，五畜为益，五菜为充，气味合而服之，以补益精气”，明确指出，用药是为了祛除病邪，补精益气则必须用五谷、五果、五畜、五菜等进行饮食调理，充分说明了中医利用饮食护理的理念。《黄帝内经》还记载了五脏病变的饮食疗养方法，即：“肝病者，因肝急，故食甘味以缓之；心病者，因心苦缓，故食酸味以收之；肺病者，肺苦气上逆，故食苦味以泄之；肾病者，肾苦燥，故食辛味以润之。”不仅说明五脏之气与五味的所苦、所欲关系，更成为中医对五脏病变饮食护理的基本原则。《黄帝内经》全书共载方13首，其中属于药膳的有6首。因此，早在《黄帝内经》时代，饮食护理就已配合临床治疗而存在。

汉代张仲景进一步把饮食护理方法应用于临床。张仲景指出：“凡饮食滋味，以养于身，

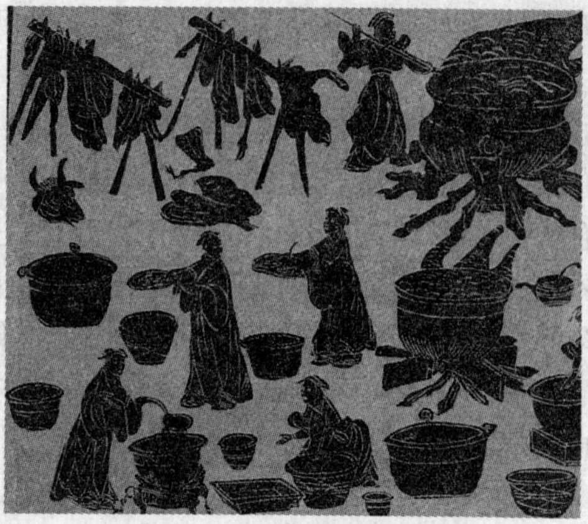

图 2-1-5　汉代庖厨图

食之有妨，反能为害，切见时人不善调摄，疾灾竟起……所食之味，有与病相宜，有与病为害，基得宜则益体，害之成疾。”明确告诉我们饮食护理对于疾病防治的重要性，创造性地把饮食对人体的作用运用于临床辨证施治，对后世产生很大影响。例如：张仲景在治疗中常以米粥、米汤、蛋黄、姜、枣等调和诸药，顾护脾胃（表 2-1-1）。

表 2-1-1

热粥	桂枝汤、理中汤、大建中汤、附子粳米汤、诃梨勒散等方剂中，均以热粥辅佐，要求患者服用汤剂后服热粥，以温补脾胃。
冷粥	侯氏黑散中出现食冷粥以助药力。
白饮	即米汤，用米汤送药，意在取谷气以护胃，缓和某些药物对胃肠的刺激性。如三物白散中有巴豆，“以白饮和服”。
粳米	甘平，能补脾，益五脏。如白虎汤、竹叶石膏汤、麦门冬汤。
蛋黄	即鸡子黄，在滋润胃阴的方剂中首选鸡子黄。如百合鸡子黄汤、黄连阿胶汤和排脓散等。
生姜、大枣	姜的辛温特性能扶助胃气，枣的甘润特性能滋助脾土。合用可行津液、和营卫。
蜜	性味甘平，有补虚润燥，解毒止痛等功效。
酒	味辛、甘、苦，性温，可通血脉，御寒气，行药势。
苦酒	即醋，有散瘀止血、理气止痛之功，可引药入肝经。

综上所述，张仲景不仅在临证用药时注重食物的合理配合，同时也为临证饮食护理提供了丰富的经验，确立了饮食调护的基本原则。

3. 饮食宜忌

《黄帝内经》中曾经多次论述饮食宜忌的问题，如：“饮食自倍，肠胃乃伤”，“水谷之寒热，感则害于六腑”，“高粱之变，足生大疗”等，告诫人们饮食要适中，冷热要均匀，不能嗜食过度，饮食要有节制。所谓：“味过于酸，肝气以津，脾气乃绝；味过于咸，大骨气劳短肌，心气抑；味过于甘，心气喘满，色黑，肾气不衡；味过于苦，脾气不濡，胃气乃厚；味过于辛，筋脉沮弛，精神乃央。”对于五味过食导致的损害有着非常详细的论述。

张仲景侧重于论述服药后的饮食禁忌，如：服桂枝汤后，“禁生冷黏滑、肉面、五辛、酒酪、臭恶等物”；服乌梅丸后，需“禁食生冷滑物、臭食”；并在一些汗下方后提出饮食规定，如稀粥、糜粥调养等。此类饮食护理要求，不仅在当时发挥重大作用，而且对后世的“食疗”影响极大，“忌口”成为我国民间的护理常识。

食药同源，果实菜谷与药物一样，有四气五味、升降沉浮的性能，因而饮食也应顺应四时节令。患病之人，更应有所禁忌，辨证用膳，所谓“肝病禁辛，心病禁咸，脾病禁酸，肺病禁苦，肾病禁甘。”

饮食可影响和调节脏腑的功能。《黄帝内经》记载：“谨调五味，骨正筋柔，气血以流、腠理以密。”说明饮食要多样化，不能偏嗜；如果偏嗜，则可发生疾病，即：“多食咸，则脉凝泣而色变；多食苦，则皮槁而毛拔；多食辛，则筋急而爪枯；多食酸，则肉胝而唇竭；多食甘，则骨痛而发落。此五味之所伤也。”所以要根据病情需要，调配饮食。

限于当时的认识水平，虽然某些说法不正确，但其中多数禁忌原则还是有一定科学道理和实用价值的。

（三）精神护理

医生对病家的关心、体贴实质上是医德的体现，中医历来对此极为重视。早在《灵枢》中就记载：“人之情，莫不恶死而乐生，告之以其败，语之以其善，导之以其所便，开之以其所苦，虽有无道之人，恶有不听者乎。”可见异常的精神活动，对人体有一定的损害。自古中医就认为：“药之所治，另一半会不系药，而在心药也。”所谓心药就是精神护理。如何在治疗过程中使病人心理应激处于最佳状态，这是心理护理的一个重要方面，也是身心护理的关键环节。

七情指喜、怒、忧、思、悲、恐、惊，其中又把“怒、喜、思、忧、恐”称为五志。在正常情况下，七情是精神活动的外在表现，但七情过激则会引起人体的阴阳失调、气血不和、经络阻塞。不同的情志变化可直接使脏腑功能失调。而情志舒展、气血和调则可缓解病情，促进痊愈，甚至有药物治疗所不及的效果。

根据辨证统一的观点，疾病可使机体阴阳失去平衡，也可使机体的情志发生变化，从而加重或诱发情志表达异常。如《素问·调经论》说：“血有余则怒，不足则恐。”《灵枢·本神》又说：“肝气虚则恐，实则怒，心气虚则悲，实则笑不休”等。可见疾病的发生、发展、转归与情志有非常密切的关系。

情志改变也可以导致脏腑出现病变。《黄帝内经》记载：“百病之生于气也，怒则气上，喜则气缓，悲则气消，恐则气下，惊则气乱，思则气结。”情志过激会影响人体的气机调畅，使之升降、出入的功能发生紊乱，气乱则五脏六腑不安。

“怒”为肝志，肝为刚脏，喜条达而恶抑郁，情志影响于肝，则肝失疏泄，出现烦躁、胸闷、胁胀、太息、梗噎等；“喜”为心志，心为君主之官，主神明，情志影响于心，则心神不宁而失眠健忘、心烦怔忡；“思”为脾志，过思伤脾，使脾气郁结、运化失职致胸脘痞塞、胃腹胀疼、不思饮食；“悲忧”为肺志，悲忧太过使肺气抑郁、意志消沉、肺气耗伤，可致胸闷气短、精神萎靡、乏力倦怠；“惊恐”为肾志，惊恐过激致气乱、气下而大伤肾脏。升降失调，上不能奉养心神，心神失其濡养，水火不济而致心神不交。

中医提倡，“善医者，必先医其心，而后医其身”，这是精神护理的基本原则。

（四）药物相关护理方法

由于中药的特殊性，煎煮方法是决定药效发挥的重要因素，古代医护人员都非常重视煎药程序。而且随着药物剂型的逐渐丰富、汤剂的普及，给药技术的重要性日渐凸显。张仲景在《伤寒杂病论》中全面总结了药物相关的护理方法。

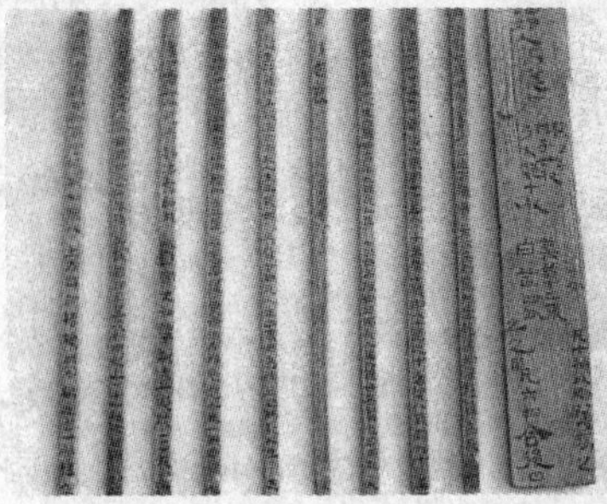

图 2-1-6　医方木简（1972 年甘肃武威出土东汉医方木简，记载药忌）

1. 药物煎煮技术

张仲景对每一汤方的煎煮方法都叙述地非常详细。注重药物的炮制、先煎、后下、烊化等；注重对溶剂的选择，注重对火候的掌握以及汤液量的浓缩程度。这些规定对于护理患者，促进病情康复发挥了重要作用（表 2-1-2）。

2. 给药方法

中药服法也是护理者应当关注的问题。张仲景对服药方法十分讲究，因病证缓急不同，服药的温度、时间和次数也有不同。服药温度大致可分为温服、小冷服和适寒温服三种情况（表 2-1-3）。

表 2-1-2

先煎	根据药物本身的特性和病情需要，对方中的部分药物先煎。如葛根汤中的麻黄，先煎是为了缓其药性；茵陈蒿汤中的茵陈，需先煎久煎，以增强利湿退黄的功效等。
后下	有些药物久煎容易使有效成分破坏或易粘锅，必须后下。如大黄牡丹汤中，芒硝后下。
包煎	有些遇热容易粘稠的药物或体积微小易浮于水上的药物，须用布包好放入药中煎煮。如滑石代赭汤中的滑石、代赭石，栀子豉汤中的豆豉。
烊化	某些胶质、粘性大而易溶的药物，为避免粘锅煮焦或黏附其他药物，可以用汤液烊化（溶化）。如阿胶、饴糖。
散剂再煎或冲服	散剂有些是直接拌液体辅料兑服，如当归芍药散、白术散等；有些是将药物粉碎制成散剂后再煎煮，如半夏干姜散、薏苡附子败酱散、风引汤等。
与料液同煎	煎剂绝大多数以水为溶媒，但有一些特殊溶媒，有的是为了降低毒性、缓和药性，有的为了产生协同作用，如：与酒同煎、与醋同煮、加蜜煎煮，煎汤代水等。

表 2-1-3

温服	最常见。在病情稳定的情况下，一般采用温服。
小冷服	少见，如生姜半夏汤。由于寒饮固结于胸中，格拒热药，不能接纳反致呕逆，因此要分为四服，避免一次量大引起呕吐。

服药次数也根据用药情况随证候变化而不同，见表 2-1-4。

表 2-1-4

顿服	常见。如升麻鳖甲汤治疗阳毒，因变化迅速，当顿服。
昼日服	分为平旦温服、日一服、不可一日再服、日二服、日三服、日再服等。
昼夜服	分为日三夜一服、日再夜一服、日三夜二服、至夜尽等。昼夜服法多为证候亚急，唯恐药力不继而采用。

二次服，三次服（未定时）	二次服，三次服在《金匮要略》中为亚急证候，如黄土汤证和小承气汤证适用急重的病候，二次服使止血和泻下都能得到较好的控制。三次服、再服的方子中则重在继药力者。

总之，临床上不仅要熟练运用方药，也要掌握服药方法。《医学源流论》说："病人之愈不愈，不但方必中病，方虽中病，而服之不得法，则非特无功，反而有害，此不可不知也。"所谓只知其方药而不知其服法者亦非善治也。服药方法是否得当，直接影响疗效。

3. 药后观察

药后观察是护理学的主要内容之一，中国古代早在张仲景时期就已经非常重视药后观察，强调药后观察以及药后护理的必要，初步形成药后观察的基本概念。

在服用发汗类方剂时，用药后对患者发汗情况的观察是指导进一步用药的标准，如解肌发表的桂枝汤服后需观察，要达到"微似有汗者，益佳。不可令如水淋漓，若一服汗出病差，停后服"。治疗表虚风胜柔痉，用栝蒌桂枝汤以解肌祛邪，舒缓筋脉，药后"取微汗，汗不出，食顷啜热粥发之"。《金匮要略》使用汗法均强调"微取汗"或"微似汗出"，表示不可过汗。同时提出防止汗出过多、脱液伤津挽救的方法，宜"取微似汗，汗多者，温粉粉之。"

服用攻下方剂时，以通便、逐水、下瘀为治疗目的，均能损伤正气，所以采用中病即止的服药方法，要时刻观察患者用药后反应，如大、小承气汤必须"待下止服"。十枣汤为峻下逐水剂，服药后需要观察药物是否起效，收效即止。下瘀方剂，如抵当汤、下瘀血汤等方采用顿服，服后需要观察瘀血排出的情况以免过量导致失血。这些峻下剂采用顿服法或先服未下再服或加重药量，以防止损伤正气，临床需要密切的药后观察。

《金匮要略》中的止痛方剂多为逐寒止痛，药物多辛温有毒，如大乌头汤，除了组方、煎法需注意外，还应注意"强人服七合，弱人服五合，不差明日更服，不可一日再服"。如药后观察出现醉状，是药已中病的"瞑眩"反应，应马上停药。

（五）早期护理人员

中国古代医护不分，没有专门的护理人员和职位，但从事护理工作的人很多，其中主要是医生及他们的弟子。另外还有病者的家人、下属或仆人。因为他们的工作并没有受到重视或身份地位低下，所以现有的古文献中很少专门记载护理人员，但是可以从侧面了解当时的一些情况。

1. 战地护理人员

东汉末年，连年争战促进了汉代边防设施的建设，战地救护随之发展起来。汉代屯驻在边防的部队中，已经出现专门掌管医药的军医，并已略具军医院的雏形。《汉官》中曾记载公元前1世纪时，置宫医卫士81人，系武职，可能是掌领军队医药的官员。在两国交界和军事要冲地带，或彼此防地不同系统的军队中，也设有军医。这些专职军医不仅负责医疗，也担负着护理工作，由于战争导致大量的伤员出现，可以推测在战地医院中存在护理人员，配合医生治疗、用药、转移伤员、隔离伤员。

居延烽燧遗址中出土的木简中有一部"折伤薄"，"折伤薄"署有"天凤元年"（公元前80年）的字样，"折伤薄"不仅有士兵的疾病统计和军队负伤人员的记录，还有关于医护人员的工作记录。在这些木简中，曾记载担任戍役的士卒中有几人"在养"，几人"在病"。在部队中第几队，戍卒某，患什么病，服什么药；或用针，或用灸；或死或愈都记载得很详细，并有“病书”。

战时传染病对军队减员有严重威胁，因此很早为军事家所注意。如建武十八年（公元42年）马援征交趾，起初虽幸而获胜，但至建武二十年（公元44年），军吏因瘴疫（恶性疟疾等传染病）死者达十之四五，最终失败。到2世纪中叶，对部队传染病已采取隔离措施。《后汉书·皇甫规传》载：延禧五年（公元162年），皇甫规征陇右（今甘肃、新疆、青海一带），因军中发生流行病，死亡占十之三四，皇甫规便将传染病者安置在临时的庵庐中，使之与健康的士卒隔离，是史书中明确记载在军队设立隔离病院之始。大量染病士兵的医疗、护理、隔离工作非常繁重，可以推测当时军队中一定有一定数量的军队专职护理人员从事这些烦琐的工作。

2. 早期助产人员

秦汉时期，妇产科有很大进步。妇科基本医疗知识已初步形成，出现专门的女助产士。

西汉初期，宫廷中出现专职妇产科医生，称女医、女侍医或乳医，在宫中专为皇太后和皇后等少数权贵人物服务。据《汉书·外戚传》记载，汉宣帝时（公元前73年—公元前49年），“女医淳于衍，……尝入宫，侍皇后疾。”淳于氏曾与霍光夫人共谋，乘她给许皇后接生之机，投毒药杀害了许皇后。《汉书·霍光传》称：“使乳医淳于衍行毒药杀许后。”颜师古说：“乳医，视产乳之疾者。”淳于衍是宫廷里的女医，主要职责是负责宫廷女性的助产工作，是我国最早的专职产科护理人员。

汉代的医疗机构逐渐完善，民间也出现专门的产科医院。西汉时的“乳舍”相当于产院。据《风俗通义》记载：“汝南周霸，字翁仲，为太尉掾。妇于乳舍生女，自毒无男。时屠妇比卧生男，因相与私货易，裨钱数万。”“颍川有富室，兄弟同居，两妇数月皆怀妊，长妇胎伤，因闭匿之。产期至，同到乳母舍，弟妇主男，夜因盗取之，争讼三年，州郡不能决。”汝南、颍川均为汉代州郡，从以上记载可推知，更大一些的州郡及都市也可能设有乳舍，并且住院的产妇中有屠夫之妻，说明产院并不专为权贵而设。

思考题

1. 战国至汉代，中国医学理论体系初步形成的标志是什么？
2. 《黄帝内经》、《神农本草经》、《伤寒杂病论》的主要成就和影响如何？
3. 战国至秦汉时期，出现了哪些护理活动？

第二章 医药学与护理学的全面发展（晋隋唐五代时期）

提要： 晋唐时期是中国封建社会迅速发展的时期，这一时期医药文化绚丽纷呈，医家全面综合整理前代的医学成就，出现多部综合性医学著作，为医学理论和实践在更高层次上继续发展奠定了新的基础。这一时期临证医学日趋专科化发展，同时还出现一批最早的专科著作。药物学方面，唐政府主持修订并颁布了第一部国家药典《新修本草》，规范了中医药物学。隋唐时期民族文化的融合，促进了医药知识的交流和传播，中医学对藏医学的形成和发展产生重要影响，中外医学交流也日益频繁。中医护理学全面发展，《肘后方》、《千金方》、《外台秘要》等著作的出现奠定了这一时期生活护理、饮食护理、药物护理的基本内容。专科护理日益丰富，护理操作技术进一步提高。

一、历史概况

三国以来连年征战，公元280年晋灭吴，但西晋王朝因司马氏宗室争夺中央统治权导致“八王之乱”，使北方少数民族趁机进入中原，北方从此陷入“五胡十六国”的战乱时期，直到公元439年鲜卑族政权北魏统一中国北方，才使北方相对稳定。在南方，西晋迁都江南后史称东晋，历经宋、齐、梁、陈四朝更迭。此四朝与北魏政权相对峙，史称南北朝时期，是中国社会发展历程中最纷乱的时期之一，也是中国各民族大融合的一个时期，尤其是北魏改变鲜卑族风俗、服制、语言，鼓励与汉族通婚，加强同汉人士族的联合统治，推进了民族融合，促进了北方生产、经济的恢复和科学文化的发展。东晋时期，大量汉族农民迁至相对安定的江南地区，使江南地区的生产有较为迅速的发展。

589年隋文帝杨坚结束了南北朝的对峙。隋唐统一加强了南北经济文化的联系，促进了各民族间的融合和经济文化的发展。在思想意识领域，随着佛教的兴起和道教的流行，两汉时期独尊儒术的局面被打破，逐渐形成了儒、佛、道相互鼎立的局面，这种局面对医药学产生了重要的影响。

二、医学理论的提高

医家对古典医经的整理和注释是中医理论发展的重要形式，许多医家的临证经验通过注释整理得到反映。

（一）《黄帝内经》的整理与注释

《素问》是《黄帝内经》的主要组成部分，被尊为中医理论的基石，历代医家将其奉为规矩准绳。但由于成书年代久远，文字深奥难懂，加上传抄而造成诸多错误，因而后代对其校勘疏注者众多。

《素问训解》是《素问》的最早注本。作者全元起，南朝齐梁间人。北宋时林亿等校正《素问》时曾将此书作为参考。南宋以后散佚。

《黄帝内经太素》是我国现存最早的《内经》注本。作者杨上善，隋代人，曾任太医侍郎，后来奉敕对《内经》撰注。他根据所见《素问》、《灵枢》的早期传本加以分类编注，撰成《黄帝内经太素》30卷。自南宋以后该书散佚。18世纪末在日本仁和寺宫发现唐代传入日本的手抄御藏本杨注《太素》残卷多卷，经过整理共23卷（其中有零星缺字）。杨上善重视古传本原貌，绝不妄改，保存了许多古典医籍的佚文，并且对《内经》进行全面分类，大类之下又设小类，纲目清晰，加强了原书的系统性，而且注释皆以传统训诂学经典著作为依据，是《内经》的一个重要传承系统。

《次注黄帝素问》是目前注释《素问》贡献最大、影响最远的注本。作者王冰，唐代人，别号"启玄子"，曾官至太仆令。《素问》传至唐代已经错简散乱，难以读识，王冰决心进行整理注释，因在全元起之后又一次对《素问》进行全面注释，故世称《次注黄帝素问》。王冰对《素问》整理时首先在内容上补亡续断。早在汉代，《素问》第七卷就已经亡佚，王冰自称从他老师那里得到这卷佚书，将其全部补入，并作注文；对原有篇卷次序大加调整，删除重复篇目，合并调整相关篇目，同时在篇目次序的排列上，以养生、阴阳、诊法、经络、治法等内容为序，强调了治未病的预防思想。王冰的注文大多精当，深入浅出并有发挥，至今仍有重要的参考价值。

（二）脉学的总结与普及

三国两晋南北朝时期，中医脉学得到全面总结，王叔和所撰《脉经》系统地介绍了脉学知识，并有许多创造发明，成为中医脉学的奠基之作。

王叔和名熙，晋高平人（今山东威山县），约生于公元3世纪。他个性沉静，学识渊博，后因医术高明，被聘为太医令（国家最高医院之院长）。王叔和一生的主要贡献一是整理《伤寒杂病论》，一是撰写《脉经》。

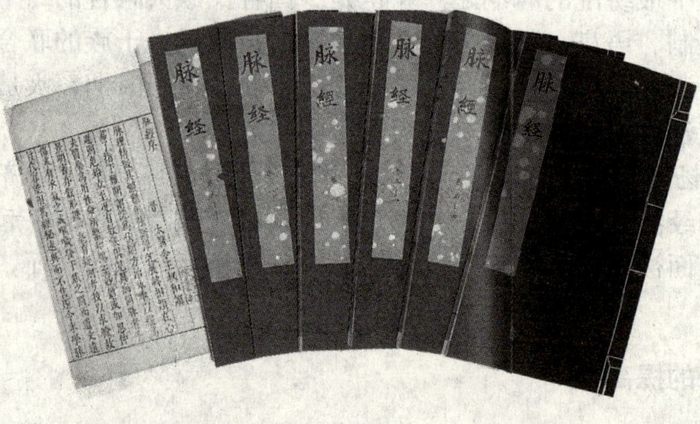

图2-2-1 《脉经》（明末 沈际飞重定本）

王叔和所撰《脉经》是我国现存最早的脉学专著，全书共10卷、98篇，约10万字。《脉经》的学术成就和贡献，主要有以下几方面：

1. 确立脉象名称及指下标准

脉诊在中医诊断上的作用十分突出，后人有"脉为医门之先"的说法，正确区分和掌握各种脉象是切脉的关键，但是《脉经》以前的医籍和文献，虽然有多种脉名，但名称零乱，没有明确的概念，且缺乏统一的指下标准。《脉经》第一次系统总结归纳24种脉象，并准确描述了各种脉象的不同指下感觉。24脉象奠定了诊脉指下标准的基础，使脉名和脉象特点达到了统一和标准化，有利于掌握其要领，成为历代论脉书籍中脉名及其分类的基本准则。同时，王叔和还把8组相类脉进行鉴别比较，对后世辨脉有很重要的启示作用。

2. 确立寸口脉法

诊脉独取寸口首倡于《难经》，但未解决寸、关、尺分部等关键问题。《脉经》确立了寸关尺三部脉法，明确了寸关尺各部与脏腑的对应分候，并从临床应用方面加以系统总结（表2-2-1）。

表2-2-1

分部	左手	右手
寸	心	肺
关	肝	脾
尺	肾	命门

《脉经》的脏腑定位，历代除大小肠、三焦脉位略有歧义外，一直沿用至今，成为中医脉诊的规范。

3. 总结脉象临床意义

对不同脉象的临床意义，《脉经》也做了大量论述：一是对脉象主病进行原则概括，如："迟则为寒，缓则为虚，洪则为热"；二是结合脉、证、病机、治疗进行综合总结，如"寸口脉滑，阳实，胸中壅满吐逆，宜服前胡汤，针太阳巨阙泻之"。其中有许多脉象主病的可贵认识，如失血者血脉空虚，见芤脉；疟疾患者发热期脉象弦数，退热后脉率减慢呈弦迟；代散不齐之脉，为病危之象。《脉经》中对脉象临床意义做了较为系统的专门总结，反映出脉象病理研究的水平。

《脉经》对当时的脉学成就做了全面系统的总结，奠定了中医脉学的脉象、脉名基础，在脉象主病和脉象鉴别上也作出了重要贡献。《脉经》著成后，历数百余年而流传不绝，直至五代时期，高阳生把《脉经》内容重新编撰，用比较通俗的歌诀形式阐述，同时结合临床实际，冠以《脉诀》之名，仍托为王叔和所作。当时医家畏《脉经》之高深，喜《脉诀》之简易，出现"脉诀出而脉经隐"之说。但至北宋林亿等校正医书时，重新校订了《脉经》。隋唐之际该书流传到朝鲜、日本，均被视为医者必读书籍。

（三）病因证候学的探索

隋代巢元方所著《诸病源候论》是我国最早的病因证候学专著，对病因证候学的研究进行全面总结，具体到一病一证的研究，成为中医病因证候学的奠基之作。

巢元方，隋代人，曾任太医博士（605—616年）。巢元方主持撰写《诸病源候论》，共50卷，约260 000余字。包括内、外、妇、儿、五官、皮肤等各科内容，其主要内容成就如下。

1. 病因的探讨

（1）流行性传染病的病因探讨

隋以前，绝大部分传染病都概括于伤寒等时行病中，认为是气候的变异，人触之而发

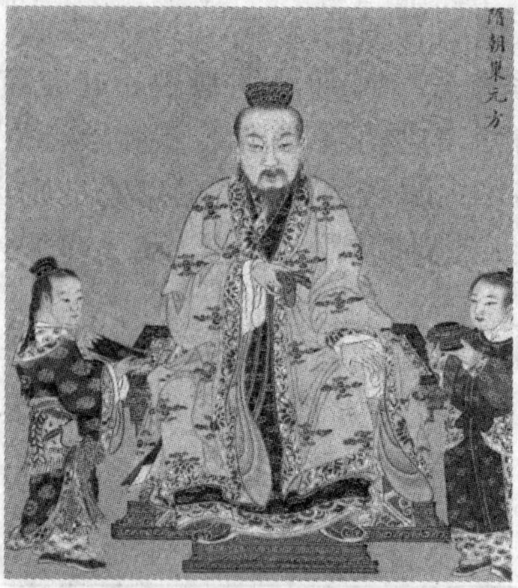

图 2-2-2　巢元方

病。《诸病源候论》则提出“感其乖戾之气而发病”，在“六气致病”说之外别有一种具有传染性的“戾气”，这一思想比“六气”致病更进一步，并认为可以服药或用消毒的方法来预防。

（2）寄生虫病的病因探讨

《诸病源候论》描述了许多寄生虫的形态及感染途径。如疥虫导致疥疮。特别指出绦虫感染是吃了以桑枝贯串的半生不熟的烤牛肉引起的，记入书中，名“寸白虫候”，指出该虫特点是“自虫相生，子孙转大，长至四五尺，亦能杀人。”与现代对绦虫的认识相似。

（3）过敏性疾病的病因探讨

巢元方指出过敏性疾病是“和气客于皮肤，每逢风寒相折，则引起风瘙隐疹”。该书对皮肤病不但有相当详尽的论述，还知道漆类所引起的接触性皮炎与人的体质有关，“漆疮”则因“禀性畏漆，但见漆使中其毒”，“而性自耐者，虽终日烧煮，竟不为害也”，明确了此病的个体特异性。

2. 对证候的描述

巢元方在书中全面而细致地描述了疾病的症状。例如对伤寒斑疮（类似猩红热）的描述：“热毒乘虚出于皮肤，所以发斑疮隐疹如锦文，重者喉口身体皆成疮也”；尤其对于麻风病，他观察得更仔细，将麻风病初、中、后期的各种症状生动形象地记载下来。该书在世界医学史上最早记载了消渴的主要症状是三多一少，并强调消渴病患者最易生疮及泌尿系感染。

3. 治疗方法及影响

《诸病源候论》对疾病的病因、病证有深刻研究，并未论及方药治疗。书中主要记载了气功、导引的治疗方法以及用外科手术方法治疗创伤。他记载肠吻合术，指出手术时，要将肠连接好，不能泄气，用生丝缝合、结扎，缝合时要注意分清上下层次，松紧适宜。此外，该书还记述了人工流产、拔牙、眼科等手术方法。

《诸病源候论》反映了中国七世纪时医学理论与临床医学的发展水平，对后世医学有深远影响。唐代《千金要方》、《外台秘要》都曾引述过其中的内容，宋代《太平圣惠方》更是采用了该书的分类法，该书传至朝鲜、日本后也被奉为经典。

三、药物学的发展

这一时期药物学发展的特点主要体现在本草著作数量的增加、药物品种的增多以及药物理论的丰富。

（一）陶弘景与《本草经集注》

1. 陶弘景

陶弘景（456—536 年），字通明，丹阳秣陵（今江苏江宁县）人，出身于南朝士族。陶弘景博学多才，是我国古代著名的道教思想家、医药学家、炼丹家、文学家。陶弘景自幼聪明好学，九岁开始读《礼记》、《尚书》、《论语》等儒家经典，17 岁便以才学闻名，通晓历代典章制度，还曾制造过能够显示天象的天文仪器“浑象仪”。

陶弘景少时曾读过葛洪的《神仙传》，深受其道家思想的影响，立志学仙养生。他36岁时辞官隐居，创立茅山宗道教，自号“华阳隐居”。梁武帝萧衍非常赏识陶弘景的才华，无奈陶弘景却屡请不出，但是国家每有吉凶征讨大事，梁武帝都要前往咨询，平时每月都要与陶弘景通信数次请教，陶弘景又被称为“山中宰相”。

2.《本草经集注》的特点

陶弘景生活的时代，本草学著作非常丰富。《本草经集注》序言中提到的就有《吴普本草》、《李当之药录》、《桐君采药录》、《雷公药对》等等，这些本草学著作记载内容各不相同，有时对药性的记载甚至互相矛盾，为澄清这种混乱状态，统一药物学标准，陶弘景决心重新整理药物学著作。

（1）增加药物品种

《本草经集注》全书载药730种，其中包括《神农本草经》原有的365种和陶弘景著《名医别录》所记载的365种药物。《名医别录》即魏晋期间诸多名医对《神农本草经》进行增补，后来经过陶弘景对这些增补内容进行编订所撰，代表了众多医家的集体成就。

《本草经集注》创造性采用了颇为别致的朱墨书写办法来区别《本经》和《别录》两部分不同的经文，又采用同样的方法，在诸病通用药一节中，用朱墨两种不同颜色来书写药名，以分别表示药物的冷热属性，使人一目了然，易于掌握。

（2）创新著书体例

《本草经集注》“序录”中对《神农本草经》原有的序文进行了解释，并做了发挥，创制很多新例。如在诸药采制方面，重视药材原产地，提出“诸药所生，皆有境界”，开创“地道药材”之说。尤其是“诸病通用药”体的创立，按药物治疗作用分类，共记载80多种主要用药，如：黄疸一证之下有茵陈、栀子、紫草等，宿食之下有大黄、巴豆、桔梗、厚朴等，这些都是临床常见治疗药物，便于临床医生查找。后世历代本草相继沿用了这些新体例。

（3）首创按药物来源的分类法。

《神农本草经》的上、中、下三品分类法既不能准确区分药物性能，又不便检寻。陶弘景按药物的天然属性，将药物分为玉石、草木、禽兽、果菜、米食、有名未用等7类，虽不能区分药物性能，但在寻检上则更加便捷，这种分类方法被后世沿用并在此基础上发展起来。

（4）丰富药物学理论

《本草经集注》加强对药物产地、采集、炮制、配伍、用量等诸多方面的阐述，绝大部分来自其亲身实践和观察。

陶氏重视药品“真伪好恶”，提出鉴别方法，开创中药鉴定的先河。

关于药性的应用，陶弘景提出，除按药性寒热外，还要注意药性偏长和病人性别、年龄、情志、乡土风俗等因素的影响。

《本草经集注》是对南北朝以前药物学成就的一次较全面的总结，标志中国主流本草雏形已经形成。到唐代编纂《新修本草》时，独取陶弘景《本草经集注》为蓝本，也说明陶氏著作极为完备。所以《本草经集注》在中国本草史上有承先启后的作用。

（二）国家药典的诞生

唐代《新修本草》的编撰和颁布标志着世界上第一部国家药典性质本草的问世。

随着唐朝内外交流的频繁，新药品种的增加，又由于《本草经集注》在传抄过程中出现某些遗漏和错误，因此有必要编撰一部新的药物学专书。唐显庆二年（公元657年），唐政府诏苏敬等23人撰修本草，这次编修唐政府给以行政、人力、财力、物力支持，仅用了两年时间就完成了全部编撰任务。

《新修本草》简称《唐本草》，又名《英公本草》，共54卷，包括本草、药图、图经三部分内容。本草部分有20卷，记述药物的历史、产地、形态、辨别、性味、采制要点与治疗作用等；药图25卷，是描绘药物形态的图谱；图经7卷，是对药图的文字说明。本草与药图另有目录各1卷。从本书三部分比例看，药图与图经超出全书的一半。

《新修本草》收载药物850种，比《本草经集注》增加了114种。详细介绍药物味、性、良毒、主治、用法、别名、产地等，下以小字略述形态。对古书未载的内容加以补充，内容有误者，重加修订，具有较高的学术价值。"药图"根据各地生药绘图编集而成，这是中国唐代以前卷帙最多、药物来源最丰富的药物图谱。"图经"介绍了药物形态、产地、采药等，以辨异同。同时该书还吸收了一些国外的药物知识，蓖麻子、蒲公英、诃黎勒、郁金、胡椒、安息香、龙脑香等都是此书新增药物。

该书修成以后，由唐政府颁行全国，成为药用的依据。它是公元七世纪中叶，唐代首创的全国药物大普查，是对中药学进行的空前大总结。《新修本草》以较多的药物考证和丰富的药学知识赢得了中外医药者的尊崇，对后世药物学发展影响深远。

四、临证医学分科与最早专科著作

随着医学的发展，临证医学分科倾向日趋显著，这是晋唐医学的一个主要特征。唐代医学机构已明确分为内、外、儿、五官、针灸、骨伤等多科。同时还有一批最早的专科著作问世。

（一）皇甫谧与《针灸甲乙经》

《针灸甲乙经》是现存最早的针灸学专著，原名《黄帝三部针灸甲乙经》，简称《甲乙经》。该书将《素问》、《针经》（即《灵枢》古名）与《明堂孔穴针灸治要》三书中有关针灸学的内容，进行分类合编而成。书名取"甲乙经"，表明书中的内容是经过井然有序的系统整理的。

1. 针灸鼻祖皇甫谧

皇甫谧（215—282年），字士安，幼名静，自号玄晏先生，安定朝那（今甘肃灵台）人，是魏晋时期一位博学多才的文学家、历史学家和医学家。皇甫谧原本是关陇望族，后来家道中落。很小的时候便过继给叔父。少年时皇甫谧是一个"纨绔"子弟，直到20岁时还游手好闲。有一次他到邻居家的瓜园里偷香瓜，并且把香瓜进献给叔母，叔母见到很失望，告诉他《孝经》上说过："三牲之养，犹不为孝"。别说是瓜果，就是每天送上猪、鱼、鸡肉，也算不得孝子。受叔母的激励，皇甫谧从此改弦更张，发奋读书，成为著名学者。后来，皇甫谧因服用寒食散导致"风痹证"，右脚萎缩，半侧肢体瘫痪。在病榻上，他读遍了当时所能见到的各种医书，发现尚没有一部关于针灸学方面的系统完整的医学著作，于是萌生了著述针灸学专著的想法。公元256年前后，皇甫谧完成《针灸甲乙经》，成为我国医学史上第一部针灸学专著。

2.《针灸甲乙经》的成就

《针灸甲乙经》共 12 卷，128 篇，主要包括两方面：针灸基础理论知识和针灸临床运用。

（1）系统整理人体腧穴

《针灸甲乙经》记载了人体的经脉、经筋、经别、络脉、奇经八脉的循行路线和主要病证，对针灸穴位的名称、部位、取穴方法等逐一进行考订，并重新厘定腧穴的位置、名称和取穴方法，同时增补了典籍未能收入的新穴，其中记载双穴 300 个，单穴 49 个，比《内经》增加 189 个穴位，厘定腧穴总数 349 个。

（2）分部划线排列穴位

关于穴位的分布，该书采取了分区记述的方法，如头部分正中，两侧再分五条线，与脑后各有穴若干；面部、耳部、颈部、肩部各有穴若干；胸、背、腰、腹部分之正中，两侧各线各有穴若干；四肢部分三阳、三阴，各有穴若干。虽然未完全按经络叙述穴位，但部位明确，相互关系清楚，有利于学习和临床运用。

（3）阐明针灸基本知识

详述了九针的形状、长度和作用、针刺手法及补泻方法、针刺深度及与灸的壮数等。提示医生为病人施治时，必须掌握时机，根据病人的不同体质、不同病情，采用不同的针刺艾灸手法和技术。要求选穴适宜，定穴准确，操作严谨，补泻手法适当等等。该书还在选穴治疗方面论述了子午流注针法的理论。

（4）总结针灸临床经验

《针灸甲乙经》记载了临床各科疾病的病因、病机、证候、腧穴和主治。《甲乙经》在前人经验的基础上，提出适合针灸治疗的疾病和症状等共计 800 多种，达到条分缕析，使学习者易于掌握。

3.《针灸甲乙经》的影响

《针灸甲乙经》成书后，为历代医学家、针灸学家所重视，自北宋校正医书局校正后始成现在的传本。《针灸甲乙经》的著成，对于我国针灸学的发展起到极大的促进作用，公元 6—公元 8 世纪，中、朝、日的医学教学均规定为必修课本；宋、金、元、明、清重要针灸学著作基本上都是在本书的基础上的发挥。

（二）昝殷与《经效产宝》

《经效产宝》，又名《产宝》，为我国现存最早的产科专著。作者昝殷，唐代蜀地成都（今四川成都）人。昝殷精医理，擅长产科，他将前人有关经、带、胎、产及产后诸症的经验效方及自己的经验方共 378 首，编成《经效产宝》一书。

《产宝》共 3 卷，上卷论述养胎、保胎、安胎、食忌、恶阻、胎动不安、漏胞下血、身肿腹胀以及难产诸疾，特别对横产、倒产做重点介绍。中下卷论述产科各种疾病的治疗与方剂共 25 篇。书末续编录周颋的《传授济急方论》和李师中、郭稽中的“论二十一证”和“产后十八论方”，这些都是宋代以前的产科名著，有重要参考价值。

（三）《颅囟经》

《颅囟经》是现存最早的儿科著作。不著撰人。《宋史·方伎传》及《艺文志》始载《师巫颅囟经》。一般认为该书系唐末宋初人托名师巫的作品。《颅囟经》记载因为头骨曰颅，脑盖曰囟，小儿初生囟门未合，与成人异，所以用此名。

全书分为二卷，上卷论述小儿脉法、病证、治疗以及小儿疾病的特殊诊断和鉴别方法，并对小儿惊、痫、癫、疳、痢、火丹等证详加论述；下卷载火丹15候，治疗多以秘方，计16证19方。书中提出小儿体质属于“纯阳之体”，后经钱乙发挥，成为指导儿科用药的重要原则。另外，该书对小儿惊、痫、疳、癫等常见病的证治论述较详。首次记载小儿“变蒸”之说，对后世儿科理论影响颇大。最早记载烙法断脐预防小儿脐风。

（四）蔺道人与《仙授理伤续断秘方》

《理伤续断方》，又名《仙授理伤续断秘方》，是中国现存最早的中医骨伤科专著。唐代蔺道人撰，全书共三卷，较科学地总结了唐代以前在骨伤科方面的主要成就。

蔺氏通过“手摸心揣”的方式诊断骨折和关节脱位，将骨折分为闭性骨折和开放性骨折、新鲜骨折和陈旧性骨折。首次记载了肩关节脱位、髋关节脱位，并将髋关节脱位分为前后脱位两种类型。详细记载了肩关节脱位和髋关节后脱位的复位手法，分别称之为靠背椅式复位法和手牵足蹬复位法；蔺道人创立的骨折脱位分类分型诊断法、复位手法一直沿用至今。蔺氏用杉皮作夹板固定骨折，并根据骨折部位不同，分别采用不同的固定方法。对于关节部位的骨折，强调要用绢片包缚，且要时时运动，防止关节僵直影响关节功能，其治疗骨折既要求“动”，又要求“静”，这种动静结合的观点体现在治疗骨折的全过程中。此外，蔺氏在整复骨折前先让患者服“常用整骨药”，即麻醉药，以减轻患者痛苦，提高复位成功率。

（五）刘涓子与《刘涓子鬼遗方》

《刘涓子鬼遗方》又称《神仙遗论》，是现存最早的外科学专著。

魏晋以后，服石之风渐盛，痈疽大增。客观上要求提高对痈疽病的认识和治疗，《鬼遗方》正是在这个时期出现的，基本上是一部论述痈疽证的专著。此外，还涉及金疮、瘀血、外伤的治疗，包括止痛止血、取出箭镞等。全书记载方140余首，其中治疗金疮外伤跌仆的方子共计34首；对痈疽的辨证论治尤其详尽，可称为我国现存最早的一部外科痈疽及金疮方面的专著。

五、综合性著作

所谓“综合性医著”是指包括理、法、方、药，全面介绍各科内容的全书性质的著作，是优秀的综合性医著，是时代发展最高水平医学的代表，是医学进步的重要标志。

（一）葛洪与《肘后备急方》

《肘后备急方》，原名《肘后救卒方》，简称《肘后方》。本书卷帙不多，但内容丰富，颇有科学价值，是两晋南北朝时期重要的医学典籍，也是现存最早的急症诊治专著。

1. 葛洪

葛洪，字稚川，自号抱扑子，东晋丹阳句容（今江苏省句容县）人，出身于官僚家庭，后来家境衰落，曾一度参军，后来退出仕途，专事炼丹、医药及著作。葛洪早年习儒，后来重道，涉猎很广，在古代的自然科学、社会科学各个领域里，几乎无所不及，从而成为一个博物学家、哲学家，在炼丹化学、医学等方面成就尤其显著。

2.《肘后备急方》的内容成就

《肘后备急方》的内容是摘录自葛洪著的《玉函方》或《金匮药方》。《金匮药方》是葛洪著的一部百卷巨著，但由于卷帙浩繁，难以携带，也不便临床应用，葛洪便将书中有关常见病、急性病及治疗等摘要简编成《肘后救卒方》三卷。葛洪编《肘后方》的目的在于使医者随身携带，以应临床救急的需要，故此书堪称中医第一部临床急救手册。

全书共八卷，所列疾病有急性传染病及内、外、妇、儿、五官等病症。对于每一病候，略述病源，详列病状，细论治法。

（1）对预防医学的贡献

葛洪十分重视对疾病的预防，在《肘后备急方》中第一次准确而详细地描述了天花的症状，命名为“天行斑疮”，指出是由南洋俘虏传入中国，又称“虏疮”。书中最早记载了狂犬病的症状与治疗方法。葛洪首先观察到健康狗和疯狗的区别，提醒人们：“犬寻常忽鼻头燥，眼赤不食，避人藏身，皆欲发狂”，被此“犬啮者难治”。同时他还明确提到潜伏期问题，即“七日一发，过三七不发则脱也。要过百日，乃为大免耳”。书中还记载用狂犬脑敷贴狂犬咬伤的创口为治疗狂犬病的方法。

（2）对急症医学的贡献

葛洪创立的急症治疗技术的应用，大大地提高了我国古代的临床治疗效果，尽管这些技术还不够完善，但是反映了我国古代医家的智慧。该书记载了人工呼吸法、洗胃术、救溺倒水法、腹穿放水法、导尿术、灌肠术，并且记载了使用汞剂治疗蛲虫病。

（3）对药物学的贡献

《肘后备急方》所记载的方剂大都价廉效著，治法具有简、便、廉、验的特点。书中记载葛洪用青蒿鲜汁治愈疟疾，为后世抗疟疾药物的开发奠定了基石。《肘后备急方》还记载茵陈、大黄治疗时行发黄，款冬、紫苑治咳逆，麻黄、桂枝治哮喘，莨菪子治癫痫，黄连治痢疾，海藻疗瘿瘤等，都为后世医家所采用。

（4）对骨科发展的贡献

葛洪在骨伤科方面的记载有着重要的临床实用价值。首次创用了小夹板固定治疗骨折的方法。葛洪对于慢性腰痛或腰腿痛的病因及其证治论述透彻，明确指出该病乃本虚标实之证，以肾虚在先为本，风寒湿邪入侵为标。其证初起腰部疼痛，并逐渐向下肢放射，以致下肢疼痛麻木，最后出现肌肉萎缩，行动无力。这些描述即为西医学典型的“腰椎间盘突出症”，这是世界上对此症的最早记载。

（二）孙思邈与《千金方》

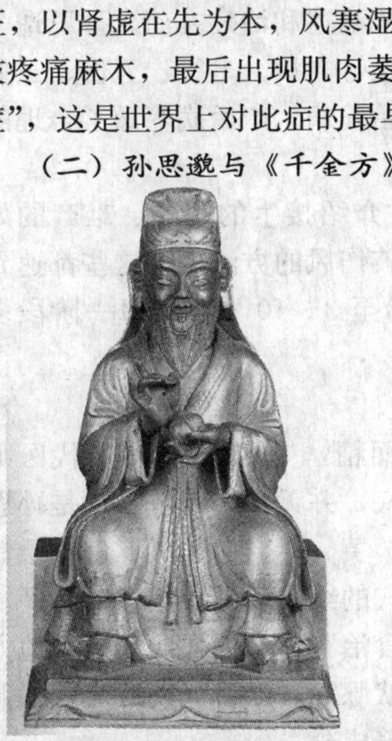

图 2-2-3　孙思邈坐像（上海中医药大学医史博物馆藏）

《备急千金要方》被誉为中国最早的医学百科全书，简称为《千金方》。作者孙思邈以为“人命至重，有贵千金”，故以“千金”命名。孙氏撰成《千金要方》后，因感其内容不足而续编《千金翼方》，与《备急千金要方》“习翼之交飞”。

1. “药王”孙思邈

孙思邈（约 581—682 年），后世尊之为“药王”，唐京兆华原（今陕西耀县）孙家塬人。孙思邈历经隋唐两代，是一位知识渊博、医术精湛的医家。

孙思邈从小勤奋好学，有“圣童”之称。少时体弱多病，从青年时代就立志以医为业，刻苦研习岐黄之术。成年以后，曾担任尚药局承务郎，后来称病辞归从事医学及炼丹活动。孙思邈一生以济世活人为已任，对病人具有高度的责任心和同情心。他曾亲自治疗护理麻风病人达六百余人，他的高尚医德足为百世师范。

孙思邈诊病治疗，不拘古法，兼采众家之长，用药不受本草经书限制，所用方剂灵活多变，疗效显著。他对民间医疗经验极为重视，经常不辞辛劳地跋山涉水，为得一方一法，不惜千金，以求真传。孙思邈具有广博的药物学知识和精湛的针灸技术。有医家评论："医学到了孙思邈，医道为之一变。"

2.《千金方》的学术成就

孙思邈于70岁时著成《备急千金要方》，又经过30年完成《千金翼方》，较全面地总结了唐以前的医疗经验和药物学知识。

(1) 提倡高尚的医疗道德

《千金要方》开篇记载"大医习业"和"大医精诚"两篇，强调医家应具有崇高的品质和广博的知识，成为后世医德论述的经典。他认为医生要本着仁爱之心，不分亲疏、贵贱、华贵，应一视同仁，全力救治所有患者，不虑个人得失，不避艰险，不顾饥渴、寒暑，昼夜认真诊治病人。同时对医生的言谈、举正、作风等也提出具体要求。

(2) 集唐以前方药之大成

该书广泛收录了唐以前的方剂。《千金要方》记有方剂4500余首，《千金翼方》记有方剂2000余首。不仅继承了古方，还搜集时方、民间用方、少数民族及外国用方，其中还有许多自创方剂，至今仍有广泛的影响。

《千金方》在地道中药的规范方面做出了突出的贡献，同时，对药用植物的野生变家种以及植物药的采收时节、加工保管和炮制等，也都做出了重要的贡献，其理论和方法大都为现代所遵循。

(3) 重视妇儿科

孙思邈强调妇人、小儿疾病的论治，为妇科、儿科分立奠定了学术基础。该书首列《妇人病》三卷，对于妇人求子、妊娠、难产、产后等杂病均有系统论述和治疗方药。孙思邈非常重视妇人病的生理病理特点，对其做了系统归纳，分为十二经、九病、七害、五伤、三痼等妇女三十六病，并对妇科常见病如经水病、子害、阴道病、胎前病、产后病等做了合理的区分，为后世中医妇科学奠定了宝贵基础。

孙思邈强调初生儿的护理、喂养，乳母、保育员的选择；介绍接生的程序、难产的处理、小儿不啼哭的处理方法、沐浴方法、断脐方法、防止婴儿破伤风的方法等，这些都达到了较高的水平。尤其是详细介绍初生儿、20天、30天、百日乃至3～10岁儿童每一阶段多发病的防治，有些方法至今仍有参考和学习的价值。

(4) 强调综合治疗

孙思邈主张综合治疗。在针灸临床治疗方面强调选穴要少而精，"阿是穴"是历代医师乃至现代针灸医学家经常用于临床治疗的有效穴位，它以痛为穴，并无固定部位，这是孙思邈在针灸治疗学上的创造性发现。此外，孙思邈创造性地以青、黄、赤、白、黑五色彩绘针灸图，以区别各条经络的走向和腧穴部位，使我国针灸经络腧穴的绘图达到相当高的水平。

孙思邈确立并完善了中医"食疗"的理论与实践，专列"食治"篇。他强调瘿病（地方性甲状腺肿）在治疗上多用含碘丰富的海藻、昆布以及动物甲状腺等。雀目（夜盲症）强调用猪肝、羊肝煮食治疗，因肝脏含有极丰富的多种维生素等营养成分。

此外，孙氏还创造性发明了许多有效的医疗技术。例如经他改进的下颌脱臼手法复位术至今还在临床中使用；他所记述的阴囊撕裂伤睾丸脱出的还纳缝合术、葱管导尿术、烧烙止血术、咽喉异物（针、钉、骨刺）剔出术、保留灌肠、压力灌肠术等，均达到了当时的最高水平。

（5）对老年医学的贡献

孙思邈强调养生与养德相结合，创立了初具规模的老年医学体系。在《千金要方》中收载了古代养性、居处、调气、服食法等内容。一方面将老庄“吐故纳新”思想指导下的“静功”与华佗等倡导的“流水不腐，户枢不蠹”思想指导下的“动功”结合起来；另一方面把常人的养生保健方法与中老年常见病的防治结合起来。

3.《千金方》的价值及影响

《千金方》代表了盛唐医学的先进水平，是中医学理论发展和实践经验积累的成果，也是吸收外来文化的结晶。9世纪传入日本、朝鲜，10世纪日本《医心方》中大量引用孙思邈的内容，称《千金方》为人类之至宝。

（三）王焘与《外台秘要》

《外台秘要》是与《千金方》并列的另一部总结性的医学著作，被《新唐书》称之为“世宝”。作者王焘是中医学文献整理的大师。

1. 王焘

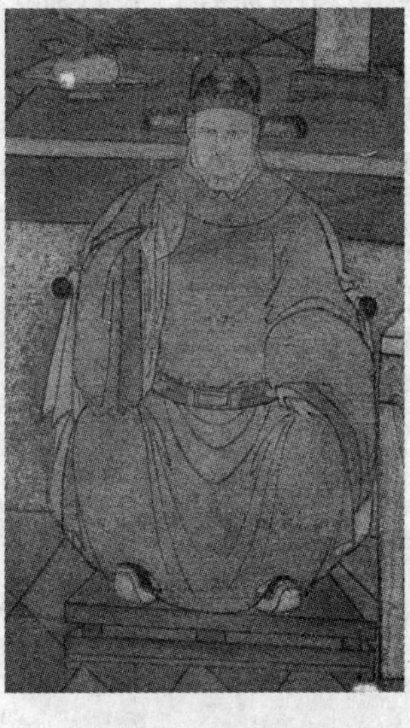

图2-2-4　王焘家祠堂内画像
（陕西中医院博物馆藏）

王焘（约公元670—755年），唐代著名医学文献家，出身名门望族。唐太宗以后，王氏宗族有十四人为相。王焘本人曾在弘文馆（唐朝的国家图书馆）任职20余年，因长期主管弘文馆，阅读了大量古医籍。后来，王焘被贬离开弘文馆，在外放途中，王焘的家人及随从因感染瘴气而生病，王焘凭借在弘文馆所积累的经方使家人转危为安，于是他决心整理医书。

2.《外台秘要》的主要成就

“外台”即置身于台阁之外，书名之所以命名为“外台秘要”，是因为王焘编书时被贬去大宁担任邺郡（今河南临漳县）太守。《外台秘要》共40卷，按内、外、妇、儿、五官等临床各科分述，先论后方。这本著作旁征博引，引用了历代大量医学典籍，载方达6800余首，集唐代以前医方之大成。

（1）整理保存古代医学文献

王焘撰写《外台秘要》，舍弃门户之见，博采众家之长，引用唐以前的医籍六十多部，保存了大量已经失传的古医书，而且凡收录的文献，均一一注明出处。由于他的这项功绩，使很多晋唐中医文献得以保存，为古代医书的校勘、辑佚提供了有利的条件。因此《外台秘要》在当时的各种中医文献中具有重要的文献学价值。

（2）对经络学说及灸法的贡献

《外台秘要》总结了中唐时期以及此前的医家在经络学、腧穴学、灸疗学方面的理论研究和临床应用。王焘在总结的基础上又有新的发展，尤其是《明堂十二身图》中的五色十二经脉腧穴图是王焘的独创。其中记载腧穴669个，突破了《针灸甲乙经》中记载穴位的数量，为宋以后经络学、腧穴学、灸疗学的发展奠定了坚实的理论和实践基础。但是王焘完全排斥针刺方法，他认为灸法比针法更易于被普通百姓接受，而针法深奥，难以理解。所以在《外台秘要》中没有关于针法的内容。

《外台秘要》出版后很快就传入日本和朝鲜，并且成为医学生的必读医学著作之一。

（四）宇妥·元丹贡布与《四部医典》

《四部医典》是公元八世纪问世的藏医学经典著作。该书是藏医代表名著中内容最丰富、流传最广的一部藏族医药学著作。

1. 宇妥·元丹贡布

宇妥·元旦贡布（729—854年）是著名藏医学家。3岁起随其父学习藏医理论，后因在藏医名家辩论中得胜，担任尺松德赞的御医。25岁时前往印度求学，广泛接触了印度医学理论派别。一生共有30多部著作，最具代表性的是《四部医典》、《四部医典补遗》等。

2. 《四部医典》的主要内容

全书由四部分组成，其中《根本医典》6章，有4幅彩色挂图，概括了人体的生理、病理、诊断及治疗；《论说医典》31章，有35幅彩色挂图，主要论述人体生理解剖、病理、病因和规律、卫生保健、药物性能、诊断方法和治疗原则、药物的性味和功效；《秘诀医典》92章，有16幅彩色挂图，专论各种疾病的诊断和治疗；《后序医典》27章，有24幅彩色挂图，主要讲脉诊、尿诊、方剂药物的配伍、药物的炮制、功能和给药的途径以及放血、艾灸、外敷、拔罐等疗法。

《四部医典》创造性地论述了藏医学的基础理论、解剖、生理、诊断、治则、方药和药学基础理论，使藏医学由单验方的原始阶段发展为具有独特的医药学理论的独立的医学体系，对藏药学的形成也具有奠基作用。

六、护理学的全面发展

晋唐时期随着社会的发展和政府对医药卫生的重视，大量综合性医学著作出现，这些医书从生活、饮食、药物、临证等诸方面较系统地对中医护理学做了阐述。晋唐时期是中国护理学全面发展的重要时期。

（一）生活护理

随着医学知识的丰富，生活护理经验在实践中不断丰富。中医护理以自身的保健防护与家人的关怀照顾为主，因此中医养生保健思想与调养方法成为中医生活护理的重要内容。

1. 清静养神

晋代张湛在《养生集序》中归纳了养生的10个要点，第一个要点就是“啬神”，把养神放到第一位。中国古代“形神兼养”的思想为现代身心护理提供了思路。

葛洪在《抱朴子》中用堤与水、烛与火来作比喻说明形与神的关系。形体是精神的载体，精神是形体的主宰，重视形神的辨证关系。因此在日常护理中既要养护身体又要重视精神的护理。

孙思邈结合自己的养生经验，提出了顺应四时精神养生法，即顺应春生、夏长、秋收、冬藏的规律来调摄精神，以达到却病延年的效果。

2. 保精节欲

孙思邈认为在日常生活中，男子以精为主，女子以血为用，因此善于摄生保养的人，大凡碰到情欲旺盛的时候，必须谨慎地加以抑制，不可任意放纵来摧残自己的身体。

《诸病源候论》中强调不适时的性生活可以成为妇科疾病的病因，必须谨慎防范。如“漏下候”记载：“夫妇自共诤讼，讼意未和平，强从，子脏闭塞，留结为病，遂成漏下，黄白如膏。”如果夫妇情意不融洽时勉强入房可致漏下。

3. 起居养身

口腔护理是生活护理的内容之一。隋唐时期，中国已经出现多种清洁牙齿、护理口腔的方法，主要有“杨枝揩齿法”和“手指揩齿法”两种。《外台秘要》中记载：“每朝杨柳枝咬头软，点取药揩齿，香而光洁。”手指揩齿法见于晚唐敦煌壁画中的“劳度叉斗圣图”。《千金要方》和《外台秘要》中有不少揩齿方，所用药粉多有芳香祛风、解毒止痛、排脓消肿之效。另外，葛洪著《抱朴子》提到叩齿健齿法，即上下齿列轻轻相互叩击，通过叩齿给予齿龈以适度的刺激，以促进牙周血液循环，长期进行可起到预防牙周疾患的作用，达到固齿的目的。

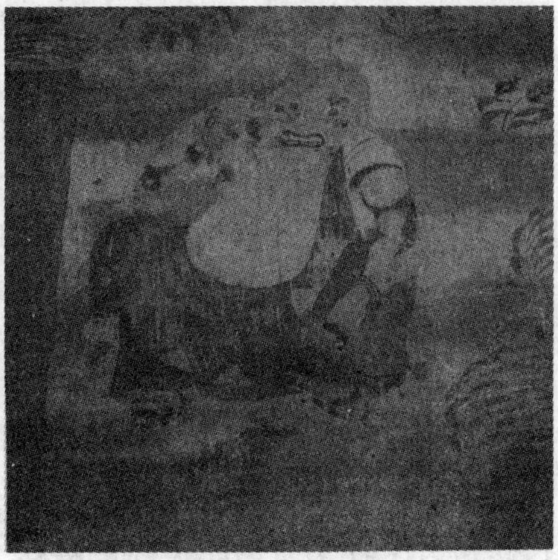

图 2-2-5 刷牙图
（晚唐，敦煌莫高窟 196 窟）

自佛教传入中国之后，沐浴的卫生行为更为普遍。在佛教影响下，沐浴不仅受到重视，而且得到了推广。

另外，医家提倡起居护养要适度，诸如：“大便勿强努，令人腰痛目涩”；“人睡眠，勿张口，久成消渴及失血气”；“卧觉，勿饮水更眠，令人作水癖”；“饮水勿急咽，久成水癖”；“人卧，勿以脚悬蹋高处，不久遂成肾水也”等。

（二）饮食护理

晋唐以来，人们对饮食卫生、饮食调理和饮食宜忌的认识有了相应的提高。饮食护理主要涉及日常饮食、脏器疗法、营养疗法、食医方剂、食疗与药疗的协调，尤其对饮食禁忌进行了深入探讨。

1. 饮食卫生

晋代傅玄首次提出“病从口入”，这句话成为流传千载的卫生谚语。晋代还发明了用沸水蒸煮消毒的器具。江西省瑞昌晋墓中出土的“双耳镂孔器”，据说是一种蒸煮器，可用它清洁杯勺，既方便又卫生，能除去杯勺的油污，还能杀灭细菌。

《肘后备急方》中述有“治食中诸毒方”，对“饮食中毒”做了如下的论述：“凡人往往因饮食忽然困闷，少时致甚，乃致死者，名为饮食中毒。”这是关于饮食中毒的一次理论性总结。该书还对动物传染性疾病对人体的毒害进行了论述，这对于防止食源性疾病的发生有重要意义。隋代《诸病源候论》多次强调“因疫病死者”、“著疫死者……皆有毒，不可食之”。

孙思邈在《千金要方·道林养性》中告诫说：“勿食生肉，伤胃，一切肉惟须煮烂，停冷食之。”强调食物烹煮要得法，特别是肉类，必须要煮熟，而且要熟透。变质食物皆不可食，他在《千金要方·食治》中说：“秽饭、馁肉、臭鱼，不可合食之，害人。”又说：“凡禽兽自死无伤处，不可食”，“病死者，不任用。”

2. 饮食调护

晋唐时期是中医食疗理论逐步形成的重要时期。最早系统提出饮食调护思想的是孙思邈，他提出了食疗的两条原则：一为“安身之本，必资饮食”，一为“食疗不愈，然后命药”。即养护生命的根本，在于饮食调护。遇有疾病，首先运用的方法是食物调理，只有食物调理无效时，才能运用药物治疗。孙思邈在《千金要方·食治》卷中载录了180多种日常食品的性、味、功效和宜忌，供人们酌情选用，奠定了中医饮食护理的基础。

孟诜的《食疗本草》是中国最早的食疗学专著，共收药物食物241种，其中不少品种为唐初本草书中未收录的。另有动物脏器的食疗方法和藻菌类食品的医疗应用，南北方不同的饮食习惯，妊产妇、小儿饮食宜忌等的记述。《食疗本草》进一步完善了中医饮食护理的基本原则，即食物的性味必须与人或疾病的属性相适应，否则会引起反作用而影响健康和疗效。一般来说，寒凉食药多具有清热、泻火和解毒作用，多用于热证和阳证的患者。温热食药多具有温阳和散寒作用，多用于寒证和阴证的患者。平性食药对热证或寒证都可使用。书中所辑食药，基本上都注明药性（寒、热、温、平）及功效主治，充分论述了食物对疾病的治疗作用。

3. 饮食宜忌

关于饮食宜忌，晋唐医家多有论述。有人认为病人禁谷食的做法危害非浅，不主张忌口；也有人认为，由于疾病的性质不同，必有不同的饮食宜忌。对此，多数医家则以为禁食与否，当视患者的体质和病情而定。

《外台秘要》记载：“大腹水病，身体肿”，“可烂煮小豆，勿以盐食之。忌咸粘、脂腻及大冷热物，唯得食粟米饭及淡醋。”指出咸盐有碍利水之药，而赤小豆、粟米则能助利水药力。孙思邈在《千金要方》中也指出：“咸则伤筋，酸则伤骨，故每学淡食。”尤其“大凡水肿病难治，病后特须慎于口味。又复病水者多嗜食不康，所以难愈”，提出“水肿最忌食盐”。

禁忌之物能助长病气，加重病情或引发旧疾。如《外台秘要》卷十六记载“疗脾劳实热”，“忌羊肉、大酢、桃李、雀肉等。”因羊肉、雀肉均为大热之物，食后能生热，服后助长其方所治之病，亦易使病情反复。孙思邈对饮食宜忌问题做了多方面的论述，指出饮食必须因病而忌。

（三）专科护理

魏晋以来，随着临证各科的逐步完备，中医护理的内容日趋专科化，各科都有了各具特色的护理方法。

1. 妇科护理

晋隋唐时期对妇科疾病的治疗与护理，论述极为丰富。

（1）经期护理

《诸病源候论》认为，女性月经期间要远避六淫，经期调护是女性防护疾病的首要注意事项。若女性行经期间及月水刚净之时感受风寒、涉足冷水、赤足走泥路、踏湿地、睡卧当风都会引起各种妇科疾病。

同时，还提出经期要注意调和情志，《诸病源候论》中记载的“狐瘕”，即是指月经来潮期间，被悲哀忧恐的情绪所伤，或远行途中遭受暴风疾雨及雷电惊恐，造成月经停闭不通，气机郁滞。

（2）孕期护理

我国古代重视妇女生育的护理。北齐的徐之才独创十月养胎法，对孕期孕妇的情志、饮食、娱乐等都很重视。

注重饮食调摄：孕早期，要求“饮食情熟、酸美受御，宜食大麦，无食腥辛”。孕中期时，“其食稻谷，其羹牛羊”，“调五味，食甘美”。

注意劳逸适度：“身欲微劳，无得静处”；或“出游于野”，“朝吸天光”。要“无太劳倦”，“不为力事”。

讲究居所衣着：要“无处湿冷”，“避寒殃”。告诫孕妇“居必静处，男子勿劳”。对预防流产、早产和产后感染有重要意义。

调理心神、陶冶性情：徐之才继承了古代胎教的传统思想，重视孕妇心理精神因素对胎儿的影响，指出妊娠三月，“欲子美好，数视璧玉；欲子贤良，端坐清虚，是谓外象而内感也”。又说：“当静形体，和心志”，“应无悲哀，无思虑惊动”，“无大言，无号哭”。孕妇保持良好的心理精神状态、高尚的道德情操，与小儿性格特征的形成有密切关系。

（3）临产护理

唐代医家已注意到产妇的心理精神因素对分娩的影响。为了解除产妇临产时的恐惧紧张情绪，减缓分娩疼痛和防止难产，要求接生者严肃谨慎、语言温和、动作轻柔。

注重临产环境卫生，《千金要方·产难》记载：“凡欲产时，特忌多人瞻视。惟得二、三人在傍”。临产时，只许接生人员守护在旁，以保持产房内安静，镇定产妇情绪，防止环境污染，减少新生儿感染。

要求接生者手法轻柔。昝殷在《经效产宝》中记载：“所有产时看生人，不用意谨护而率挽胎系，断其胞，上掩心而夭命也。”告诫接生者要谨慎小心，如果草率将胎盘取出，随意剪断脐带，致使胎盘残留在子宫，会引起出血不止，导致性命不保。

（4）产后护理

产后调护至关重要，古人认为：“产后百节空虚”，由于分娩时用力过大，损伤人体的元气，加之产创流血、气血亏虚，因此调护十分必要。

产后血晕护理：《经效产宝》提出常与产妇交谈，避免产后出血休克。《外台秘要》指出先用醋涂口鼻，或以醋喷面等法使其苏醒；再进行其他调理。

产后乳病护理：产后乳痈多见于产后未满月哺乳的妇女。《外台秘要》认为乳汁积滞、分泌不畅是产后乳痈的主要原因。在调护上，除内服药物外，提出采用吸出或挤出乳汁、湿热敷、灸疗等外治法。

产后缺乳护理：由于气血虚弱、经络不调所致，孙思邈主张用饮食护理，如用猪蹄补虚，用通草、漏芦、瓜篓等通络下乳的方法调养。针少泽、液门、天井等穴位治妇人无乳。

2. 儿科护理

这一时期儿科护理得到全面发展，在新生儿和婴幼儿护理方面均积累了丰富经验。

（1）新生儿护理

新生儿护理是儿科护理中的首要环节。

断脐护理：巢元方认识到新生儿破伤风是因“断脐洗浴不即……通风入伤则变为痫”所致。孙思邈详细介绍了断脐后的包裹方法：将白布搓使之柔软，约 4 寸见方，用新棉厚半寸迭在白布之内，包裹脐部，扎缚时松紧适宜。这些方法对预防小儿脐风起到了积极作用。

拭口护理：初生儿口中含有污血秽物，应该及时拭去。拭口是必要的预防措施，孙思邈提出：“小儿初生，先以绵裹指，拭儿口中及舌上青泥恶血……若不急拭，啼声一发，即入腹成百病矣。”

使婴啼：对落地不作声的新生儿，为避免窒息，孙思邈提出用暖水洗浴，或向其口中呵气，或用葱白徐徐鞭打，务使其啼哭有声。

沐浴护理：古代医家倡导在断脐前给初生儿洗身。指出用煮开的沸水冷却到温热的阶段再浴儿，汤水中也可投入一些药物，如《卤囟经》记载的猪胆汁、益母草、麦冬、桃根、李根等药物。汤水浴儿可以预防疥疮等皮肤病。浴儿后要用滑石粉扑身，在要小儿腋窝、阴部等处扑洒，防止湿疹。

裹儿护理：古代医家倡导用洁净的旧布包裹新生儿，宽紧适宜，不要用新布，也不能缚裹太紧，以免擦伤皮肤。

（2）婴幼儿护理

哺乳适度：哺乳对婴儿的健康成长至关重要。因此，古代医家对哺乳论述详备。《千金方》指出，乳儿不可过饱，饱则易溢而呕。啼哭时不可哺乳，保持正确的哺乳姿式。《颅囟经》记载：“夜间乳儿母起身坐，抱儿喂之。”孙思邈特别强调“若乳母欲卧寐，当以臂枕之，令乳与儿相平，母欲睡着时，即夺其乳，恐其不知饱足，致成呕吐，且恐睡熟，闷儿口鼻致死”。

乳母选择：古代医家认为，乳母要性情和蔼，身体康健，节制房事，不得酗酒。因为乳汁乃母体气血化生而成，故乳母气血充足，方能保证乳汁质高量多，滋养婴儿。

小儿养护：古代医家主张“时见风日”、“故絮着衣”、“薄衣之法”等，小儿应多接触阳光，增强抵抗力。另外，巢元方认识到小儿脾胃运化功能未臻成熟，若喂养不当，易引起消化紊乱，影响健康。提出根据年龄调节小儿食量，以防损伤脾胃。巢氏倡导的护养小儿方法，体现了积极的预防思想。

3. 外科护理

《诸病源候论》、《刘涓子鬼遗方》等著作记载了关于手术护理的内容。包括：

肠回纳术护理：在肠回纳入腹的手术后，强调术后须“十日之内不可饮食，频食而宜少，勿使病人惊，惊则煞人”，术后禁食的护理原则和要求对于肠回纳术患者的康复有益。

唇裂修补术护理：晋代我国已有以修补唇裂为专长的外科医家，《晋书》记载魏咏之生而兔缺，于18岁时，听闻荆州刺史殷仲堪帐下有名医能疗之，所以投仲堪处，但医生告诉他“可割而补之，但须百日进粥，不得笑语”，魏咏之大喜。医生为魏咏之治疗兔唇术后，精心护理，百日之内闭口不语，惟食薄粥，魏咏之意志坚强，术后恢复了容貌。

肠吻合手术护理：《诸病源候论》记载肠吻合术后“当作研米粥饮之，二十余日后稍作强糜食之，百日后乃可进（普）食耳”。可见当时不仅可以实施肠吻合缝合法，还出现了正确的护理和饮食管理。

（四）药物相关护理方法

药物护理经验不断丰富，在煎药的容器上，要求用陶瓷类器皿，禁用铜铁之器；煎取药液时要求按照药物的四气五味、升降浮沉，分别使用文火、武火，或久煮或急煎；服药时讲究冷服、热服、煎服、兑服、冲服、磨水服等，在一定程度上反映了药物相关护理方法的充实和提高。

1. 药物煎法与服法

中药多煎剂，对于煎药方法医家有详细的说明与独到的见解。孙思邈主张取洁净井水煎药；如果汤中用麝香、犀角、羚羊角等不溶于水的物质，主张研粉后放入熬好的汤药中服用；凡汤中用饴糖、酒者在汤剂临熟时放入。这些指导煎法的珍贵论述，说明了药物的煎法也是影响药物疗效的重要因素之一，不可忽视。

随着医药知识的积累，医家对服药方法的认识也逐步丰富。葛洪说过："服治病之药以食前服之，取养身之药以食后服之"，也就是说祛邪之药多偏于食前服用，扶正之剂多偏于食后服用。例如脾胃之病，若体壮实邪有余，其药宜在饭前空腹服，以利药物直接发挥药效；若脾胃虚弱者，则当饭后服药，以减少对柔弱胃壁的刺激。

2. 药后观察

服药后反应是对一首方剂功效或其毒副作用判断的客观依据。《外台秘要》所记载服药后的反应有两种，一是正常反应，另一是毒副反应，但临证中这两种服药反应常常无法截然分开。对于有些方药而言，轻度中毒反应即是该方药治病见效之时。如使用"莨菪子"的方剂，病人可见口干、唾粘、产生幻视，即是其例。药后反应观察是中医护理学的重要组成部分，也是判断疾病转归的关键。

（五）早期护理人员

晋唐时期，中国虽然没有专门的护理学组织，但在军队中已经出现"傔人"，他们是专门的护理人员，负责伤员的看护与运送。同时，随着佛教在中国的发展，一些僧人出于慈悲也承担了救济和护理病人的工作。

1. 军队护理人员

《晋书》、《魏书》中记载有"金疮医"、"折伤医"。如：前赵国君刘曜，公元 329 年与石勒交战，伤十余，被俘，河南丞派遣金疮医李永为其治疗。因为战争往往带来重大伤亡，因此这些金疮医不仅担当了医生的角色，同时也是战地护理人员。五代时，"后唐清泰三年（公元 936 年）……敕：所奏医博士，诸道合有军医，许得诸道补署，不在奏闻，余依所请"，"军医"之名始见于此。

唐李靖《卫公兵法》中要求：各营应设有检校病儿官。检校病儿官必须每日巡查伤病员情况和饮食起居，以便安排医疗、运送，如发现新的病员或危重病员，必须于每晨通报总管，令医生巡营，给以适当的治疗。这里检校病儿官担任了护理观察和护理巡视的任务。不仅如此，营主和检校病儿官需按照规定，根据伤势的轻重安排运送工具和护理人员。例如：能行走的病员给傔人一名（傔人就是最早的专职军队护理人员）；病重不能行走的病人给驴一头；连牲口也不能乘骑的重伤病员，则给驴二头，配看护二人，缚辇（换车）运送。

至于患慢性疾患的伤病员，唐代拨交地方政府收治。唐代地方部队多属于折冲府，折冲府中仅有太医、药童、针灸、禁咒诸生 211 员，平均三府有一个医务工作人员，所以必须借助于医学中的博士、教授和医生等人为部队担任医疗工作，而药童以及学徒应该是充当了军队护理人员。

2. 僧侣护理人员

隋唐时期是佛教在中国广泛盛行的时期。佛家以慈悲为怀，济世救人成为佛法的重要思想，很多僧人研习医术，治病救人，寺庙成为救治病者的主要场所，寺庙里的僧人则担任了医疗和护理工作。

隋代有僧人设病人坊，收容麻风病人。唐代在长安、洛阳及其他各州庙宇中设立病坊，唐代寺院还设立悲田院以收养病人，武后执政以后由政府派人专门管理。开元二十二年，玄宗下令将京城乞丐也归由病坊管理，官府以本钱所收利息供给病坊开支。这些寺庙开设的病坊可以看作是具有平民性质的医院，而寺庙里的僧人则成为病坊中的护理人员。病坊弥补了民间医疗人员的不足，对贫穷的病患者有所裨益。政府对病坊非常支持，不但调派人员管理，还在经济上提供保障。

3. 其他护理人员

医院护理人员：根据文献记载，早在南北朝齐武帝永明九年（公元 491 年），“吴兴大水，其贫病不能立者，有人立解收养，给衣给药。”这是我国私立慈善医院的最早形式。公元 510 年，山西临汾一带大疫，死亡二千七百三十六人，北魏统治者下令设立医院收容病人，太医署担任治疗。虽然文献的记载中并没有提到专职护理人员，但由于医院要收治大量病人，可以推测，当时会有专门的护理人员配合医生进行工作，只是由于其地位比较低，护理工作不太受到重视，因此，文献中没有专门记载。

宫廷护理人员：一般服侍皇上服药，需由尚药奉御先尝，然后殿中监尝，再皇太子尝，然后才是皇上服用。由此可见，在宫廷里由于特殊的政治原因，不仅宫女侍从担任日常护理工作，医官也要从事煎药等护理工作，就连太子、大臣在一定程度上也从事了一部分护理工作。

病囚护理人员：五代时对囚犯及监狱卫生予以重视，如后唐明宗，曾敕令囚犯在狱疾病者，应委该处官吏当面录候，并令医人看候。每年夏初至八月，每五日差人洗刷枷杻一次。周太祖曾令狱吏洒扫监狱、洗涤枷械，毋令蚤虱滋生；供给水浆，以免囚犯饥渴。如囚犯有疾，则全其家人看承；囚人无亲属，则官差医工诊候，勿致病死。这里，狱吏、医工、囚人亲属都充当了病囚护理人员的角色。

思考题

1. 简述现存最早外科、骨伤科、妇科、儿科、针灸科专著及其主要成就。
2. 简述晋唐时期主要综合性医学著作及其主要成就。
3. 晋唐时期有哪些护理人员？

第三章 医学的创新与护理学的进步（宋金元时期）

提要：由于宋政府对医学教育和医疗设施的重视，成立了专门的医学教育机构和医学书籍出版机构，使医药知识得到普及。国家药局的开设推广了中成药的制售。士人知医成为风尚，宋代始有大批“儒医”出现，提高了医学队伍的整体水平。金元时期学术思想活跃，学术争鸣兴起，金元四大家补充和发展了中医学理论。这一时期护理学逐渐进入到实践积累阶段。北宋政府多次主持编辑整理医学著作，广泛收集了包括内、外、妇、儿、五官等各科的护理经验。临证专科护理在前代的基础上进一步完善，尤其是对老人及妇女的护理成就尤为突出。

一、历史概况

公元960年，赵匡胤废除了后周恭帝，结束了五代十国割据的局面，建立了高度中央集权的北宋王朝，但北宋与辽、西夏仍然对峙。其后历经九帝，至1126年，被北方崛起的女真族建立的金国攻占，徽、钦二帝被掠，北宋灭亡。康王赵构渡江移都于临安（今杭州），史称南宋。南宋亦经九帝，至1279年为蒙古人所灭。宋朝是中国封建社会的转折时期，此后，中国的封建社会便逐渐走向衰弱。宋朝实行文治政策，促进了文化教育的发展，提高文人的社会地位。宋代是中国科技文化发展的一个重要阶段。

辽、夏、金、元是中国历史上少数民族掌权时期。1206年，铁木真统一蒙古各部，建立蒙古国，尊称成吉思汗。成吉思汗及其后继者，经过征战使蒙古成为横跨欧亚大陆的汗国。成吉思汗孙忽必烈于1260年继承汗位（世祖），于1279年灭南宋，统一中国，建立元朝。辽、夏、金、元各朝，不但在政治制度上逐渐接受了汉族统治经验，在文化上也深受汉族的影响。医学作为文化的一个组成部分，或被直接使用，或与民族医学融合，成为这一时期医学发展的一个特点。

二、医政设施的进步

宋王朝是中国历史上重视医药卫生发展的突出时期。宋政府不仅重视医学教育，而且出资成立专门的医学出版机构，促进医学著作的校点与出版。政府还开设药物贸易机构——官药局，这是中国乃至世界历史上最早的国家医药局。同时医政设施逐步完善，促进了医学的进步。

（一）国家药局的开设

国家药局于1076年设置于北宋京城开封，起初名为“熟药所”，后又更名“卖药所”，隶属太医局管辖。北宋政府推行王安石的新法，根据“市易法”国家对药物购销实行垄断制度，统一管理市场物价，打击非法交易，使政府在商业竞争中获利。

1103年熟药所增为五所，并将制造成药的业务分离出来，创建了修合药所，此后在各地相继设置卖药所。其中，修合药所的职能相当于制药工厂，卖药所相当于国营药店。1114年，为了体现国家官药局服务于民众的特点，将修合药所改为医药和剂局，卖药所改为医药惠民局。为保证药物配制质量，和剂局规定了各种方剂所含药物的分量和质量标准以及炮制加工方法。

北宋政府强调“拯民瘼、施实惠”，对打假治劣非常重视。为了辨认药局制成的药物，防止奸商冒牌，和剂局的成药均标有专门的印记。另外，政府采取了一系列监督管理措施。当遇自然灾害、战争或瘟疫时，和剂局均免费供应药物。和剂局担负药物供应和管理药物两项职能。但是后来，和剂局因有贪官污吏与奸商相勾结，对珍贵药物克扣分量，致使药品粗制滥造，声誉大降。

（二）医学教育的完善

宋代采取了一系列文治政策，休养生息，恢复并发展了唐末及五代以来一度中断的医学教育，改唐代太医署为太医局。医学校第一次被正式纳入国家官学系统。太医局是专门的医学教育机构，设提举（校长）1人，判举（副校长）1人，并规定判举一职要有“知医事者”担任。太医局设有九科，即大方脉科，相当于内科；风科，专门治疗风病的科目；小方脉科，相当于小儿科；疮肿兼折疡，相当于外科；产科；眼科；口齿兼咽喉科；针灸科；金疮兼咒禁科等。

宋太医局创设“三舍教学法”，规定春季招生，以300人为名额，上舍40人，内舍60人，外舍200人。医学“三舍法”将学生分为3级，即初入学者为外舍，一年后升为内舍，择优录取，录取率不到百分之四十，内舍升上舍，录取率不到百分之七十。这种严格的选拔制度，极大地提高了从医者的素质，促进了医学教育的发展。当时规定，只有同时通过医学理论和实际治病能力的考核，才能升级或毕业。

太医局培养了大批医学人才，成绩优秀者留翰林医官院任职或担任宫廷御医，其他合格者任医学博士，或到各州任医学教授，或分配到熟药所。

（三）医学出版的兴起

北宋九朝，文教兴盛，图书事业得到充分发展。校正医书局的设立使医学著作的整理、校勘和出版出现高潮。

出于对医学的重视和医学教育的需要，宋仁宗嘉祐二年（1057年），北宋名臣、枢密使韩琦上书皇帝，提出编修医书的建议。仁宗皇帝获准。后因编写需要设立专门机构——校正医书局。

经校正医书局校订先后出版的医书有：《灵枢》、《太素》、《针灸甲乙经》、《广济方》、《千金要方》、《外台秘要》等，由于政府采取低价、面向民间的措施，使医书的流传更加广泛。太医局教学用书由国子监提供，这些经校正定本的医书，成为当时各级医学统一的教材。

校正医书局对医书的校订出版作出很大贡献。校定之前的医书多散乱谬误，林亿等花大量工夫去订正或注释。北宋校正医书局的设置及其校定、编辑和出版医书的工作，在出版史和医学史上都是极其重要的。其校正的医书以版本精良著称。校正医书局的设置对于发展医学、普及医著影响深远。

（四）医疗管理的统一

宋以前，中央医药管理机构为太医署。两晋南北朝时，太医署主管全国医政和宫廷医疗。隋唐时太医署主管中央医政和医学教育。北宋时期医政管理职能逐步转移至翰林医官院。

翰林医官院承担着中央医药管理机构的职能。翰林医官院一般设院使、副使各2人，共同管理院事。翰林医官院的设立，加强了政府对医药事业的统一管理。此时，官方选拔、任用、派遣、调转医生修订本草、校正医籍、编纂颁行医书，派医散药防治疾病。宫廷、军队、地方医疗等与医药有关的管理工作，基本由翰林医官院统一领导或协调。

三、医学理论的探讨

这一时期基础医学有较大发展。一方面是医家对《伤寒论》的注释与发挥，对其辨证施治原则的深化、充实和提高；另一方面则是在诊断学、病因病机学及其解剖学上取得了明显成绩，产生了一批对后世医学发展有较深影响的医学著作。

（一）关于《伤寒论》的研究

宋代医学理论的发展，首先表现在《伤寒论》研究蔚然成风，其重要特点是注重临床实践中的应用，方药经常选用其他著作及本人经验加以补充。具有代表性的医家及其论述包括：

1. 庞安时及其《伤寒总病论》

庞安时（1042—1099年），字安常，自号蕲水道人，北宋著名医药学家。庞安时撰《伤寒总病论》，共6卷，该书专从病因病机立论，每证之下，有论有方，对小儿伤寒、妊娠伤寒、暑病等均有发挥。其主要特点如下：

（1）依照《伤寒论》六经分证法，说明病证由脏腑经络传变的原因。有助于习医者进一步理解伤寒六经辨证的意义。

（2）强调地理气候、饮食起居与伤寒发病的关系。以桂枝汤为例，认为桂枝汤对西北人四季应用，无不应验。但江淮地区气候温暖，冬春可用。

（3）明辨伤寒与温病的不同，为温病学派的创立开辟门径。庞氏遵照《难经》伤寒有五之说，明确地提出，冬伤于寒，阳气被扰，其及时成病的人，头痛身疼，肌肤热而恶寒，故名伤寒。不及时成病的人，由于寒毒藏于肌肤之间，至春夏阳气发生，寒毒与阳气相搏于荣卫之间，患病与冬时即病相同，但因于春季温气而变，名温病，为后世温病学说的发展提供了有益的借鉴。

2. 朱肱与《南阳活人书》

朱肱，字翼中，自号无求子，别号大隐翁，吴兴（今浙江嘉兴）人，进士，徽宗朝授奉议郎医学博士，人称朱奉议，著有《南阳活人书》等。

《南阳活人书》，原名《伤寒百问》，书中设一百问，以通俗的文字、问答的体裁，叙述《伤寒论》原义，采用《千金方》、《外台秘要》等书126方，以补仲景之不足，又论述了妇人伤寒及小儿痘疹。全书在探索六经时出列了六张经络图，成为重要的经络文献。其主要特点包括：

（1）比较完整地展现了《伤寒论》各方的运用情况。这种编排，既能明确反映同一方治中各证之间的内在联系，也可为临床使用提供导向。

（2）不循六经章次，突出治方为纲，将原本分散于不同篇属中的同一方治条文悉归一处，便于检索研究，能使后学者对其精神旨趣得以把握。

3. 许叔微及其著作

许叔微（约1080—1154年），字知白，真州白沙人，南宋著名医学家，撰有《伤寒百证歌》、《伤寒发微论》、《伤寒九十论》等著作。

(1)《伤寒百证歌》5 卷，以七言歌诀的形式，将《伤寒论》的主要内容编成歌诀 100 首，概括仲景方论 100 证，便于后世记诵。《伤寒百证歌》是中国医学史上最早用“按症类证”研究《伤寒论》的著作。全书共列症状 53 个，将具有同一症状的若干方证汇集起来，进行排列、分析、比较、辨别，为后学者正确地认识、诊断、治疗伤寒，提供了依据。

(2)《伤寒发微论》2 卷，22 篇，乃许氏研习《伤寒论》的心得与体会，以小品形式作专题阐述。

(3)《伤寒九十论》是许氏治伤寒的医案集，也是中国医学史上第一部伤寒医案专著。该书载伤寒医案 90 论，这些伤寒医案对后世医家的临床实践大有裨益。

4. 成无己与《注解伤寒论》

成无己（约 1066—1156 年），今山东阳谷人，后因统地入于金，故称其为金人。成无己是宋金时期著名的伤寒大家。著有《注解伤寒论》十卷、《伤寒明理论》三卷、《药方论》一卷，构成成氏伤寒医学三种。

《注解伤寒论》共 10 卷，22 篇，是《伤寒论》最早的全注本。此书一出，流传甚广，超过了《伤寒论》的任何一个其他版本，因而影响也很大。成氏的注解《伤寒论》有两个特点：

(1) 以“经”释“论”，溯本求源。即引用《黄帝内经》、《难经》的原文来解释《伤寒论》的医理，追溯其学术源流。

(2) 成氏的注解着重于对病因病机及组方意义的发挥，几乎为伤寒各证都注明病机，每一方剂都说明方义。成氏的注解条理清晰、说理明了，便于化裁。成无己开创了方论先河，打破了祖国医学史上有方无论的思想。

（二）对疾病认识的发展

1. 诊断学

宋、金、元时期诊断学的发展主要表现为：脉学由博返约和舌诊理论的系统化。

(1) 脉学

1189 年南宋道士崔嘉彦撰《崔氏脉诀》，该书以《脉经》、《脉诀》为基础，用《难经》中浮、沉、达、数四脉为纲，统领《脉经》中的 24 脉，以四言歌诀写成，极易记诵，后世以“四脉为纲”来概括其脉学思想。

元代滑寿撰《诊家枢要》（1359 年），滑氏汇通元代以前的脉学，结合心得，写成此书。滑氏以“浮、沉、迟、数、滑、涩六脉”为纲，统括论述三十种脉象的名、象及主病，纲举目张，阐析 29 种脉象及主病，最后论述妇人并小儿脉法。李时珍著《濒湖脉学》曾参考了此书。

1241 年施发著《察病指南》3 卷，把脉象绘成 33 种图形，这是祖国医学史上的一个创举。

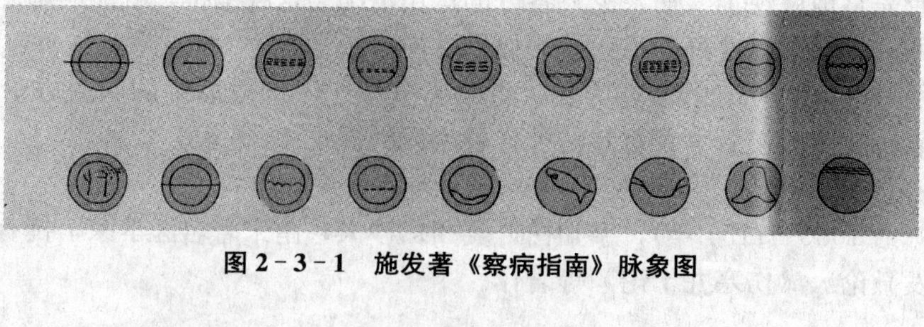

图 2-3-1 施发著《察病指南》脉象图

(2) 舌诊

舌诊理论的系统化，是伴随研究《伤寒论》的热潮开始的。许多研究《伤寒论》的医家，注意到《伤寒论》中的舌诊知识。

《敖氏伤寒金镜录》（1341年）是中国第一部舌诊专著，作者敖氏的名字及生平、住所均无文献可考。《敖氏伤寒金镜录》原书仅有舌苔图谱12个，后经杜本根据其本人临床经验整理又增加24图，共成36图。图下列出治则与方药，使其更趋完善。《敖氏伤寒金镜录》是一部承前启后之作，其中“专以舌视病”、“辨舌用药”的理论，不但奠定了中国舌诊学的基础，也为后世温病学说的形成作出了贡献。

2. 解剖学

宋代曾进行过两次大规模的解剖活动，由此产生了两部人体解剖图谱：《欧希范五脏图》和《存真图》。

(1)《欧希范五脏图》

1041—1048年，宜州推官吴简对农民起义领袖欧希范、蒙干等人的尸首进行解剖，并与画工将所见绘成图谱，著《欧希范五脏图》。

《欧希范五脏图》原图已经失传，但从尚存的一些著作中，仍可窥见大概。吴简对解剖图做了文字记录，这段记录虽有错误，如认为咽喉部有食管、气管与水管，但是对肝、肾、脾、心、大网膜等内脏器官位置的描述，基本上是正确的。特别可贵的是，图中有病理解剖的记载，如蒙干常咳嗽，肺是皱而黑的。

(2)《存真图》

北宋崇宁年间（1102—1106年），杨介根据泗州处死的犯人尸体解剖材料绘成《存真图》。此图现已亡佚，经元代学者孙焕在重刊《玄门脉内照图》一书中的转载得以保存。《存真图》对人体胸、腹部内脏的前面与背面，右侧胸、腹腔及其主要血管关系，横膈膜及在其上穿过的血管，消化、泌尿、生殖等系统都有更为科学的认识。

《存真图》比《欧希范五脏图》有很大的进步，纠正了前者的一些错误，其中的《心气图》绘出了心脏与肺、脾、肝、肾等脏器的血管联系，这是中国古代生理解剖学史上的重要发现。《存真图》中也存在一些局限性，例如：它认为肾脏有一管直通前阴（以泄精），并漏绘了胰脏等。尽管如此，《存真图》仍不失为中医史上一部最有价值的解剖学图著。宋以后医籍中所描述的人体脏腑图形及其文字说明，基本上都取之于《存真图》。

四、方药学的发展

由于北宋政府的重视，多次组织撰写本草学和方剂学著作，使方药学著作数量增加，内容也更加丰富。

(一) 药物学的进展

宋政府重视药政管理，明文规定禁止售卖毒药，金元也基本沿袭宋制。元代还设有回回药物院，专门管理回回药事。宋金元时期方药学的发展可以从刊行的药物学著作中得到反映。

1.《开宝本草》

北宋初期，宋政府仿唐政府重修本草，于开宝六年（973年）编成中国历史上第二部药典《开宝新详定本草》，次年重新校勘定名为《开宝重订本草》，后世将这两部本草统称为

《开宝本草》。《开宝本草》载药物983种。由于《新修本草》是用朱、墨两色书写，《开宝本草》使用黑、白两色，黑字代表名医所传，白字代表神农之说。新增加的药物注明“今附”，《新修本草》的药物注明“唐附”。后世官修本草受其影响，均采取了这种编纂形式，提高了本草的文献学价值。

2.《嘉祐本草》与《本草图经》

1057—1060年，校正医书局在《开宝本草》的基础之上进行整理、补缺，编成《嘉祐补注神农本草经》，即《嘉祐本草》；又仿唐代《新修本草》附有《图经》的形式，在全国进行药物普查，编纂《本草图经》。这两部本草著作将宋代本草学的发展推向一个高峰。《嘉祐本草》载药1082种，增加99种。《本草图经》20卷，载药780种，成为现存第一部刻版药物图谱。

3.《证类本草》

《经史证类备急本草》简称《证类本草》，北宋时期四川名医唐慎微著，成书于1097—1100年。该书囊括了上自《神农本草经》、下到《嘉祐本草》的历代医药文献精华，是中国现存年代最早、内容最完整的一部划时代本草学名著，是辑佚古本草、古医方书籍的重要文献。与以往的药学著作相比较，此书有两大特点：

(1) 集宋以前本草之大成

《证类本草》由《嘉祐本草》、《本草图经》及新增药物三部分组成。全书记载药物1558种，列附方近三千首，还有众多的药物插图，内容丰富，从医药、经史、佛书道藏等各类书中增补了大量资料，被引用的书籍达247种之多，有很高的文献价值。该书以原文照录的形式，记载3500余种文献，前人的本草著作赖此书得以部分保存。李时珍评价说：“使诸家本草及各药单方，重之千古，不效论设者，皆其功也。”

(2) 开创新体例

以前的本草书籍只载药物不列方，唐慎微开创本草学增设附方之先例，在《证类本草》中增列附方近三千首，上自仲景方，下迄唐氏经验方，无所不收，书中多数药物都有附方，大大方便了临床使用。

在药物炮制方面，《证类本草》收录了《雷公炮炙论》的内容，充实了药物加工炮制的方法，改变了以前本草的不足。

《证类本草》收罗广泛，记载详尽，使本草著作系统化，由此具备了药物学科的规模，成为继往开来的重要文献。两宋政府多次组织人力对此书进行修订，作为政府政绩当作药典颁行。该书是现存最早一部首尾完整的药典性著作，版本多达58种。后传入日本、朝鲜等国。

(二) 方剂学的繁盛

宋代方书空前之多，方剂理论也日益丰富。以《太平惠民和剂局方》为转折点，方书走上由博返约的道路，方剂理论受到重视，使方剂向标准化、规范化发展。

1.《太平圣惠方》

《太平圣惠方》是中国北宋早期的一部大型方书，由北宋翰林医官王怀隐等人编纂，共一百卷，载药方16834首。内容浩繁，以“采众家之长，集医著之精”为编著的指导思想，全面收集宋以前历代医家学术思想、治症经验、用药特点，以散在民间的医疗经验方、时方以及外来药品和少数民族用药经验作为补充。《太平圣惠方》非常注重保持所引资料的原貌，是研究宋代之前中医学发展的重要文献。

2.《太平惠民和剂局方》

《太平惠民和剂局方》是世界医药史上最早的官方制剂规范。北宋政府为了自身需要和加强药政管理，设立了“太医局卖药所”，也称“熟药所”。南宋“熟药所”改名为“太平惠民和剂局”，配方增加，大观元年（1107年），朝廷命医官将配方进行校正、修订成书，名《和剂局方》。嗣后多次增补修订，于宋绍兴年间（1131—1141年）改名为《太平惠民和剂局方》。从元丰到嘉定年间，《和剂局方》经历了140多年的修纂，通过诸家之手校订，具有一定的学术价值、历史价值和实用价值。

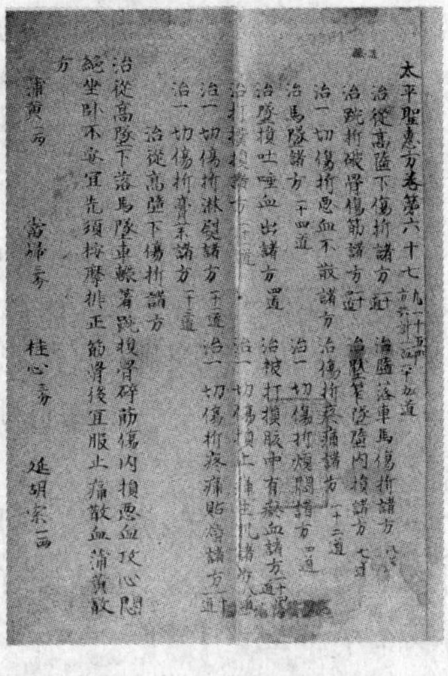

图2-3-2　《太平圣惠方》书影
（日本旧抄本）

《和剂局方》由政府颁发，全国遵照执行。此书虽比《太平圣惠方》处方少，但实用价值明显。所载处方均是当时医家临床经验的结晶，疗效显著，使用方便，很多品种已成为名贵成药，享誉国内外，如至宝丹、苏合香丸、牛黄清心丸等。

3.《圣济总录》

《圣济总录》是北宋末年政府组织编写的一部医学巨著，以宋徽宗名义颁行。全书共200卷，收方近二万首，包括内、外、妇、儿、五官、针灸、养生、杂治等。该书由宋徽宗作序，书未成时便遭遇靖康之难，镂版虽成，却未能刊行。至金世宗大定年间重刻，再刻于元大德年间。由于检索不方便，该书曾一度隐没，加上金元医家争鸣，对本书着力研究者寥寥。该书内容翔实，较为全面地反映了北宋时期的方剂学水平。

五、临证各科著作与成就

宋、金、元时期临证医学进一步发展，不仅出现了多种专科著作，而且确立了各科医学的理论体系。

（一）内科杂病

两宋、金、元时期是中医学高度发展的时期，在前代经验积累的基础上，对内科杂病进行了深入研究，临证辨证论治水平有了较大的提高。

水肿：宋代对水肿的认识有较多的记载，张锐《鸡峰普济方》描述：“项胫脉动，睡起眼浮，下如蚕卧。足胫肿，眼间冷，身重倦行，行即喘急”，指出水肿全身症状及肺、脾、肾三焦气化失司、阴水泛滥的病理机制。并且进一步阐述该病日久出现，“其病面目黧黑，手足逆治，身体枯燥，肌肤甲错，身无润泽，渐渐羸瘦”的晚期并发症。该书记载治疗水肿方剂78首，部分方剂组成中分别含有粉霜、轻粉、水银、雄黄、硇砂等金石药物。

风证：宋代对诸风病证有较全面的认识，《普济本事方》中分析道：“风中脉则口眼喎斜，风中府则肢体废，风中藏则性命危”，其治法抓住标本缓急，见卒然扑倒、不省人事、口眼喎斜、半身不遂等证，急则先用开关，以救急稀涎散或胜金丸催吐，“得吐即省”，醒后则依“次缓而调治”，或月千金续命汤、排风汤、风引汤等扶正达邪、怯风通络，或用地黄散、防风汤、防已汤等益气养血、宣通经脉，或用针灸“中风十二穴”辅治之。《圣济总录》

有18卷86个子目专论诸风的辨证施治。

(二) 妇科——《妇人大全良方》

宋元以前妇产科专书大多内容简略，直到《妇人大全良方》的出现，才全面系统地总结了妇科学的理论体系。

陈自明，字良甫，江西临川人，他认真他整理了历代有关妇产科的论述，结合自己的临床经验，编著成《妇人大全良方》。后明代薛立斋加以校注补充，称为《校注妇人良方》。

陈氏对妇科辨证论治作出精辟论述：

1. 关于气血关系，陈自明指出“男子调其气，女子调其血”。这种观点是指导治疗妇科疾病的基本思想。

2. 关于疾病治疗，陈自明突出冲任二脉的地位，指出冲脉为总领诸经气血之要冲，能调节十二经之气血，任脉具有妊育胎儿的作用。冲任二脉气血不足，就会出现月经不调、经闭或不孕等症。

3. 关于不孕的原因，陈自明指出首先要调治夫妇双方的身体，排除其他疾病的影响，才能确定不孕的原因。

4. 关于优生优育，该书提倡晚婚，反对多产。陈氏认为“男虽十六而精通，必三十而娶，少女虽十四而天癸至，必二十而嫁，皆欲阴阳完实，然后交而孕，孕而育，育而子坚壮强寿。”他特别强调“合男女必当其年”。陈氏反对妇女多孕多产，指出“虚人产众，则血枯杀人。”又说“若产育过多……血气已伤”，患病“尤难治”。

《妇人大全良方》是中国第一部较系统、完整的妇产科专书，内容丰富而实用，为后世妇产科学的发展奠定了基础。

(三) 儿科——《小儿药证直诀》

宋代的中医儿科已取得相当大的成就，随着一批著名医家的出现，若干重要的代表性学术著作相继问世，标志着中医儿科学由此逐步建立。尤其是钱乙的《小儿药证直诀》，是这一时期儿科著作的集大成者，钱乙更被后人称为“儿科鼻祖”。

钱乙（约1032—1113年），字仲阳，郓州（今山东东平）人，以儿科见长。因治愈长公主女之疾被举荐，任职翰林医官，后擢升为太医丞，自此医名远扬。《小儿药证直诀》由阎季忠整理编辑而成，该书奠定了儿科学作为独立学科发展的基础。

该书记载小儿病方药120首，学术观点主要包括：

1. 关于小儿生理病理特征，认为小儿肌骨柔弱，五脏六腑成而未全，全而未壮，若受邪致病，则变化迅速，在病理上易呈现“易虚易实”、“易寒易热”的特点。

2. 确立五脏辨证。此书提出五脏辨证为儿科施治纲领，使用惊、风、困、喘、虚概括心、肝、脾、肺、肾五脏病的特点；以五行生克之理阐析五脏之间的关系；按寒热虚实之不同，论述五脏诸病证候，并立五脏补泻治法方药。

3. 关于方药运用。小儿脏腑柔弱，脾胃运化功能尚未发育完善，组方遣药注意实证不峻攻，虚证不呆补。

4. 对麻、痘、惊、疳四大儿科重症做了详细的描述。

(四) 骨伤科——《世医得效方》

危亦林（1277—1347年），字达斋，江西南丰人，出身于世医之家，撰有《世医得效方》。此书因骨科成就而凸现。

1. 骨折脱位的记载。危亦林首次记载了脊柱屈曲型骨折，强调用悬吊过伸法复位和固定。危亦林将四肢骨折和关节脱位归类为“六出臼，四折骨”，“六出臼”指四肢肩、肘、腕、髋、膝、踝六大关节脱位；“四折骨”则指肱骨、前臂骨和股骨、胫腓骨四大长骨干骨折。由此可见，中国在14世纪对全身主要骨、关节骨折脱位都有了认识，并详细记述了手法整复步骤和要点。

2. 麻醉药的应用。危氏吸取前人的经验，制“草乌散”作麻药，用于骨科手术。危氏主张在骨折脱臼整复之前进行麻醉，然后施术（闭合复位、开放复位），这与现代骨科临床施术方法完全相同；另外麻醉必须按患者年龄、体质、创伤等具体情况决定使用，特别强调对老弱幼和出血多者要慎重。

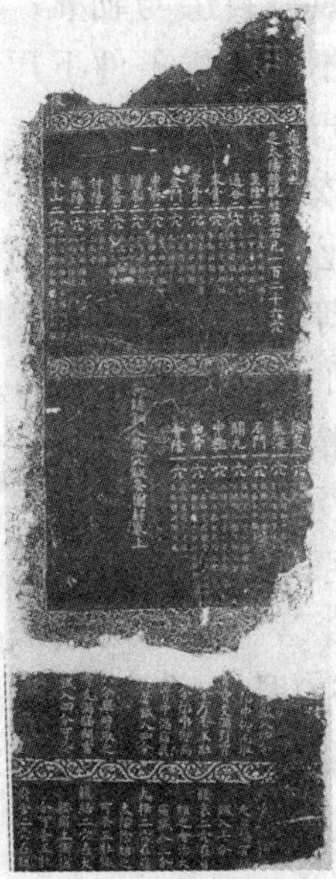

图2-3-3　《铜人腧穴针灸图经》拓本（明正统八年拓本）

3. 创伤用药。确立骨伤科筋和、培元、补肾三大治疗原则。危氏在方药上由博返约的总结，起到了承前启后、继往开来的作用。

4. 最早使用曲针进行术后缝合。《世医得效方》立论精当，证治详明，方药严谨，既有继承性，又有创造性，为中国骨科学作出了贡献。

（五）针灸科——针灸铜人

针灸学在两宋时期有很大发展，是中国针灸发展史上一个里程碑。两宋的针灸文献专著有影响者近10种，综合性医书中论及针灸者更多。针灸铜人和《铜人腧穴针灸图经》反映了宋针灸学的最高成就。

王惟一（约987—1067年），又名王惟德，曾两次担任翰林院的医官，并在太医局担任教授。王惟一奉诏专心修订针灸著作，同时设计绘制了针灸图，把穴位在人体的位置一一标明，并奏明宋仁宗皇帝，申请铸造针灸铜人用于教学。宋仁宗批准制作针灸铜人，由王惟一负责设计，政府组织工匠，几经改进，终于在1027年制造成两具铜人。当时正是天圣年间，所以这两具铜人又叫“天圣铜人”。所铸两具铜人，一在太医局用于教学，另一在皇宫受皇帝观摩，成为国宝。1127年，北宋被金打败，金曾将索取针灸铜人作为和谈条件之一。从此，一具被金人所守，以后落于元代统治者手中，到明英宗时，铜人昏暗难辨，英宗又令重铸，因此原物被毁。另一具铜人在战争中流入襄阳，不知所终。

针灸铜人问世的同时，王惟一还撰写了《铜人腧穴针灸图经》。该书绘有12经穴示意图，并统一针灸腧穴共657个。该书不仅刊行，还刻于石碑，立在相国寺仁济殿内。后元统治者将石刻挪到北京，到明英宗正统八年（1443年），石刻已漫灭不清，英宗令人重刻，记石刻之沿革。以后此石刻不为人所重视，正统十年修筑北京城墙时，充当砖石置于城墙之下。1965—1971年，北京市文物管理局在配合拆除城墙中，发掘出此石刻。铜人、图经、石碑三者虽然形式不同，但内容完全一致，对于针灸的教学、推广、普及，特别是腧穴的规范化作出了很大的贡献。

（六）法医学——《洗冤集录》

宋慈（1186—1249年），字惠父，福建建阳人，生活于南宋后期，曾四次担任高级刑狱官。宋慈总结历代法医知识和执法实践，著《洗冤集录》。该书主要内容成就：

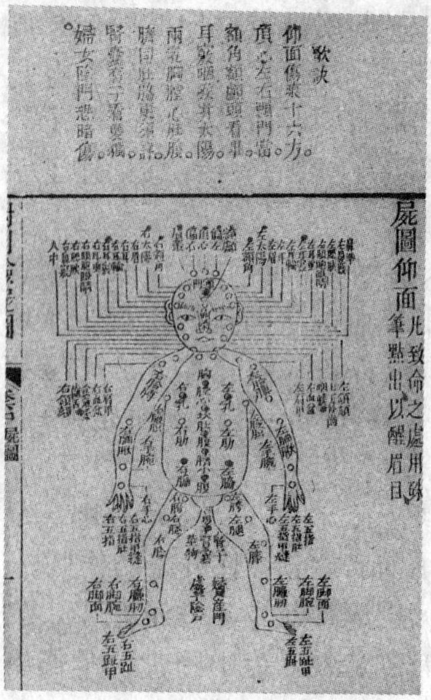

图 2-3-4 《洗冤集录》验尸图

1. 辑录检验官吏职责的法律规定。辑录关于检验的法令 29 则，这些条令明确规定了检验官员的差发、要求、职责。该书还论述了检验官员的工作态度及应注意的事项。

2. 详述各种尸伤的检验和区分方法。对许多疑难案件，难辨真假的伤、病、毒死案件都列具了各种详细的分辨办法。如辨认刀痕的生前、死后伤；辨别真假自缢与勒死；判断尸体的四时变动，列举了不同季节、不同气候条件下尸体的变化情况。书中还介绍了用红油伞遮尸验骨伤的方法，与现代法医学上用紫外线光照射检验骨伤依据的是同一原理。

3. 记载急救和解毒方法。在《救死方》目下，收集了自缢、水溺、渴死、冻死、杀伤和胎动等的救治办法及单方数十则，还介绍了可以用于自杀或谋杀的动、植、矿物等各种毒物及其解毒方法。书中多处提到用糟、醋、白梅、五倍子等对局部伤痕进行清洗，可使痕伤不受外界细菌感染，减轻伤口原有炎症，这也是符合现代医学原理的。

《洗冤集录》是一部不朽的法医学专著。此后历代法医书都以此为蓝本，并对它进行增补、注释，此书成为历代刑官必读之书。从十五世纪中叶，该书首先传入高丽（朝鲜），之后日、法、英、荷、德、俄、美等国家都翻译出版，受到世界法医界的极大重视。

六、医学流派与学术争鸣

北宋后期，战争频繁，社会动荡，疫疾丛生，内伤杂病日益增多。金元医家在继承总结前人经验的基础上，争创新说，形成了金元四家，开创了中医学的崭新时代，对后世影响巨大。纪昀评价说："医之门户分于金元。"刘完素、张从正、李杲、朱丹溪被誉为金元四大家，他们著书立说，在学术理论上各树一帜。

（一）刘完素及其"火热论"

刘完素（1120—1200 年），字守贞，自号通玄居士，金代河涧府人（今河北河间人），被尊为"河间先生"。刘完素根据《黄帝内经·素问》的病机十九条以火热为病居多的理论，提出"六气皆从火化"的观点，使用寒凉药物治疗，后世称他为寒凉派。

其主要学术思想包括：

1. 以火热病机立论。刘完素提出"六气皆从火化"、"五志过极皆为火"、"诸所动乱，乃阴火化"的学术观点，奠定了河间学派火热病机的理论基础。刘氏本着"热者寒之"的原则，治疗上善用寒凉药物。在伤寒病的基础上，开创了温病的理论，扩大了外感病的治疗范围，为后世温热学派的创立奠定了基础。

2. 精通五运六气学说。刘完素在深入研究《黄帝内经》的基础上，把五运六气学说与医学紧密结合起来，成为历史上对五运六气研究最深的一位医家。

（二）张从正及其"攻邪论"

张从正（1156—1228 年），字子和，金代唯州考城（今河南民权县）人，自号戴人。张从正幼年从父学医，因为医术高超，曾被召入太医院任职，但是由于性格孤傲，很快辞归故里。其基本思想来源于刘完素的“寒凉学说”，是刘河间的私塾弟子。张从正以“贵流不贵滞”为原则，倡“攻病之法”（即汗、吐、下三法），后人根据其学术特点及其影响而称“攻下派”。

其主要学术思想：

1. 病由邪生，邪去正安。张氏论病力主祛邪，根据上、中、下发病部位和具体症状不同，采用吐、汗、下三法治之，以祛邪为首。

2. 倡食疗补养。强调“先去其药邪，然后及病邪”，药可治病，妇孺皆知，然用之不当，药亦致病。张氏认为“凡药有毒也……久服必有偏胜”，强调即使对无毒药物，也不能尽剂，“中病即止”，“勿过生忿”，免伤正气而为病。张氏指出补养正气，推崇食补，明确“养生当论食补”。重病人的胃气，认为“善用药者，使病祛而进五谷者，真得补之道也。”

3. 善用心理疗法治疗沉痾痼疾，为中医心理学的发展作出了卓越的贡献。

（三）李杲及其“脾胃论”

李杲（1180—1251 年），字明之，世居真定东垣地区（今河北省正定），故晚号东垣老人。从学于易州张元素，在脏腑辨证的启示下，倡“内伤脾胃，百病由生”的论点，他对内伤疾病，从损伤脾胃元气加以论述，并独树一帜地创立了脾胃学派，后人称之为“补土派”。

其主要学术成就：

内伤脾胃，百病由生。对内伤疾病的病因病机，李氏提出“百病皆由脾胃衰而生也”。饮食、劳役、七情和外感等因素皆可伤脾损胃，变生百病。脾胃居中，上承心肺，下启肝肾，有升降之功能。升者，升肝肾之阴精，升脾胃之清阳，上济于心肺；降者，降心肺之阳气，使水谷之精微布散全身，降脾胃之浊气，下归于六腑，以使糟粕排出体外。如伤脾损胃，升降失司，则肝肾之阴精、脾之清阳无以上济于心肺，心肺之阳气无以下达肝肾，水谷之精气无以布散全身，脾胃之浊气无以下归于六腑，糟粕留滞，变生百病。

治疗以升阳益气，补脾健胃。李氏强调治疗内伤疾病以升阳益气为主，补脾健胃，升阳以御外，益气以强中。于补脾药中加以升清、苦降、渗利之品，使补不闭邪，又不阻碍气机。创立补中益气汤、升阳益胃汤、益气聪明汤等常用方剂。李杲首创的“甘温除大热”法，对后世有很大的影响。常用的代表方剂有补中益气汤及其加味方、补脾胃泻阴火汤、升阳散火汤等。

（四）朱丹溪及其“养阴论”

朱震亨（1228—1358 年），元代婺州义乌（今浙江义乌）人，号丹溪翁，后人惯称朱丹溪。朱丹溪早年学习程朱理学，40 岁后专心学医。曾拜杭州名医罗知悌为师，是“滋阴派”的创始人。

其主要学术成就：

“阳有余阴不足”，是朱丹溪阐述人体阴阳的基本观点。朱丹溪受理学的影响，将程颢的“阳常盈，月常亏”之论引入到医学领域，对人体阴阳进行理论上的发挥。丹溪认为“阳有余、阴不足”是自然界的普遍现象，因《素问》记载：“阳者，天气也，主外；阴者，地气也，主内。故阳道实，阴道虚。”根据天人相应理论，朱丹溪推论：“人受天地之气以生，天之阳气为气，地之阴气为血，故气常有余，血常不足。”所以人身也同样是阳有余而阴不足。

相火论。朱丹溪系统地论述了相火的常与变，认为正常的相火是生命之动力，为人身之动气，它以精血、阴液为基础，“寄于肝肾二部”，分属于胆、膀胱、心包络、三焦等脏腑，指出生命的延续、脏腑经络的正常功能活动都有赖于相火的作用。大劳、醉饱、房劳、大怒等导致相火妄动，损伤元气。因此治疗主张以补阴为主。

七、护理理论与实践的发展

宋、金、元时期，随着中医学理论的不断完善和临床治疗的发展，中医护理学也进入到理论总结和实践积累阶段。由于北宋政府注重医学的发展，多次主持编辑整理大型医学著作，如《圣济总录》、《太平圣惠方》等，广泛收集了包括内、外、妇、儿、五官等各科的护理经验。临证专科护理也在前代的基础上进一步完善。金元医家的争鸣与学术创新使这一时期护理学理论与实践水平有了较大提高。

（一）生活护理

金元时期的学术争鸣，使生活护理的某些内容上升到了理论高度。尤其是金元四大家关于养护思想的论述，丰富了中医防病、护病的内容，体现中国医学养护一体的特点。

刘完素注重养生，提出节制生育，因为多生多育耗伤人体精气，而精气亏损是衰老的主要原因。刘完素从惜精保精可以健身防老来提倡节制生育，强调各种养生术能健体延寿的物质基础就在于精和气，他指出养生防病需常练呼吸功、气功、咽津术、导引等。

李杲的《脾胃论》从“内伤脾胃，百病由生”的学术观点出发，提出“安养心神，调治脾胃”的见解，主张无病亦须保护脾胃功能，不宜常服淡渗利尿之药，不宜过吃酸、咸、苦、辛等食物，病时则更应注意调理脾胃，这样才能正气存内，邪不可乘。

朱丹溪大力提倡“养生”、“节欲”、“茹淡”的养护法则。强调收心养心，通过高尚的道德修养来克服各种私欲妄念。朱丹溪认识到饮食对人体健康有很大影响，提出“茹淡饮食，使味不偏，”饮食得当，有益养生，反之则致病减寿。

张从正的《儒门事亲》处处体现其重视护理的思想。首先，十分重视心理护理。该书记载了许多情志疗法、心理治疗的理论和病例。张从正也十分重视食疗食养，并且赋予食疗很多新内涵，提出“温养”、“养胃”、“平疴”的观点，其食疗食养品种的扩增，使中医食疗食养的理论趋于系统，实践更加深入。张从正是“攻邪派”的代表人物，在攻邪方法实施的过程中，他强调对病人的观察和护理。

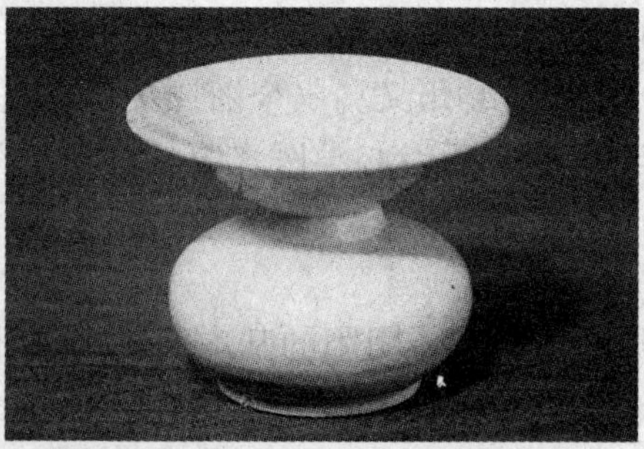

图 2-3-5　宋代痰盂

宋、金、元时期，关于生活护理的记载比较丰富，如元代忽思慧的《饮膳正要》重视口腔卫生，他在书中反复强调饭后漱口和夜晚就寝以前需刷牙，认为“凡清旦刷牙，不如夜刷牙，齿疾不生。凡清旦盐刷牙，平日无齿疾。”蒲虔贯的《保生要录》记载了使用药枕以防病抗病的方法，并且提出四时衣着的薄厚尺度，“衣服薄厚欲得随时合度，是以暑时不可全薄，寒时不可极温，盛暑不可露卧”。

（二）饮食护理

中医历来强调饮食护理的重要性，认为五谷、五果、五蔬、五畜、五浆等具有补益精气、扶正抗邪的作用。到了宋、金、元时期，随着医药经验、生活经验的丰富，一些著作对饮食护理有了进一步的发展。

1. 饮食卫生

宋人最早提倡饮用开水，庄绰的《鸡肋编》说：“纵细民在道路，亦必饮煎水。”可见在家中饮开水已经成为日常的生活习惯。北宋欧阳修的《憎苍蝇赋》说：“一有玷污，人皆不食”，反映了当时人们讲究卫生，不食被苍蝇玷污的食物。

元代忽思慧的《饮膳正要》记有“食物利害”篇，专门论述饮食卫生。强调食物贵在新鲜和清洁卫生，凡食物存放过久，颜色气味不正常，腐败变质，变馊变臭，或被雨水浸渍，湿热沤变，或被虫鼠咬坏污染，均不可吃，否则必然招病。尤其是畜肉和禽肉，凡生疫病死亡者其肉不可食，否则便成传染疾病之源。

2. 饮食调护

宋、金、元时期食疗学有较全面的发展。《太平圣惠方》和《圣济总录》两部大型方书中，均专列食疗篇。林洪的《山家清供》记载各种食品102种，有荤有素，有茶点饮料、糕饼羹菜、粥饭果品等。此外，吴瑞著的《日用百草》是中国营养学的名著，记载了许多具有食疗作用的药物。

忽思慧的《饮膳正要》一书是中国现存最早的营养学专书。该书从健康饮食立论，继承了食、养、医、护结合的传统，对每一种食品都同时注意养生和医疗效果，对所载食品均详述其制作方法、烹调细则，书中大部分篇幅是叙述“食补”的。《饮膳正要》作为一部营养和食疗专著，把饮食调理与人体保健、饮食卫生等密切结合起来，充分认识到饮食调理在康复保健护理中的重要作用。

3. 饮食禁忌

饮食护理是疾病转归的重要因素。不同食物在性味上有所偏颇，食用不当可加重病情，宋、金、元时期不仅对此有所认识，还总结了饮食护理的食忌经验。

《太平圣惠方》在介绍“服诸药忌”时指出：服药不可多食生胡荽及蒜杂生菜，不可多食肥猪、犬肉、油腻肥羹及鱼脍腥臊，也不可食诸滑物果实等。《饮膳正要》第二卷的“服药食忌”部分，也谈到了某些药物与食物的互相禁忌。总的来说在服用中药期间，饮食宜清淡。

张从正在《儒门事亲》中对疾病饮食禁忌的认识也有许多独到之处，如：水肿病禁盐，“治水肿，不利小便，非其法也……尤忌房室、湿面、酒醋、盐味，犯之必死。”并指出水肿病后亦当节制食盐的摄入，可见张从正已认识到水肿病禁食食盐的重要性，并认识到在水肿消退后对食盐摄入要有所节制，尽可能使之达到摄入排出平衡。《儒门事亲》中还记载痔疮忌酒。痔多由湿浊热邪内生，蕴结大肠，血脉失调，瘀结而生。瘘为痔久湿热蒸腐气血成痈，溃后余毒未尽，结滞不散而成。痔瘘证是由湿热所致，而酒为醇厚辛热之品，体湿而用热，更易助湿生热，湿热下注，会加重病情。另外《儒门事亲》还明确指出：“膏粱之人，多肥甘之渴……而不减滋味，不戒嗜欲，不节喜怒，病已而复作。”强调消渴病人更应该节制饮食。当中风病人出现失音、闷乱、口眼斜等症状时，严禁进食“猪、鱼、兔、酒、醋、荞面动风引痰之物”，以免病情加重。

（三）专科护理

至宋代，专科护理的内容已趋完备，其中尤以妇科护理和老年病护理最为完善。

1. 老年病护理

宋代陈直所著《养老奉亲书》是中国现存的早期老年保健专著，又是老年病中医护理专著，书中指出老年人“精血耗竭，神气浮弱，返同小儿全假将护助衰晚”，指明老年人调养护理的重要性，尤其强调对老年人的食疗护理及生活护理。

在《养老奉亲书》中详细论述了老年人的生活起居护理，例如书中介绍老年人要做到：“静坐第一，观书第二，看山水花木第三，与朋友讲论第四……”，体现了动静结合的养生原则。书中还介绍一些养生起居要领：“一者少言语，养内气；二者戒色欲，养精气；三者薄滋味，养血气；四者咽津液，养脏气；五者莫嗔怒，养肝气；六者美饮食，养胃气；七者少思虑，养心气。”这些反映了综合养生的思想。

老年养生特别强调颐养情志，主张“恬淡虚无”，“为无为之事，乐恬淡之能，从欲快志于虚无之宇”。情志的核心在五脏，精、气、神是物质基础，情志养生的实质是养护脏腑精气。《养老奉亲书》搜罗了大量情志养生的事例，主要有两类：一是沉静，二是宽容。

2. 妇产科护理

宋、金、元时期，对妇女的生理特点已有一定的认识，注重女性生活和疾病的护理，尤其在生产及产后护理方面有了进一步发展。

产程观察：产妇临产的精神状态和体力状况往往影响分娩的进程，《妇人大全良方》指出：“欲产时不可多人，喧哄怆惶，但用二老妇人扶行及凭物站立。”又说：“苦心烦，用水调服白蜜一匙。觉饥，吃糜米少许。勿令饥渴，恐乏其力。不可强服催药，早于坐草，慎之。”陈自明要求助产人员在产程开始时，不仅要注意消除产妇对分娩的恐惧心理，而且要照顾产妇的饮食营养，以维护产妇体力，等待分娩。陈氏还指出，当产程进展至胎膜破水，儿头面出时，才可正式接生。

难产的手法矫正：宋代杨子建的《十产论》最早描述了因胎位异常引起的各种难产，如横产（肩先露）、倒产（足先露）、偏产（额先露）、坐产（臀先露）、碍产（脐带攀肩）、盘肠产（产时子宫脱垂），并创用了矫正胎位转正的各种手法。可见，宋、金、元时期中国的助产技术已经积累了相当丰富的经验。

产后护理：陈自明认为“产后气血虚竭，脏腑劳伤”，强调“产后先补虚”。产妇需充分休息，初产者可用手轻轻自上而下按摩腹部，以促进子宫复原，减少产后出血，防止产后血晕；饮食以易消化的半流质为宜，同时应避免影响产妇身心健康的语言、环境和精神刺激等。另外陈氏还提出要注意乳汁通畅，防止“妒乳”。朱丹溪指出乳痈的发生是由于“窍不通而乳汁不得出”，因此在防治措施上强调“初起应忍痛揉，今稍软吮令汁透，自可消散。失此不治，必成痈疖”。这些理论和防治方法都是符合科学原则的。

3. 儿科护理

宋代是儿科迅速发展的时期，在小儿养护以及儿科常见病护理方面积累了丰富经验。

（1）新生儿护理

宋代医家注重对新生儿脐带的处理，提出用烙脐饼子炷灸的方法处理新生儿脐带断面，

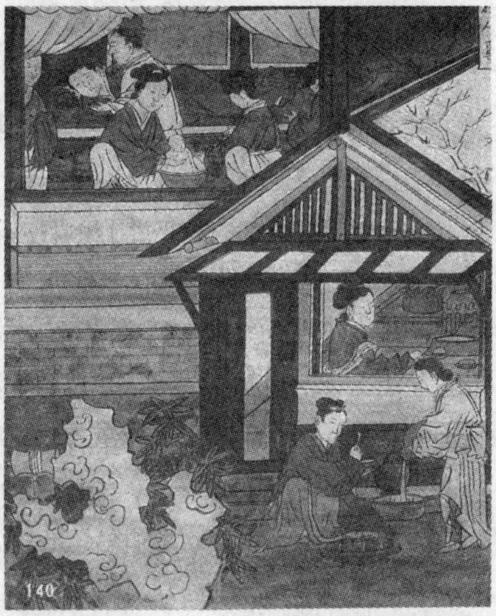

图 2-3-6 永乐宫壁画“洗儿图”（陕西芮城永乐镇）

所谓“烙脐饼子”，是指将药物制成大小如麦粒的药膏，置于脐带的创口上点火燃烧，以杀灭存留在伤口上的微生物，再用封脐散去腐生肌、消毒收敛。由于脐带无神经末梢，因此直接用高温火烙的灭菌方法，既简便易行，又安全可靠。由此可见，宋代中国对新生儿脐带断面烧灼消毒已有了相当的经验。

（2）婴幼儿养护

《太平圣惠方》对小儿的护养记载十分丰富，从节乳食、适寒温、多游戏、慎太饱及忌厚热等方面分别进行引证和阐发。如：“小儿始生，肌肤未成。不可暖衣，暖衣即令筋骨缓弱，宜时见风日。若都不见风日，则令肌肤脆软，便易伤损。”指出“天和暖无风之时，令母将抱日中嬉戏，数见风日，则血凝气刚，肌肉硬密，堪耐风寒，不致疾病。”这些认识，为后世防治小儿感冒、佝偻病及其他易感性疾病奠定了理论基础。在乳儿喂养方面，强调母乳喂养，指出乳母应在哺乳前将宿乳捏去。

对于小儿的养护强调冷热寒温适宜。《格致余论》谈到“童子不求帛”，尤其是裤子不宜选用丝织品和毛皮制品，因为丝毛制品比布温暖，而下半身主阴，得寒凉之气而阴精易于生长，得温暖之气则阴精反而易致暗耗。

（3）儿科常见病护理

鹅口疮：鹅口疮好发于哺乳期婴儿，《圣济总录》记载，可用“以缠筋头，沾井华水擦拭之”的方式护理鹅口疮患儿。

惊风：儿科四大病证中最危急的症候，《儒门事亲》指出：当抽搐发作时，护理者万不能用强力按止搐，最好的护理方法是“置一竹簟铺之凉地，使小儿寝其上，待其搐，风力行遍经络，茂极自止，不至伤人。”

4. 外科护理

宋、金、元时期在外伤护理技术上有很大进步，尤其突出的是吸纳了少数民族医药学的护理技术。

辽、夏、金、元时期，由于战争频发，促进了外伤护理技术的提高，而且统治者也非常重视急救护理技术，史料的记载见证了当时急救护理技术水平。如：“布智儿奋身力战，身中数矢，太组亲视之，令人拔其矢，血流满体，闷仆几绝。太祖命取一牛，剖其腹，纳布智儿于牛腹，浸热血中，移时遂苏”；“李庭……攻沙洋、新城，炮伤左肋，破其外堡，复中炮，坠城下，矢贯于胸，气垂绝，伯颜命剖水牛腹纳其中，良久乃苏”；“睦欢力战连中三矢、仆城下，太宗见而怜之，命军校拔其矢，缚牛剖其腹，裸而内诸牛腹中，良久乃甦”。

以上三例使用剖牛腹去内脏，将外伤并发休克的伤员纳入牛腹的方法，既是一种避免不良刺激的安全措施，更重要的是这一方法有着极好的保温作用，可以帮助度过休克期，在战场条件下更属难得。以上所引史料可以说明元代外科急救技术受少数民族医药的影响明显。

《儒门事亲》还记载了鼻饲的方法，如：“病厥不知人，牙关紧急，诸病不能下，候死而已”，这种情况下，需应用防风、藜芦煎汤调瓜蒂散来灌病人，因病人牙关紧闭，便采用鼻饲的方法，“取长蛤甲磨去刃，以纸裹其尖，灌于右鼻窍中……后灌其左窍亦然。”这种鼻饲的方法简单，且容易引起呛咳，但毕竟是鼻饲法的雏形，是当时护理昏迷病人的重要措施。

（四）药物相关护理方法

药物相关护理方法主要由患者家属在医家的指导下完成。不仅包括煎煮药物的过程，还要负责对患者药后反应进行观察。

1. 服药方法

关于煮药、服药的方式、方法在宋、金、元时期的医籍中已有较详细的标准。《圣济总录》记载了清利药和补益药的不同服用方法：“凡服利汤，贵在清早，仍欲稍热，若冷则令人呕吐，若浊则令人心闷。大约分三服，初与一服，宜在最多，乘病人谷气尚强故也。次与渐少，又次最少。若其疏数之节，当问病人，前药稍散可再服”；“凡服补益丸散者，自非衰损之人，皆可先服利汤，泻去胸腹中壅积痰实，然后可服补药”。此外，因人有体质不同，病有新久之分，故服药的多少要与病人血气相适应。

2. 药后观察与禁忌

药后观察是护理的重要内容之一，也是临床治疗的重要依据。李杲在《东垣十书》中详细记载了药后观察的内容：“若汗出通身下达委中，方是佳兆，仍教以淡饮食，省出入避风，就温远去惟薄，谨密调养无有不安。”

陈自明在《妇人大全良方》中专门编了一首孕妇药忌歌，阐明孕妇妊娠期间的服药注意事项。提出芒硝、斑蝥、牵牛、乌头、附子、水蛭、桃仁、莪术、牛黄、巴豆、大戟、蜈蚣、牛膝等三十多种药物，因毒性大、刺激性强、副作用强，对孕妇非常不利，所以孕妇最好不用。

（五）慈善机构与军医院的护理人员

宋代是中国医疗事业发展史上的重要时期。除各地建立的公共医疗机构以外，还出现了一些慈善医疗机构，虽然有些机构不始于宋代，但至宋代得到了一定程度的发展和完善。从性质上看，它们大都以医疗贫病为宗旨，有些还带有慈善之意，因而统称之医疗慈善机构。这些机构因其特殊的职能，设有专门医生和护理人员。

安济坊：宋代时政府在各地设置病坊，称为“安济坊”，收容穷困无靠的病人，给予医药照顾。据《宋史·徽宗本纪》记载，在病访中，病人依病情轻重异室居住，“以防渐染”，又有厨舍调制汤药饮食。当时地方官绅也有个人出资建立病坊，收治贫困无靠病者。由此类史料可知，当时安济坊的设置较为普及，其组织已渐具“医院”雏形。同时对病人的诊治也很细心，对医生和护理人员也有严格的管理。关于病坊的护理人员虽没有专门记载，但《宋史·食货志·抚恤》中记载：“安济坊亦募僧主之，三年医愈千人”，病坊中收治病人数量如此之多，必定拥有一定规模的专职护理人员，医生也参与了护理工作，而且有专门从事饮食护理的“厨舍”调制汤药。

养济院：地方官绅创立养济院，容留疾病无依之人，对慈善事业较为热心。养济院的性质跟病坊相似，也应该设有专职护理人员。

居养院：收养鳏寡孤独贫困不能自存者，月给口粮，病者给医药。居养院中收养人的口粮、日用钱、冬季柴炭钱，政府都有具体规定。《宋史·食货志》载：“崇宁初，蔡京当国，置居养院、安济坊。给常平米，厚至数倍。差官卒充使令，置火头，具饮膳，给以衲衣絮被。州县奉行过当，或具帷帐，雇乳母、女使，糜费无艺，不免率敛，贫者乐而富者扰矣。”由此类史料可知，宋代官府对慈善机构的日常用度不但有明确的管理，而且其中所谈及的“乳母”、“女使”包括“火头”分别担任了儿科护理人员、生活护理人员和饮食护理人员。他们都是由政府出资雇用的专职人员，因此，自宋代开始“女使”应该是中国最早的有明确记载的专职医院护理人员。

慈幼局：淳佑九年（1249 年）宋理宗于临安创建慈幼局，收养遗弃的新生儿，并置乳母喂养，无子女者可来领养。慈幼局中的“乳母”是早期专职儿科护理人员。

保寿粹和馆：创立于政和四年（1114 年），是掖庭宫人养病之处。因其属于皇家内部的养老居所，所以担任护理工作的应该是宫廷医生以及宫中侍女。这些年老宫人因地位低微，相互之间的照顾应该是主要的护理方式。由以上材料可见，宋代的慈善机构较为完备，不仅设置齐全、分类明确，而且管理周密，护理人员数量逐渐增多，而且出现分类护理。

地方军医组织始于宋代，仁宗景祐三年（1036 年）已有为兵民设置医药的记载。比较确属的军医院是河北磁州赵将之设立的“医药院”。1285 年，元统治者下令各翼普遍设立安乐堂，此为军人的医疗机构。这些地方军医院不仅有中央政府的支持，还有地方政府的资助。因为有大批伤员，其医院内部应该聘有专职的护理人员，尤其是外伤科的专职护理者。

综上所述，宋、金、元时期中医护理虽然尚未形成独立的学科理论，更未出现一部完整而系统的护理专著，但是作为一门与临床密切相关的学科已有了很大发展，为后世形成中医护理学奠定了基础。

思考题

1. 简述金元四大家及其主要成就。
2. 简述宋代医学教育的主要成就。
3. 简述宋、金、元时期老年护理的代表著作及其主要内容。
4. 简述宋代的慈善机构及其与中医护理的关系。

第四章　医学新发展与护理学的总结（明清时期）

提要：明清医药学在继承前代成就的基础上，有了许多新进展，医学分科和对疾病的认识日益深化。中药学与方剂学得到全面总结，出现两部集大成的力作——《本草纲目》和《普济方》。温病学派形成，在治疗传染性热病方面起到了积极作用。以人痘接种预防天花的方法得到大力推行，是中国乃至世界医学史上光辉灿烂的一页。但是长期的闭关自守、浓厚的尊经风气使这一时期的医学有所停滞，不能真正全方位地有所突破。护理学进入到经验总结阶段，尤其是护理著作的出现，丰富了这一时期护理学的内容。

一、历史概况

明、清时期是中国封建社会的后期，从整个社会发展的历史来看，已经不可避免地走向封建社会的衰落时期。

明朝建于1368年，至1644年灭亡。明朝建立不久，农业、手工业生产水平便迅速提高，冶铁、陶瓷、纺织等行业也都有了很大的进步。经济的振兴促进了商业的繁荣，城市工商业也得到发展。1421年（明成祖永乐19年）明迁都北京。16世纪中叶，中国产生了资本主义萌芽，某些行业出现了原始状态的资本主义手工工场，尤其是长江以南地区的一些城镇呈现出空前繁荣的工商业景况。明代造船技术和航海技术的进步也超过了历代，郑和七下“西洋”多次远航，中国与南洋、非洲之间的关系更加密切，从而促进了中外贸易的发展，也促进了包括医学在内的中外科学文化的交流。自明代中期以后，西方国家向中国派来传教士，他们除了传教和为资本主义国家谋利益以外，也带来了一些西方科学文化。

与此同时，东北地区女真民族重新崛起，改称满族。1644年（清世祖顺治元年），满清从东北入关，建立清朝。清朝是中国封建社会上的最后一个王朝。清前期国势发展到极盛，疆域辽阔，民族众多，政治经济比较稳定，文化、科学进步，农业、手工业、医学也得到很大的发展。清朝在思想文化领域方面实行极其严密的控制，镇压具有反清思想的知识分子，大兴文字狱。清朝中期以后推行闭关锁国政策，阻碍了西方文化的东渐和交流，中国历史性地失去了与外部世界交换认识、争取同步前进的机会。1840年鸦片战争后，中国逐渐沦为半殖民地半封建社会。

二、温病学说与人痘接种术

（一）温病学说的形成

温病和伤寒是中医外感病的主要内容，但是温病与伤寒在病因、病机及辨证施治方面有着许多区别。在病因方面，伤寒是感受寒邪而引起，温病则是感受温热阳邪而发生。在侵入途径方面，伤寒是由皮毛而入，而温病多由口鼻而入。在病机方面，伤寒易于伤阳，温病则易于伤阴。基于病因病机的不同，辨证施治及立法处方也有不同之处。伤寒以六经辨证为纲；温病则以卫气营血和三焦辨证为纲。伤寒用温法，开始用辛温，最后回阳；温病用凉法，开始用辛凉，最后救阴。因此，温病与伤寒是两种性质不同的外感病。

明代以前中医对温病的认识及治疗比较散乱，包含在伤寒范围内。明、清时期温病逐渐从伤寒中分离，形成了比较系统而完整的温病学说，从而使温病学独立于伤寒，既补充伤寒学说的不足，又与伤寒学说互为羽翼，使中国医学对外感热病向着更加完善的方向继续发展。

1. 吴有性与《温疫论》

吴有性，字又可，江苏吴县人。生平曾亲历多次温疫流行，于1642年著成温病学史上第一部专著——《温疫论》。该书在温病病因、病机、传变及治疗等方面均发先人未发之见，为温病学的发展做出了诸多的贡献。主要包括：

（1）首创戾气致病说。吴有性在《温疫论》中提出温病是感染了一种异气，这种异气被称为戾气、疠气或疫气，具有强烈的传染性。吴氏的观点突破了明以前的医家对温病病因所持的时气说、伏气说、瘴气说以及百病皆生于六气的论点。

（2）吴有性在《温疫论》中详细论述温病的各种传变以及治法，创立了三甲散、清燥养荣汤、达原饮等著名方剂。同时还用梨汁、藕汁、西瓜汁等补充津液，对后世医家关于保养津液的思想有很大的启发。

2. 叶天士与《温热论》

叶桂，字天士，号香岩，江苏苏州人，清代著名医学家，在温病学上成就尤为突出，是温病学派的奠基人之一。他吸收各家学说，倡导“卫气营血”辨证，系统论述温病的病因、病机、症状以及诊断和治疗，创制辨舌、验齿、辨斑疹等一整套辨证施治的温病学新见解。

叶天士一生忙于临床，没有著书立说。晚年带领门生在洞庭湖泛舟，讲授毕生的医疗经验和心得，由学生顾景文记录整理成《温热论》，华云岫搜集整理成《临证指南医案》。

《温热论》的主要成就：

（1）明确提出温病的病因及传变方式。《温热论》指出温病是外感病的一大类别，其发生原因是感受温邪，感染途径为邪从上受，由口鼻而入侵人体。因肺居上焦，主一身之表，所以温邪外侵，必先犯肺；温邪“逆传心包”，因心属火，肺属金，火本克金，肺邪逆传于心，病情急剧转变，病势险重。

（2）明辨伤寒与温病的不同，创卫气营血辨证体系。叶氏首次阐述了温病的发生发展规律，明确提出“温邪”是导致温病的主因，彻底摆脱了热病皆伤寒的束缚，从根本上划清了温病与伤寒的界限。他把温病病位的深浅、病情的轻重概括为卫、气、营、血四种不同的证候类型，卫、气、营、血四字不仅概括了温热病在发展过程中的四个不同阶段，同时成为温热病的辨证论治纲领。

（3）确立温病的治疗法则。《温热论》记载：“在卫，汗之可也，到气才可清气，入营犹可透热转气……入血就恐耗血动血，直须凉血散血。”即邪在气分，宜透汗解表；邪入气分方可使用清气之药；邪气入营，不必用大剂量清营之药，犹可使邪气转入气分而解，治疗用药清营之中须配伍泻热之品；而一旦热入血分，治疗则忌用滋腻养血、破血活血之药，而应用凉血养阴、活血散瘀之品。

叶天士在继承前人对温热病认识的基础上，结合自己长期的临床实践，创造性地提出温病辨证论治体系，把温病学说推向成熟。《温热论》不仅在温病学中占有重要的地位，而且对整个中医学的发展也有着极为深远的影响。

3. 吴瑭与《温病条辨》

吴瑭（1758—1836 年），号鞠通，江苏淮阴人，清代著名医家。吴瑭一生经历多次温疫大流行，积累了丰富的温病治疗经验，确立了三焦辨证体系。吴瑭在吴又可、叶天士著作的基础之上，采辑《内经》等古书的论述，仿《伤寒》条文分证的形式，著《温病条辨》，晚年著《吴鞠通医案》。

《温病条辨》的主要成就包括：

（1）确立温病的名称。吴瑭以三焦为纲、病名为目，确定了温病的范围。依据病因之别，认为温病有九种，论述了风湿、温热、温疫、温毒、暑温、湿温、秋燥、冬温、温疟等 9 种温病发展过程中的脉证和治法。

（2）创立三焦辨证说。《温病条辨》以三焦来划分病变部位：上焦属于心、肺病变；中焦属于脾、胃、大肠病变；下焦属于肝、肾病变。把温病按其侵袭人体的部位分为上焦温病、中焦温病、下焦温病三类不同的证候群。每一类证候群中都包含了多种不同的证候。三类证候之间又有由上至下、由浅入深传变的内在联系。

（3）对温病治疗学的重大贡献。关于温病总的治则，吴瑭提出："治上焦如羽，非轻不举；治中焦如衡，非平不安；治下焦如权，非重不沉。"针对温病初起，病在上焦，病势如羽的特点，用药宜轻，以透散外邪；病至中焦，病势如衡，用药旨在调整斡旋，使失衡的气机、阴阳恢复平衡；病至下焦，病势如权，宜用质量浓浊走下之品，如甲壳、胶质等滋腻之物。这些原则提纲挈领地揭示了温病的辨证论治规律，对指导临床具有重大意义。

《温病条辨》立论新颖，条理分明，理法方药自成系统，理论密切联系实际，继承和发扬了外感热病的学术成果，促进了中医温病学说的发展和临床辨证论治水平的提高。

温病学说发展至清代已盛行于大江南北，达到成熟阶段，形成完整体系，与伤寒学说相辅相成，成为研究和治疗外感病的两大学派。

（二）人痘接种术

天花大约于公元 1 世纪传入中国，由战争中的俘虏传来，故名虏疮，后又有宛豆疮、天行发斑疮、痘疮、天花等诸多病名。晋代医学家葛洪在所著《肘后备急方》一书中首先记载了虏疮。天花是由天花病毒所致病，其传染性强，多次酿成大流行，给人类带来灾难，重者致死，免于亡者可因皮肤脓疱遗留瘢痕成为麻脸，也有伤及眼而失盲的，患过天花的存活者可获得终生免疫。

中国最迟在 16 世纪以前已掌握了人痘接种法。明、清时期中国已有几十种痘科和种痘专书，其中清代张璐的《张氏医通》以及吴谦的《医宗金鉴》对天花做了较为详细的记述，记录有不同的种痘方法。最初有 4 种方法，即痘衣法、痘浆法、旱苗法、水苗法。痘衣法是身穿害过天花者的内衣以引发天花，最为原始，可靠性差，危险性也大。痘浆法是蘸取豆疮的疱浆，让被接种者从鼻孔吸入，乃是直接感染，危险性最大。旱苗、水苗分别是将痘痂研细或经水匀后经被接种者鼻孔吸入，可靠性、安全性都优于痘浆法。这种取自天花患者的痘痂称为"时苗"，其本质仍是令接种者感染一次天花，仍有相当的危险性。此后在时苗法的反复实践中，痘医逐渐选取经几代传递而致"苗性和平"的痘痂疫苗，称为"熟苗"。"熟苗"本质上是一种减毒的疫苗，比之"时苗"，已经发生了质的改变，是人痘法中最为安全可靠的。由于种痘术的应用，中国在明代由李氏编写的《免疫类方》创立“免疫”一词，沿用至今。

人痘术在当时是领先的技术发明，受到各国的重视，先后流传到俄罗斯、朝鲜、日本等国，又经过俄罗斯转传到土耳其及欧洲、非洲诸国。后来，英国医生贞纳发明牛痘接种法，替代了人痘接种法。

三、丰富的经典注释与医学著述

（一）古医籍的整理注释

明、清两代，中国医药学虽然有发展，但由于统治者实行高压政策和提倡繁琐考据的影响，束缚了学术发展。在考据之风盛行下，不少医家致力于古医籍的考订和研究。

1.《内经》的研究

马莳是最早对《素问》、《灵枢》做合注的人，撰有《黄帝内经素问注证发微》和《黄帝内经灵枢注证发微》。马莳认为《灵枢》较《素问》更重要，不能仅视《灵枢》为针灸用书。清初著名医家张志聪主持编著的《黄帝内经素问集注》和《黄帝内经灵枢集注》是影响颇大的《内经》全注本。张志聪建侣山堂讲学，是中国比较早的医学研究团体，这一团体研究的特点就是对经典著作的研读。

2.《伤寒论》的研究

清代《伤寒论》的研究在深度与广度上都较前代有了新发展。仅清代前、中期流传至今的《伤寒论》研究著作就在百种以上。明代已显端倪的伤寒学术之争到了清代则更为明朗。

《伤寒论》错简说。明代以前《伤寒论》的研究均致力于学术问题，很少有人对文字本身提出疑问，然而明代以后研究重点转移到《伤寒论》的文字编排上。他们做了大量考证与注释工作，其中明代的方有执的《伤寒论条辨》认为王叔和在对《伤寒论》进行整理的时候破坏了原书的顺序，出现了“简编错乱”，因此对《伤寒论》篇章顺序进行修改。

维护旧本说。明末张卿子在其《张卿子伤寒论》中明确提出维护《伤寒论》原有的编次。陈修园也是极力维护旧论编次的代表。他们认为旧本编次已是完整《伤寒论》的版本，无需进行重新编排。

惟重辨证说。清代医家柯琴著有《伤寒来苏集》。柯琴的主张是不必拘泥于考订仲景旧本的编次，关键是弄清《伤寒论》的辨证心法，以提高其在临床治疗上的价值。徐大椿撰《医学全书十六种》也是从临床实践出发，具有很高的实用价值。

此期流入中国的外国学者研究《伤寒论》的著作可谓《伤寒论》研究中一条不可忽略的支流。至今仍可见到的日本学者的著作不下四十种，以诠释或集注的形式为多。

（二）丰富的医学著作

宋、金、元以来连年战乱，大量学术资料遭到破坏。明、清以后，全国得到统一，随着经济的发展，政府在经济条件许可的条件下编纂整理各类书籍的传统得以延续。另外，明代和清代前、中期社会稳定，为医学书籍的编撰刊印创造了良好条件。

1. 全书、类书、丛书

明、清时期出版了大量的全书、类书、丛书。明代这些书目多由私家收集、整理、编纂和刊印。

（1）全书

全书是在统一编纂思想指导下编著的内容系统而完整的书籍，其中较为著名的是徐春甫的著作《古今医统大全》，该书共集录230余种中医书籍及其他文献的医学内容。另外，《景岳全书》、《医学纲目》、《明医杂著》、《古今医鉴》等均为全书性质。

(2) 类书

类书与全书非常相似，然而类书具有资料汇编性质，而全书却经常表现作者的学术思想和风格。比较有代表性的是陈梦雷、蒋廷锡著的《古今图书集成·医部全录》，是现存规模最大、体例比较完善的古代医学类书。另外，王肯堂的《证治准绳》、张三锡的《医学六要》也属于类书中的佳作。

(3) 丛书

丛书是将各种单独的著作编印成书，冠以总名。这些著作之间并不一定有特别的联系。著作者可以是同一人，也可以是多人。明代出现了多种形式的丛书，以王肯堂辑、吴勉学刊行的《古今医统正脉全书》最为著名；另外就是个人著作辑录，如薛己的《薛氏医案》16种、汪机的《汪石山医书》8种、万全的《万密斋医书》20种等。

2. 医学入门著作

医学入门书对培养医生不可或缺，明清医家注意到这点，开始撰写医学入门书，既照顾到有经验者，也顾及自学者。

《医经小学》是明初刘纯的医学入门书。该书为初学易记，用四百或七言韵语，间附按语，以为诠释；李梴的《医学入门》是在《医经小学》基础上编写的，文体是叙述与韵语相结合；李中梓的《医宗必读》也是有价值的医学入门书，对初学医者必须掌握的内容叙述得简明、准确、易理解、切实用，很受后学欢迎；程国彭的《医学心悟》，全书条理清晰，在临床医学入门书中影响较大；陈修园著的《医学三字经》是以三字一句的歌诀形式写成，介绍内、妇、儿各科常见病的症状、诊断和治疗及通用方剂，简明实用，便于初学者临证参考。

3. 医案

明代医家著作中，多附作者验案，以医案命名的独立著作亦不少，对中医临床医学发展的特点与规律和疾病史、诊断治疗史的研究具有参考价值。

明代医案专辑首推《名医类案》，因切合临床使用，颇受后世欢迎。另外，比较著名的医案还包括汪机的《石山医案》、薛己的《薛己医案》、孙一奎的《孙东垣医案》、王肯堂的《王肯堂医案》等。

医案格式规范化是诊断治疗规范化的重要环节。明代出现了整理古代医案的专著，提出建立病人医案格式的具体要求。

四、药物学与方剂学的总结

明、清时期，中国药物学与方剂学得到全面总结，不但著作数量众多，而且内容丰富，尤其是出现《本草纲目》和《普济方》这样集大成的著作。

(一) 李时珍与《本草纲目》

药物学在明代得到全面总结，本草著作以个人编著为主，内容丰富，较前代有所突破，尤其是《本草纲目》的出现，成为中国本草史上里程碑式的代表著作，此后的本草学基本延续了《本草纲目》的内容和风格。

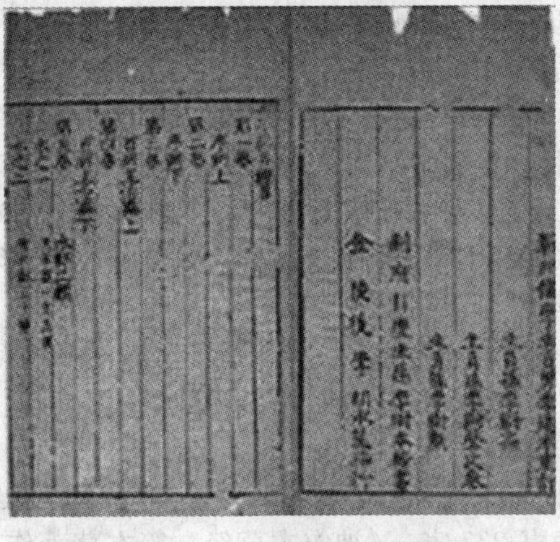

图 2-4-1　金陵版《本草纲目》

1. 李时珍

李时珍（1518—1593 年），字东璧，号濒湖，湖北蕲州人（今蕲春县人），出身医药世家。祖父是铃医，父亲李言文也是当时的名医，曾经担任太医院吏目，晚年回到蕲春行医，在脉学方面很有研究。

李时珍 14 岁在县里考中秀才，但三次乡试都未考中。第二次科考后，李时珍患"骨蒸"病，父亲治好了他的病。从此，李时珍开始对医学产生兴趣。最后一次落榜后，李时珍彻底放弃科举入仕，决心攻读医学。李时珍 23 岁随父在玄妙观习医，他不但刻苦努力，而且医德高尚。在他正式行医前，湖北蕲春发生水灾，引起了疫病流行，李时珍自拟药方救治患者，并积极对疫病进行预防工作。在这次灾疫中，他的医疗水平在医疗实践中有了很大的提高。33 岁担任太医院院判，在太医院期间李时珍阅读了大量的医学文献，发现本草书的许多错误，因此立志要行医著说。李时珍 34 岁决定开始编写《本草纲目》，他注重实践，常常亲自到深山野林实地考察，采集标本，虚心向樵夫、猎人、山民、车夫、皮工等有实际经验的人请教，足迹遍布大半个中国，最终历时 27 年，三易其稿，于 1578 年著成《本草纲目》，共 190 万字，记载 1892 种药物，插图 1109 幅，附方 11096 个，其中 800 多种为自己搜集及编制。

2.《本草纲目》的成就

《本草纲目》在全面继承和系统整理历代本草的同时，对中药理论的整理和发展方面也作出了杰出贡献。其主要成就有：

（1）总结了 16 世纪以前中国的药物学成就

李时珍以宋代唐慎微的《经史证类备急本草》为蓝本，参考 800 余种文献，共收载药物 1892 种，其中 374 种为新增药物，使本草学内容空前丰富。

（2）提出先进的分类方法

《本草纲目》以 16 部为纲、60 类为目，其分部类的原则为"从微至巨，从贱至贵"。又在每种药物之下，标正名为纲、附释名为目，故命名其书为《本草纲目》。每药的论述内容包括集解、辨疑、正误、修治（炮制加工）、气味（药性药理）、主治（药效）、发明（李时珍之心得）、附方等。《本草纲目》的分类是先无机后有机，先植物后动物，条分缕析，一目了然。其分类方法具备了现代生物进化思想的科学性。

(3) 纠正了前代本草著作中的错误

在药物鉴别方面,《本草纲目》纠正了明代之前本草学中的许多错误和非科学内容。如南星与虎掌本来是一种药物,过去却被误认为是两种药物;《本草纲目》以前的本草著作将葳蕤、女萎并为一条,李氏经过鉴别确认为两种;又如《本草衍义》中错误地“以兰花为兰草,卷柏为百合”,苏颂《图经本草》将天花、瓜蒌分为两处图形,而实际上本是一种植物的根块与果实。这些错误均被李氏纠正。

水银在历代本草著作中均被认为能够“久服成仙”,《本草纲目》批判了这一讹传,对当时彻底根除服水银以求长生之荒谬的做法产生了积极的作用。

(4) 保存了大量古代文献

《本草纲目》辑录医书993种、800多家,另外李时珍博览经史百家之书,先后引用《素问》、《灵枢》等古代医书277家,《神农本草经》等本草著作84家,引据经史诸子440家,转引《易经注疏》等151家。其中还包括《名医别录》、《吴普本草》、《李当之药录》等已失传的书籍。书中还记载了诸如民谣、传说的内容,使全书内容极其丰富。

(5) 丰富了世界科学宝库

《本草纲目》在医学以及其他自然科学方面都有很大成就,内容涉及植物、动物、生物、矿物、物理、化学、天文、气象等多方面知识。记载了生物界许多有意义的现象:环境对生物的影响,有关遗传与变异的现象等,达尔文曾经引用该书关于乌骨鸡变异的记载,还利用《本草纲目》中关于金鱼颜色形成的史料来说明动物的人工选择。达尔文称《本草纲目》为“中国古代的百科全书”。李约瑟称之为“中国博物学中的无冕之王”。

3.《本草纲目》的流传及影响

《本草纲目》问世后影响深远。明万历十八年(1590年)由金陵(今南京)胡承龙首次刊刻,世称“金陵本”,中国仅存两部。此后江西刻本《本草纲目》流传于世。《本草纲目》早在1606年即传至日本。日本学者研究《本草纲目》著作多达30余种。大约从18世纪开始,《本草纲目》传至欧洲,英国大英博物馆、剑桥大学图书馆、牛津大学图书馆、法国国民图书馆等都收藏有《本草纲目》的多种明刻本或清刻本。此外,在俄罗斯、意大利、丹麦等也都有收藏。《本草纲目》早在18世纪以后曾被部分摘译成法文、英文、德文和俄文。

(二) 大型方书《普济方》

随着药物学的进展,明清时期方剂学也有巨大进展。一方面,大量方剂书,尤其是巨型方剂著作出版。另一方面,医家对方剂理、法、方、药的研究也更为重视。

《普济方》是明代最大的官修方书,也是中国现存的古代最大的一部方书。由朱元璋第五子周定王朱棣组织编辑,由教授腾硕、长史刘醇等参与编辑考订而成,刊于永乐四年(1406年),原作108卷,《四库全书》改为426卷。此书将药物分为2175类、718法,收入61739方、239幅图。它搜罗极广,篇幅很大,几乎收录了15世纪以前所有保存下来的方书内容,并有许多有关中药制剂、炮制、服用要求等方面的知识,还兼及传闻、小说、道藏、佛书的相关内容,而且收入大量的时方,可谓集十五世纪以前方书之大成。

五、临证医学的突破

（一）内科

明代是内科学全面发展并达到空前繁荣的时期，主要表现在学派的争鸣上，并出现了众多结合临床的著作。金元以后，丹溪学说广泛盛行，后世一些医家不善于学习丹溪用法，滥用苦寒药物，引起了社会上滥用苦寒之风。此时一些医家转而提倡温补，形成了温补派。温补派的倡导者薛己是太医院院使，掌管太医院事物。薛己十分重视脾肾在生理病理上的关系，在治则上讲求固本滋源，用药重视温补，不崇尚苦寒。临证时既补脾又补肾，常把补中益气汤与地黄丸合用。温补派的代表人物还包括赵献可和张景岳。

随着温补派思想的流行，反温补派形成并与之争议，代表医家是徐大椿和陈修园。徐大椿反对滥补成风，在其著作《医学源流论》中极力批判薛己："明之薛立斋，尤浮泛荒谬"，并且专门写书批判赵献可的《医贯》，名为《医贯砭》。陈修园在其所著《医学从众录》中批判薛己，著《景岳新方砭》，批判张景岳的温补用药。

（二）外科

明清时期，中医外科学形成了风格迥异的三大学派，学术特点各树一帜，在外科学史上极有影响。

明代陈实功，字毓仁，江苏南通人，著有《外科正宗》。其学术思想以注重外治法为主。《外科正宗》创造和记载了当时多种外科技术，包括截肢、气管缝合、气管异物摘除、鼻息肉、耳朵再植等。对乳癌进行了确切描述和预后判断。该书注重外治的方法和外科理论的研究。《四库全书》评价该书"立证最深，论治最精"。

清代王洪绪，字维德，江苏吴集人，撰有《外科证治全生集》。王氏反对手术的方法，主张内治，他把外科疾病分阴阳两大证，尤其治疗阴证有独到之处。王氏创立的"阳和汤"、"小金丹"、"犀黄丸"等具有明显疗效。

清代高秉均，字锦庭，江苏无锡人，著有《疡科心得集》。高氏开中医外科学鉴别诊断之先声，按人体（上、中、下）三部为序例，对头面、项颌部的痈肿及痰核、乳蛾等，用疏风清热化痰；胸、腋、胁肋、脐腹部的热毒疮疡等，用清肝泻火；下肢丹毒、湿疮等，用清热渗湿。高氏的治疗思想是中国外科史上的一大发展。

（三）针灸科

明清时期是针灸学著作数量明显增加的时期。其中，最具有代表性的是明代扬继州（1522—1620年）汇集历代针灸著述，结合自己的临证经验，编成的《针灸大成》十卷。该书图文并茂，于1601年刊行。《针灸大成》汇集了明代以前针灸学的精华，辑录了《内经》、《难经》以来有关针灸的论述，保存了古代资料。杨继州重新考订了穴位名称，列专卷详细记载按摩法。该书学验俱富，有多种文字的译本，属于明代集大成的针灸著作。

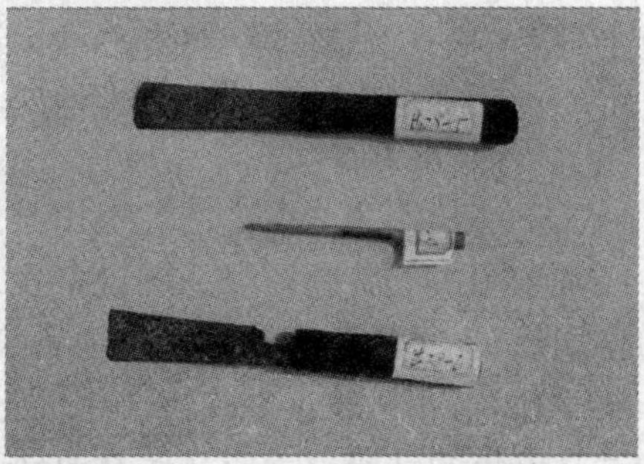

图2-4-2 圆针、棒针

（明代，江苏省江阴市博物馆藏）

高武著的《针灸聚英》也是明代针灸学的重要著作，该书根据明以前十余种针灸文献，绘有十四经脏腑简图，集录名家针灸取穴法。书中广泛收录奇经八脉、十二经脉等有关针灸、经络的论述，还收入"东垣针法"，并记载一些针灸歌赋。主张废弃流行的"按时用穴法"，用"定时用穴"法替代，即"子五流注中的纳子法”。

值得一提的是清代中叶以后针灸在宫廷中遭禁，因为皇帝、皇妃家族属龙体，不能随意用针刺入，从道光二年开始，太医院针灸科被永远停止。然而针灸学在民间仍然继续发展。

（四）妇科

明清时期，妇产科文献虽然数量很多，但是高水平的著作却少见。清代傅山撰《傅青主女科》是一部实用价值较高的妇科临床专著。该书详细论述了妇女经、带、胎、产诸证。傅山认为女子辨证施治重在血。妇女在经、孕、产、乳的过程中都是以精血为本，以气为用，多易耗散，常呈不足。基于此，傅氏认为多种妇科病皆由气血不足所导致。傅氏不仅在辨证上重视气血，在治疗上也注意培补气血、调理气血，并根据“气血互生”、“精血同源”的理论采用精气同补的治法。在脏腑立论方面傅氏尤重肝、肾、脾。傅氏擅长用生化汤加减治疗产后病，认为营血亏损兼有血瘀为产后病的特点，凡产后新血未生、瘀血未清变生诸疾者，多以生化汤为基本方。

《达生篇》又名《达生编》，作者亟斋居士，提出“睡、忍痛、慢临盆”的临产六字诀，通俗易懂，是清代一部具有科普性质的产科专著。该书内容论及胎前、临产、难产的救治之方和产后护理之法，具有重要的实用价值。本书的主旨是针对几千年来民间对于胎孕、分娩、产后等过程中的诸多弊俗和错误认识提出批判。本书主要围绕胎前、产后的多种事宜阐发自己见解，以去除分娩过程中的流弊。

（五）儿科

明代儿科最著名者当属万全（1495—1580年），字密斋，世医出身，家传三世儿科，著有《育婴家秘》、《幼科发挥》、《片玉心书》、《痘疹世医心法》等，其中以《幼科发挥》为万氏代表著作。

《幼科发挥》按五脏主病系统，分述儿科病证的诊断及治疗，每一病证皆附验案。万全赞同钱乙提出的小儿“易虚易实，易寒易热”的特点，主张“小儿用药、贵用和平”，并告诫人们，无病小儿不可用药。万氏重视脾胃，他常用的“家传十三方”中有九方属于调理脾胃的方药。万氏据钱乙的“心主惊、肝主风”的立论，进一步发挥了惊风的发病机理，阐明了急、慢惊风的不同属性和病变部位，充实和完整了惊风学说。该书还论及婴幼儿的护理和儿科病的预防，是一部较有影响的儿科专著。

另外，陈复正收集历代儿科文献和民间有效方药，结合个人数十载临证心得经验，汇编成《幼幼集成》一书。该书前四卷记载儿科诊断、主要疾病、杂证及疮疡证治，除列有一般主治方药外，并载有经验方及外治法。陈氏重视小儿指纹诊断，他在继承前人指纹诊法的基础上，对小指纹诊法作了较为公允、正确的评价。

（六）解剖学

王清任，字勋臣，河北玉田县人，清代著名医学家。他反对因循守旧，勇于实践革新，经常参阅古人脏腑图以及图说，发现很多疑点。王清任在河北省滦县行医时，适逢流行“温疹痢症”，每日死小儿百余，他冒染病之险，详细对照研究了30多具尸体，并与古书所绘的“脏腑图”相比较，发现古书中的记载多不相符。后又去北京、奉天等地多次观察尸体。经过几十年的钻研，著成《医林改错》，绘图25幅。

《医林改错》创立活血化瘀的治则，王清任对气血理论做了新的发展，他认为“气”和“血”是人体中的重要物质，在他治疗疾病的处方中，提出“补气活血”、“逐瘀活血”两个治疗方法，这就是活血化瘀的理论。他创制的“血府逐瘀汤”等系列逐瘀方剂疗效显著；创制的“补阳还五汤”是治疗冠心病、半身不遂的有效名方。

六、护理学的实践与总结

明清时期的护理学，从饮食、摄生、临证、药物等方面做了较全面的总结，尤其是护理学著作的出现（如清代钱襄的《侍疾要语》是中国历史上最早的中医护理学专著），使中医护理学的内容上升到理论高度。另外，清代袁开昌的《养生三要》中有“病家须知”，陈实功的《外科正宗》中有“调理须知”，明代高濂的养生名著《遵生八笺》中也涉及护理内容。这些著作总结了中医学中辨证施护的特色，形成中医护理学治疗与护理不分、预防与护理不分、养生与护理不分的特点。

（一）生活护理

明清时期，生活护理更加全面，从病室的要求到护理人员的行为规范，乃至患者生活习惯的培养，处处体现生活护理的细致与全面。

1. 环境护理

中医学认为，居住和养病环境与病人的康复有一定关系。叶天士的《临证指南医案》中曾经多次提出对养病环境的要求，如在顾案中写道，虚劳失血，“无却病好药，欲冀其安，须山林静养，寒暑无害，方得坚固”。程案，劳伤心神，“若不山林静养日药不能却病”。指出了生活在美好的大自然环境里，精神舒畅，有利于疾病的康复。明代医学家李梃注意到阳光、空气、环境、休养对治疗肺痨（肺结核）非常重要。

病室环境的护理则更为突出，《外科正宗》中就明确指出：“凡病……先要洒扫患房洁净……庶防苍蝇、蜈蚣之属侵入。”病房内还要求：“屏诸秽气，忌见外人……唯宜烧大黄、苍术以辟恶气……宜悬胡荽浸酒喷床帐，并烧木香为佳。”利用酒和香料使病室洁净。王肯堂在《证治准绳》中要求：“于患人左右止息烦杂，切忌打触器物诸恶音声，争辩是非，咒骂，斗殴……鸡犬乳儿、孳畜禽兽，并须远离。”而且病室“冬要温床暖室，夏宜净几明窗，冬必温帏，夏宜凉帐”。还强调在冬季，病室内的火炉不能放在离病人头部靠近的地方，否则会“令人头重、目赤、鼻干”。

2. 精神护理

历代医家和养生家都把养心神、调神志作为养生防老、防病治病的大法。调养心神、舒畅神志、保持人体的心理平衡，对调动病人主观能动性、促进康复起着重要作用。

值得一提的是，王纶在《明医杂著》中发展了中医的“情志护理学”。书中记载：“昔人有云，我但卧病，即于胸前，不时手写死字，则百般思虑俱息，此心便得安静，胜于服药，此真无上妙方也。盖病而不慎则死，必至达此理者，必能清心克己。凡百谨慎，而病可获愈，否则虽有良药，无救也。”这段文字说明七情调和，心神安定，增强战胜病魔的信心，所以病可无药而愈。但如果讳疾忌医，百般恐惧忌讳，则会加重病情，虽然有良药也无助于康复。精神护理是自我调护的重要手段。

王肯堂在《证治准绳》的“将护”中记载，如果有亲友探视，要注意“勿令嗟呀惊怪”，以免“牵惹（病人）情怀”。探视病人只需“方便省问，不可久坐多言，劳倦病人”。钱襄在《侍疾要语》中提出探视者如果是“其人为病人所厌见者，须婉谢之，勿令进房”。相反，可以让病人“所爱之人常坐床前”。可见精神护理的重要性。

3. 起居护理

袁开昌《养生三要》中提出，患者在衣、食、住、行等方面都要精心调护，应做到：“先寒而衣，先热而解，不欲极饥而食，食不过饱；不欲极渴而饮，饮不可过多……不欲甚劳甚逸，不欲起晚，不欲汗流，不欲多啖生冷，不欲饮酒当风，不欲数数沐浴。冬不欲极温，夏不欲穷凉。不露卧星下，不欲眠中见扇，大寒大热，大风大雾，皆不欲冒之。”上面这些话明白易晓，提醒人们在衣食住行、起居坐卧等日常生活方面，或者在天气与所处环境发生变化之时，要注意防范可能致病的因素，尤其是已有疾病的人更要细心护理，防止疾病加重。

《养生三要》指出通过调整生活方式来治病，叫做“不药之药”。许多疾病是由于生活方式不当所引起的，比如嗜好烟酒可以引起多种疾病，那么戒烟限酒就是有效防治这些疾病的措施；有些病是由于经常饱食肥甘引起的，那么节制饮食就成为治病的良药；有的病是由于房劳损伤所致，那么节制房事就是药物；有的病是由于劳累过度所致，那么劳逸结合便是药物；有的病是过于安逸所引起的，那么多参加劳动和体育锻炼便是药物。诸如此类，均不用药物治疗，而在于生活中的自身护理行为。

（二）饮食护理

在明代饮食思想中，把饮食保健的意义提高到“尊生”的程度，这点在各类饮食著作中受到普遍的重视和发挥。在理论上阐述比较完备的当以高濂的《遵生八笺·饮撰服食笺》为首，他认为饮食能养人也能害人。

1. 饮食调护

明清时期医家对饮食调护非常重视。叶天士指出人以胃气为本，谷气充则胃气盛，未用药病已除去一半。所以药膳疗法，对治病保健、延年益寿，有很大作用。根据四季五补，配合病情和病人口味，制订药膳食谱，有利于临床治疗。

明、清两代食疗著作不断涌现，朱棣编的《救荒本草》中专门记载了荒年可供充饥的野菜，扩大了人类食物的范围。同时代汪颖的《食物本草》、宁原的《食鉴本草》都是通俗易懂的食疗著作，对普及食疗护理发挥了重要作用。

2. 饮食宜忌

高濂在《遵生八笺》中强调不要等渴了再饮，饥了再食，吃饭不要过饱，饮水不要太频，饮食定时、定量是防御疾病的基本要求，这些饮食宜忌在今天看来仍具指导意义。

在这方面，龙遵叙的《饮食绅言》是又一部饮食规范的专著。他以戒奢侈、戒多食、慎杀生、戒贪酒为篇章，历数多食和节食的利弊说。这些经验说明人们已有相当的饮食宜忌知识，颇符合现代营养卫生学的要求。

《集异记》称“饱勿便卧”，从饮食卫生的原则指出，饱后宜慢慢散步，然后解带松衣，伸腰端坐，以两手往返按摩心腹片刻；复以两手自心胁间按捺向下约十余次，使心腹气通不致壅塞，这是促进饮食消化的治疗手段。清代汪昂的《勿药元诠》提出：“怒后勿食，食后勿怒，醉后勿饮冷……”，这也是日常生活中应予注意的。除上述外，清代黄凯钧《友渔斋医话》指出，“夏月尤宜淡泊，使脏腑清虚，不致生疾”。这些都是非常合理的建议。

（三）专科护理

明清时期，临证各科得到全面总结，不仅专科著作的数量有所增加，而且理论和治疗水平也有所提高。

1. 内科护理

温病学的形成是明清时期突出的医学成就，尤其是对于温病的临床观察与护理丰富了中医外感热病的护理经验。

首先，温病因感染温热阳邪而引起，其中由于感染戾气所引起的温病具有传染性，可经口鼻及生活接触等多种途径在人群中蔓延、扩散，因此古人在温病护理中提出了“预防隔离”的方针。清代熊立品在《治疫全书》中提出：“瘟疫盛行，递相传染之际……毋近病人床榻，染具秽污……毋食病家食菜；毋拾死人衣物。”这是温病的环境饮食隔离法。陈耕道的《疫痧草》中也明确指出：“家有疫痧人，吸受病人之毒而发者为传染……兄发痧而豫使弟服药，盍若弟发痧而使兄他居之为妙乎？”这是亲密接触者之间的预防隔离法。因此温病护理首先强调隔离防护。

其次，卫气营血辨证既是对温病四类证型的概括，又代表着温热病发展进程中深浅不同的四个阶段。叶天士指出：“在卫汗之可也，到气才可清气，入营犹可透热转气，入血就恐耗血动血，直须凉血散血。”这为温病学说确立了治疗法则，同时也是温病护理的理论依据。卫分证时，以“汗法”治疗，护理上突出一个“汗”字。应及时护理患者增加衣被以助发汗之力。药后需观察，如汗出热退脉静身凉，烦渴顿除为正胜于邪，应立即停药，以免过汗伤正。气分证时，以“清法”治疗，护理上突出一个“清”字，以清热为要务，如果出现大汗出，护理者应及时更换衣被，以免湿气内侵。汗出不止者可用煅牡蛎粉扑身以敛汗止汗，同时给予服用清凉饮料以清热生津。吴鞠通还记载了气分证的口腔护理，即：“阳明温病，下后微热，舌苔不退者，薄荷末试之。”要求护理者涂抹薄荷末清热化苔。营分证时，护理强调防止热入营血，严密观察患者的神志变化，若出现两目凝视，口角抖颤，烦躁加剧，意识障碍等动风先兆，需要及时做好防止抽风的护理。血分证时，重点观察斑疹的出现或出血情况，这些护理细节对温病的治疗大有益处。

2. 妇产科护理

临产护理是妇产科护理中尤为重要的部分，明清医家全面系统地论述了临产护理，从产室设置、消毒措施，到药物与器械准备，从临产心理调节到分娩姿势方法，到难产处理等，论述全面且系统，在中医护理学史上占有重要的地位。

（1）产前准备

明清医家对产室提出要求，如《医宗金鉴》记载：“产室寒温要适时，严寒酷热总非宜，夏用清凉冬要暖，病者医人俱要知。”这些对产妇的护理措施为产妇分娩创造了良好的条件。明代医家开始采用药物消毒空气防止感染。明代薛己在《医学正传》中提出使用大锅水煎黄芪、川芎、当归，使药气满室氤氲，从而达到消毒空气的目的以辅助产妇顺利生产。强调保持产房安静，不能大声喧闹。《达生篇》在“宜忌”中记载：“临产之时，宜老成安静二三人伺候，不必多。一切亲族妇女，俱婉言谢却，勿令进房。若逢夏月，则更忌多人在房。然无论或冬或夏，其房中总宜轻行轻语，不必多言，令其得睡为妙。”后又写到“切忌房中大惊小怪，交头接耳，咨嗟叹息，皆能令其忧疑扰乱，以致误事。总之房中只宜安静如常，不得当面求神许愿，叫天叫地。则稳婆亦只须一人入房，且令在旁静坐，戒勿混闹。”作者详细描述了产房的布置及对相关人员的要求，其目的在于创造一个安静舒适的分娩环境，利于产妇休息，从而保存体力、消除惊恐，以泰然的心境面对分娩，充分体现了分娩前的人文关怀。

为了防止临产意外，医护人员或病家要预备救急药物。《薛氏医案》中列有“入月预备药物”，包括佛手散、积壳散、黑神大圣散、花蕊石散等，以及瓶、锅、断脐线剪之类的器械。这些护理准备工作，减少了分娩意外的发生。

（2）产程护理

产室及预备药物、器械安排完毕后，接下来的过程是等待产妇临产。

明清医家要求妊娠产妇要安神定虑，时常步履，饮食上不可过饱或食酒酸之品。但觉腹内转动，即当正身侧卧。产妇要与医护人员配合，保持镇静，做到：“自己亦勿求速，旁人亦勿多言，惊慌恐怕，以乱其心，时至自然分娩。”

助产人员要镇静处置。万全在《万氏女科》中明确提出救逆产和救侧产的不同方法。首先提出接生者要剪除指甲，并用香油润手，显然这对于减少术中损伤与污染是有意义的。其次，强调在进行手法扶正之前必须仔细观察，对胎儿位置确定无误，要求助产人员要有丰富经验。《医宗金鉴》还将临产护理总结为口诀：“坐草须知要及时，儿身未顺且迟迟，若教产母用力早，逼胎不正悔难追。”

（3）助产手法

明清时期助产手法有了新的发展，各医著中有了广泛的记载，其疗效也得到医家们的广泛承认。

横生：分娩时，胎儿手先出，中医称为横生，《妇科玉尺》记载横生难产时先用香油润滑小儿手足，将其送回，等胎位矫正后再使产妇用力娩出胎儿，期间产妇须服药或稀粥以保持体力。这种把助产手法与药物治疗饮食护理结合的手段使手法操作更为顺利。

胎衣不下：明代手法取胞在临床上的应用已较为普遍。张景岳在《景岳全书·妇人规》中记载助产人员用手法将胎衣的一角剥离，使衣中积血流出后待其自下。

胎死不下：从明代的医书记载中可以看到，碎胎的手法已经在临床应用。如《万氏女科》中提到“稳婆善取者，尤妙”，并对手法取胎持赞同意见，但没有记载具体方法。取死胎当先碎胎，而且医书中已提到“用刀”碎胎。虽然没有具体操作过程的记载，但有一点是肯定的，在病情危及产妇生命之时，碎胎术是必要的。

3. 儿科护理

明清时期儿科专著增多，儿科护理内容较前更加充实。

（1）新生儿护理

新生儿的养护在整个小儿时期显得尤为重要，养护不当易发生病证，甚至造成死亡。《薛氏医案》记述有烧灼断脐法，以预防脐风。并且提出断脐以后要用“软帛厚棉裹束，日间视之，勿令尿湿，以防脐风。”

新生儿护理的三大要求是保暖、防损伤和防感染，而沐浴是防感染的重要一环。据《本草纲目》记载：新生儿沐浴用猪胆、黄连、梅叶同桃叶、李叶、益母草、虎骨煎汤，不生疥疮诸病。文中所记载的猪胆、黄连、梅叶、桃叶等中药都含有抗菌物质，用这些药物煎水为新生儿沐浴，显然对预防皮肤感染有用，在当时的历史条件下，这种方法无疑是一种先进有效的实用方法。

（2）婴幼儿养护

在小儿的调护上，万全提出强调小儿肌肤未实，气血未充，寒热不知自调，易受风寒侵袭。肠胃全而未壮，谷气未充，乳食不知自节，易为饥饱所伤。父母爱子心切，往往调摄不得其意，故叮嘱："若要小儿安，常受三分饥与寒。"饥，指节制饮食；寒，指适其寒温。勿令太饱太暖，这样就可避免外感内伤之疾。

万全反对当时民间流传的认为小儿不满百日不可抱出屋外的观点和小儿常衣着过暖的不良养护习惯，提出："小儿始生，肌肤未全，不可暖衣，宜时见风日"；在哺乳方面提出"乳母当谨节"。其中包括节其饮食所好和节制性欲等。

此外，古代医家还倡导婴儿过渡期乳、食分开的原则。随着婴儿的长大，乳汁难以满足其需要，则须补充其他富有营养又易为婴儿消化的辅助食物，古时一般是稀米粥或面糊，为避免婴幼儿贪食不化，《幼科证治准绳》提出："乳后不可进食，食后不可进乳，小儿脾胃怯弱，乳食相并，难以消化"。

（3）儿科疾病护理

由于小儿体质的特殊性，疾病的发生发展过程以及临证表现与成人有差别，需要特别观察与护理。

许多儿科危重症都由一般疾病发展而成，某些症状的出现，标志着疾病已处在急危状态中，如不积极救治将威胁患儿生命。由于小儿脏腑稚嫩，形气未充，罹患温病，在临床上就有其特殊的表现。叶天士提醒：小儿高热病势危急，要仔细观察小儿表现，出现热陷神昏，痰升喘促，急用牛黄丸、至宝丹，应必备至宝丹或牛黄清心丸以应病情变化，防治小儿抽搐。

4. 外科护理

明清时期外科发展迅速，创制与应用了许多外科手术器械，如大匕、中匕、小匕、三棱针、铍针、柳叶刀、弯刀等适用于各个部位需要的手术器械。在外科学家的倡导下，外科器械在使用前被煮沸处理。

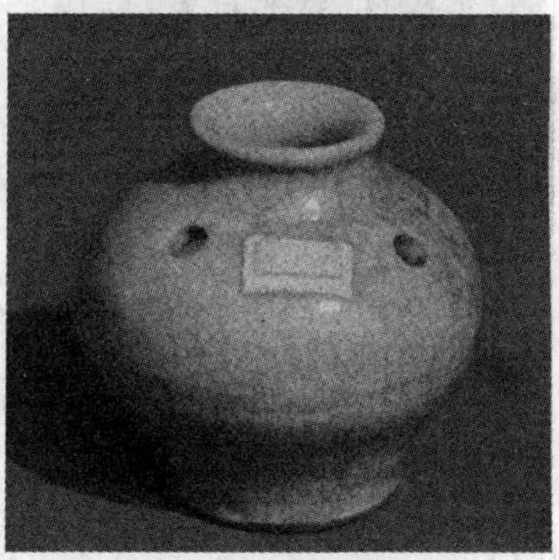

图 2-4-3 熏罐（明代，江苏省江阴市博物馆藏）

明代著名外科医生陈实功，集40年外科临床研究和经验，撰《外科正宗》一书。他既强调早期手术，又反对滥施针刀。在这一思想指导下，创造性地提出许多医疗技术和外科手术，尤其对术后护理，论述非常详细。如在论述自刎急救与气管、食管缝合术时，陈实功指出："自刎者乃迅速之变，须救在早，迟则额冷气绝……"。术后护理要求高枕使刀口不开。"外再用绢条围裹三转，针线缝之。"积极治疗便秘，防止便时用力导致伤口开裂。

同时期的外科医生也认识到术后护理的重要性。关于唇裂修补术，顾世澄强调术后护理："三五日内不可哭泣及大笑，又怕伤风打嚏，每日只吃稀粥，肌生肉满，去其丝即合成一唇矣。"对患者在术后的饮食、行为都做了规定。

郑玉坛的《外科图形脉证》记载了肠损伤缝合、煮针、麻醉等。郑氏对手术后的护理提出明确的要求，如术后忌呼号妄动；初则少饮米汤，半月后方可食米粥；腹部伤口要用软布勒住等等。清创手术防止并发感染十分重要，王肯堂曾说："洗疮药须用文武火煎十数沸；洗疮时勿以手触嫩肉，亦不可气吹之，应避风。"

（四）药物相关护理方法

服药是治疗的行为，但煎药的过程需要对药物进行专门的护理。清代徐灵胎在《医学源流论》中说："煎药之法宜深讲，药之效不效，全在此乎。"因此，要使药发挥疗效，必须掌握正确的煎药方法。

1. 药物煎法与服法

古代煎药的任务主要由家庭成员负责，《养生三要》中指出最好让患者信赖的家庭成员煎药，而且煎药者要有责任心。对于一般家庭而言，煎药用具通常比较简单，李时珍认为："煎药并忌用铜铁器，宜银器瓦罐。"现代研究认为银器和陶器化学性质稳定，在药物水煮复杂的化学反应中，不会"干扰"药物的合成分解，不会影响药效。铜、铁的化学性质都不稳定，容易在药物煎煮过程中与中草药发生化学反应，而银器价格又昂贵，所以在当时普通家庭中，陶器是较理想的煎药工具。

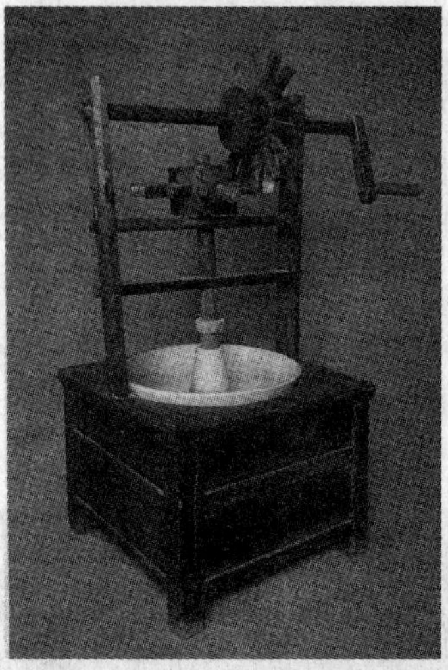

图 2-4-4　研药机（清代，陕西中医学院医史博物馆藏）

汤剂煎煮的火候大小，应根据药物的性质和临床要求不同而定。《本草纲目》中记载掌握火候的方法主要是靠用水量的变化来控制时间。另外，还依赖于不同燃料来控制火力的强弱。《本草纲目》记载三种不同的燃料，即：桑柴火，一切补药清膏宜用此火煎；炭火，宜煎百药丸散；芦火竹火，宜煎一切滋补药，以陈芦枯竹为佳。药物煎好以后需要滤取药汁。《侍疾要语》指出"药之有毛者，虽用绢包，然究恐不密，煎熟后，再须以细绢或丝绢滤之。"

服药时间也非常讲究。《普济方》中记载："凡服汤欲得稍稍热服之，即消不吐，若冷则呕吐不下，若大热即破咽喉"，提出服用汤药要有适宜的温度，太冷则会导致呕吐，太热又会烫伤咽喉。如果服药前经过大量运动，匆忙服药也会导致呕吐。《侍疾要语》中又指出："热药凉服，寒药热服，古法也。然夏不可过热，冬不可过凉，亦当因时制宜，不可泥古。"另外，《普济方》还指出身体强壮的人应该先用泻药利去痰实再进服补药。服用各种方药所需用的冲服剂不同，有的用"酒冲服"，有的用"生姜汤下"，有的用"黄芪汤下"，需特别注意。

2. 药后观察

明清时期是中医温病学形成的重要时期，温病学中注重对患者汗液、二便、体温的药后观察，吴又可在《温疫论》中提出"药烦"和"停药"两个药后指征。"药烦"是指该用下法而没用，延误病时时机，出现伤正的情况。"药烦"是中气不足、不胜药力的表现，看护人员应及时纠正。"药停"是指由于病情延误，中气亏虚较重，以致服药后药物停于胃中不行，甚至药后半日将原药吐出，或次日药力方行，需要服用姜汤调和药性。患者服药后需要看护人员仔细观察，遇到意外情况需冷静处置。

（五）行业护理

明清时期，宫廷护理、军队护理、慈善机构护理在前代的基础上进一步完善。尤其这一时期手工业发达，随着各种行业的发展，职业病逐渐为人们所认识，因此，对职业病的防护是明清时期的一大特色。

1. 职业病护理

明代商品经济发展，工业日趋发达，职业病问题日益突出，引起医家的重视。当时对职业病的防护并没有形成规模，人们只是在医家的指导下完成自我防护和症状护理。

银中毒护理：薛己在《内科摘要》中明确提出银匠的职业病，指出银匠因手工操作，经常接触冶炼物质，出现劳倦、寒热及手麻等症状是职业所致，并提出预防及治疗方法，用“补中益气及温和之药煎汤渍手”。

铅中毒护理：《本草纲目》记载铅矿工人易出现“皮肤痿黄，腹胀不能食，多致疾而死”。清代医家赵学敏提出食鹅肉以防治铅中毒。与现代治疗慢性铅中毒给予合理的营养要求是一致的。

关于梅毒，已知由男女同床或同厕传染。《霉疮秘录》记述了先天性梅毒及梅毒的传染性和遗传性，并指出隔离病人是有效的防护措施。

申供辰在《外科启玄》中，把日晒疮、冻疮、皲裂疮、担肩瘤、水渍疮等归之为与职业有密切关系的疾病。从事行船、推车、打鱼、印染、辗玉、肩挑负重、车镟等职业者，极易患此类病。因此，从事这些行业的人应该经常自我防护，出现症状后自我进行护理。明代关于职业病的认识，虽未形成完整的专科体系，但确实达到一个新的水平，在病因认识及防治措施方面都积累了宝贵的经验。

2. 慈善机构护理

养济院：明洪武七年（1374 年）设养济院，收养鳏寡孤独贫病无依者。院中有医官担任治疗，有护理人员负责照顾病患，所需物资由所在府、州、县按时供给。明永乐年间（1403—1423 年）全国州、县普遍建立养济院，清沿袭这种惯例。乾隆年间还把年逾六十或成笃疾者、不能食力的军流等犯人，拨入养济院，按名给孤贫粮，精心护理。

医院：明永乐十五年（1417 年），京师民工中疾病流行，政府为此设立了一座临时性的民工医院，称安乐营。因患病人数众多，由太医院派医士 350 人从事诊疗，由户部拨白米供住院病人食用。这 350 人集医护工作于一身，负责患者的日常起居及治疗。

普济堂：普济堂具有养老院性质，专门收养无依无靠的老年病患，多由私人捐款开办，也得到政府的支持与鼓励。普济堂立有规约，对医师、药房和护理人员的服务有具体而严格的要求。这是首次制定护理人员的工作要求。

育婴所：中国自古以来把“慈幼”视为美德，明末广东出现民办育婴所。据《广东通志》载：广东马应勋，字目明，建育婴所，存活婴孩无数。清代则有育婴堂，收养抛弃或无力养育的婴儿。这些育婴场所配有专门的护理人员和喂养婴幼儿的乳母。

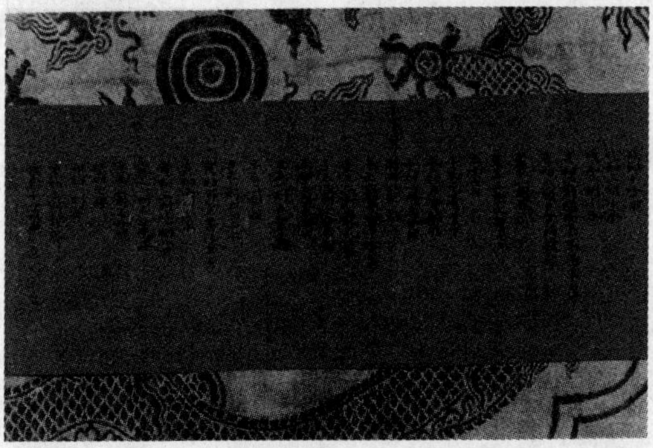

图 2－4－5　恭亲王护病记录

3. 宫廷护理

明、清两代太医院虽称为医院，但都属宫内医疗机构，主要医护工作均由女官充任，后来这些职务均转由宦官担任。后宫设安乐堂，专供后宫嫔妃养病；设有月子房，供宫内孕产用。后宫设医官 3 人，医士 36 人，还配有稳婆、乳婆、医整数十人。稳婆是专门的助产士，乳婆是专门的婴儿护理人员，医整是专门护理人员。

思考题

1. 简述温病四大家的主要成就。
2. 简述《本草纲目》的主要成就和在医学史上的地位。
3. 简述明清时期产科护理的主要成就。

第三篇　中国近现代医学与护理学史

第一章　西方医学与西医护理学的传入

提要：鸦片战争后，随着沿海通商口岸的被迫开放，西方列强在华势力进一步发展起来，为实现对中国的经济、政治、文化侵略，各国纷纷向中国派遣传教士来传播基督教。许多传教士发现，借医传教更容易赢得中国人的信任和尊重，于是办医院、建学校成为传教士的主要传教手段。在这些教会兴办的诊所、医院和学校里，西方医学和护理学逐渐建立和发展起来。

中国近代西医学与护理学体系是在特殊的中国近代历史背景下建立和发展的，这一进程与西方列强对中国的殖民侵略、西方宗教文化传播以及国内的政治、经济、文化等社会变革因素紧密相关。这一时期的医学和护理学发展史，包括了西方医学的传入及近代西方护理学的建立、对西方医疗卫生体系的认同、对中国传统医学的反思以及中国近代医疗卫生体系的确立等过程。

一、近代中国的社会状况

从1840年鸦片战争至1949年中华人民共和国成立，大约110年的中国近代史是中国历史上特殊而又重要的一个时期，中国由封建社会逐渐沦为半殖民地半封建社会并经过艰苦卓越的斗争最终赢得民族的解放，艰难走向近代化。其间中国社会发生了巨大的变动，从经济基础到上层建筑、从国内生活到国际关系，其变化的广度和深度都是过去王朝所没有的。

作为中国最后一个封建专制政权的清政府，在鸦片战争前夕已腐朽不堪：政治上，吏治黑暗腐败，官僚闭塞昏庸，军队涣散废弛；经济上，重农抑商，把先进的工业技艺当作“奇技淫巧”，阻碍了萌动的资本主义经济发展；思想文化上，推崇程朱理学，盛行八股取士，大兴文字狱，导致知识分子思想锢蔽僵化。

与中国形成鲜明对比的是此时的西方资本主义发展迅猛，并为实现资本主义的原始积累在世界范围内积极掠夺扩张。1840年，英国发动侵略中国的第一次鸦片战争，强迫清政府签订了《南京条约》，这是中国近代史上第一个耻辱的不平等条约。此后，各帝国主义国家掀起了瓜分中国的狂潮，一系列丧权辱国的不平等条约使清政府丧失了政治、经济、军事和外交的独立，由此带来的沉重灾难使中国社会一步步陷入了半殖民地半封建社会的深渊。

资本主义的坚船利炮打开中国大门的同时，觉醒的中国人也由此开始了救亡图存的历史。伴随着中国社会性质、政治、经济发生的剧烈变革，中国固有文化也发生了巨大的变化。中国近现代西方医学与护理学正是在这样的社会背景下建立与发展起来的。

二、西方医学的传入

西方医学的传入与西方基督教势力的发展及传教士在华的活动密切地联系在一起。16

世纪后半期，为实施政治、文化侵略，西方各国相继派传教士来到中国传播基督教。许多在华的传教士发现，借医传教更容易赢得中国人的信任和尊重。于是办医院、建学校成为传教士的主要传教手段。据统计，1890 年（清光绪十六年），仅美国传教士在华设立的医院和诊所就达 50 所。到 1898 年（清光绪二十四年），在中国已拥有 150 多个教会和 840 多个分会，4 万多名教徒，1000 多所初等学校，70 多所中等以上的学校。

于是明末清初，这些来华传教士把基督教带到中国的同时，也带来了西方近代科学和医学。如瑞士传教士邓玉函（Johann Terrenz）撰译《泰西人身说概》2 卷，法国传教士巴多明（Dominique Parrenin）用满文译成《人体解剖学》，最早在中国介绍西方生理学、解剖学知识。由于当时传入的主要是浅显的解剖学知识，西医在治疗技术上并不明显优于中医，加之中国处于明清两朝更替，所以当时西医的传入对中国影响不大。鸦片战争之后，西医作为帝国主义实施文化侵略的工具开始由传教士大量传入中国。以牛痘接种法及外科和眼科外治法的传入为始，西方医学的传入日渐扩大，为西医在中国的发展奠定了基础。

近代西方医学的传入主要表现在建立诊所和医院、开办医学校、编译西医书刊和开展留学活动等方面。

（一）建立诊所和医院

1805 年，英国东印度公司医生皮尔逊（A. Pearson）在广州进行牛痘接种，随着种痘的推广，中国各地陆续建立了许多种痘所，这些种痘所成为在中国传播西方医学的开始。

第一个把医疗作为对华传教手段的教会团体是基督教美国公理会国外布道会总部，该会于 1930 年开始向中国派出传教士。伯驾（Peter Parker，1804—1888 年）是第一个来华的传教医生，他毕业于美国耶鲁大学，于 1834 年 10 月受美国基督教公理会的派遣来广州，第二年在广州成立眼科医局，成为当时规模最大、影响也最大的教会医院。眼病虽然是医院的治疗重点，但是疾病的种类已涉及内科、外科、骨科、皮科和牙科，手术包括肿瘤、膀胱结石、乳腺疾病、坏死性骨骼切除等。

伯驾在中国施教行医的同时，还传播基督教义，并组织成立了世界上第一个医务传教会“中国医务传教会”。伯驾的医务传教活动，将西方较为先进的医学技术带入中国，促进了广州的西医事业的兴起，但同时，也为美国政府侵略中国提供了服务。

除眼科医局之外，广州还有几个小诊所。例如：1848 年美国公理会鲍尔（D. Ball）医生在城内公理会教堂里开办一个诊所，1851 年美国长老会医生哈珀（P. Happer）在广州开办惠济诊所。

在上海从事医药事业的教会多是英美的基督教会和法国天主教会。英国传教士雒魏林（William Lockhart，1811—1896 年）开创了在上海建立教会医院的历史。他在上海成立了雒氏诊所。因业务拓展的需要，这所医院经多次搬迁扩建，一度称为山东路医院，最后中文名定为“仁济医馆”（1932 年正式定名为仁济医院）。洛克哈特在 1845 年的医院报告中说，他的医院一年时间内治疗的病人达一万余人次，不仅有上海的居民，还有苏州、松江等附近城镇的患者。

1849—1867 年法国天主教会在上海建天主教堂并兼开诊所，神父勒麦特里（Lemaitre）和法国两名外科医生法勒（Fallier）和休巴克（Hubac）在这个天主教诊所负责医务工作。

借助与中国政府签订的不平等条约，各国列强得以在各地通商口岸建立教堂，并由沿海向内地蔓延。借医传教成为普遍的形式，据统计，1876 年教会医院达 16 所、诊所达 24 个；

1895 年全国教会医生 28 人；1897 年教会医院达 60 所；1905 年教会医院已达 166 所、诊所 241 个、教会医生 301 人，这些教会医院和诊所分布在中国 20 多个省。20 世纪后，教会医院仍在增加。据 1936 年《中华年鉴》统计，教会医院达到 426 所。进入 20 世纪以后，传教士更加注重发展医疗事业，他们除了扩大原有的医院规模外，还在各地建立了许多新的医院和诊所。据估算，到 1937 年，属于法国系统的天主教会在华开办的医院大约有 70 多所，床位 5000 余张；在华的英、美基督教会开办的医院有 300 所，床位约 21000 张，另外还有小型诊所约 600 处。此外，还有一些英美合办的医院，如山东齐鲁大学医院、成都华西协和大学医院和内地医院等。教会医院的建立，不仅成为西方医学传入中国的重要基地，也为中国建立医院提供了示范。

（二）开办医学校

临床医疗活动是早期西医传播的主要途径，传教士医生通过牛痘接种、外科和眼科手术等把西医传入中国的同时，开始注意到培训中国助手的重要性。为了满足医疗上的需要，他们在医院或诊所招收中国学徒，向其传授浅显的医学知识，目的是使他们能够协助医生工作。因此，早期的西医教育是在医院内以师带徒的方式进行。如东印度公司的皮尔逊医生来华后，为了更好地传播种痘术，在广州、厦门设立医药局，1806 年开始招收华人学医。1837 年伯驾在眼科医局招收学徒，其中较有名的是关韬（1818—1874 年），后成为优秀的眼科和外科医生。据有关记载，当时 60 所教会医院中，有 39 所兼收学徒，其中有 5 所招生超过 10 人，其余为 2～6 人，毕业学生约 300 人，肄业生约 250～300 人。这些学徒式的训练方法成效不高，很难算得上是正规的西医教育，培养出的医生也难以满足医疗需要。

随着西医的不断发展，要将西医学作为一门独立的知识体系教授给学生，师徒的传授方式已不适宜。19 世纪中叶至 20 世纪初，在华的传教医师和专职医师日见增多，设立学校、开展系统的西医教学在客观上具备了条件。

1866 年，嘉约翰在博济医院内设立“博济医校”，成为中国最早的西医教会医科学校。1879 年，随着医学教育的发展，医学校从博济医院中分离出来，正式更名为“南华医学校”(The Canton Medical College)，专门从事医学教学工作，学制为四年，沿用粤语教学。当时，黄宽担任解剖学、生理学和外科学教习；嘉约翰执教药物化学；关韬教临床各科。1887

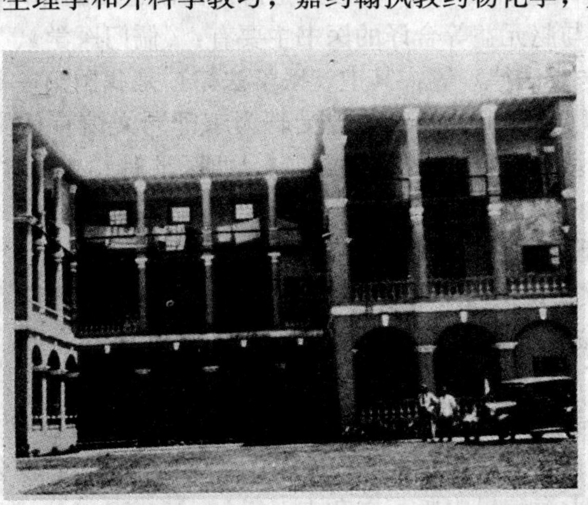

图 3-1-1　香港西医书院

年曼森（Patrick Manson，1844—1922年）在香港创办“香港西医书院”（Hongkong Medical School，香港大学医学院的前身），学制五年，完全用英语教学。孙中山于1887入香港西医书院就读，1892年毕业。在该校学生中，还有著名的“戊戌六君子”之一的康广仁。

《辛丑条约》签订后，教会医学教育迅速发展起来。1900—1915年，已经建立23所教会医学院校和36个护士学校、药学校、助产学校等，其中比较著名的有1899年由基督教北美长老会女医生富玛利（Mary Fulton）创办的广东女子医学校，1901年由于美国人夏葛注资而更名为夏葛女子医学院。1906年由伦敦公会、美国长老会、美国公理会、美以美会国外布道会、英国圣公会、伦敦教会医事协会等联合组创的北京协和医学堂，1915年由洛克菲勒基金会接收，1921年新校舍竣工后，更名为协和医学院，成为当时第一个得到清政府承认的最大的教会医学院。另外，1910年成都的华西协和大学医学院，1911年日本在沈阳设立的南满医学堂，1914年在长沙成立的湘雅医学院以及上海的震旦大学医学院、山东齐鲁大学医学院等，都是在此期间成立的高等医学教育机构。

（三）翻译医书和出版医学刊物

随着西方医学的传入以及医院和医学校的建立，传教士医生开始翻译西医书籍。西医书籍的编译，也是早期西医传入中国的重要途径。

1815年斯当顿（Staunton）把英国皮尔逊著的《种痘奇法》译成中文。皮尔逊的学生丘浩川于1817年编译成的《引痘略》，被认为是西医文献在中国流传的起点。而西方医学译著较系统地传入中国开始于合信的中文著作。

1851年英国传教士医生合信（B. Hobson，1816—1873年）编译了《全体新论》，该书原名《解剖学和生理学大纲》，是传教士向中国介绍的第一本比较系统的西方医学著作。该书与其后编译的四本医书合编为《合信医书五种》，成为中国近代比较系统的西医学启蒙教材，对我国近代西医初期的发展了产生一定的影响。

博济医院的美国教会医生嘉约翰（John Glasgow Kerr，1842—1901年）编译了《内科全书》（1883年）、《病症名目》、《西药名目》（1899年）等20余种医书，对于介绍西医西药和培养西医人才起了积极的作用。1861年来华担任香港圣保罗书院院长的英国人傅兰雅（John Fryer，1839—1928年）于1865年参加上海江南制造局翻译馆的工作，翻译了西方自然科学技术的书籍。他与赵元益等合译的医书主要有：《儒门医学》、《化学卫生论》、《西药大成》、《内科理法》《医学法律》等，其中《医学法律》是我国第一部介绍西方法医学的著作。英国传教士医生德贞（J. Dudgeon）曾受聘为京师同文馆首任生理学和医学教习，翻译、编著了大量西医书籍，主要有《全体通考》、《西医举隅》、《英国官药方》等。

丁福保致力于通过日文转译西医书籍，1914年其所编译的医书合编成《丁氏医学丛书》，内容囊括了西医基础医学和临床各科，有着较高的实用价值。

1859年，美国传教士在上海建立了“美华书馆”，出版了许多译成中文的医书。从19世纪50年代到辛亥革命前，约有百余种西译著书在我国流传。

传教士除了翻译医书外，还编译中英文医学刊物。1880年由广州博济医院出版的《西医新报》是我国近代最早的西医学期刊。1886年博济医院助理医师尹端模主编《医学报》在广州出版，这是国人自办的最早的西医刊物。1887年，汉口圣教会主办了《盖文月刊》，同年中国医务传教会在上海编辑出版英文杂志《China Medical Missionary Journal》（即《博医会报》），1932年1月与《中华医学杂志》英文部分合并，改名为《Chinese Medical Journal》（今《中华医学杂志》英文版），是我国最悠久的医学刊物，在国内外影响极大，对国际学术交流作出了贡献。

（四）近代早期的医学留学活动

西方资本主义列强在将西方医学传入中国的同时，逐渐认识到，要想真正实现统治中国的梦想，就要培养一批为他们服务的知识分子，吸引留学生成为达到此目的的主要方式。而此时，清政府为了维持其统治地位，推行洋务运动，也开始向国外派遣官费留学生。加之一部分改良主义者和资产阶级革命派，为了寻求救国救民的道路，也纷纷出国留学。所以 19 世纪末 20 世纪初，在中国近代史上掀起了第一次留学高潮。

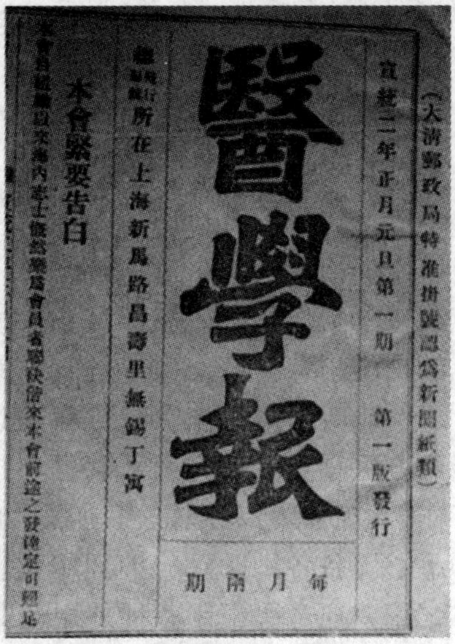

图 3-1-2　医学报

中国留学欧洲学医的第一人是黄宽（1828—1878 年），广东香山县人，自幼家境贫寒，起初就读于澳门教会学校马礼逊学堂，1847 年，进入马萨诸塞州的孟松学校（Monson Academy）学习。1850 年转赴英国，考入爱丁堡大学医科，获得医学博士学位。1857 年回到广州后，在博济医院行医，并执教于该院所设的南华医学校，成为我国第一代西医。金韵梅（1864—1934 年），是我国第一位留学习医的女性。她 2 岁时父母因染疫双亡，被美国长老会的麦卡蒂（D. B. McCartee）收养，1881 年到美国纽约女子医学院学习，1885 年毕业。回国后，曾在厦门、成都、天津行医并开办护士学校。

1907 年，日本和清政府签订了接受中国留学生的办法，由各省公费派遣学生去日本，短时期内到日本留学的学生达数万人以上，引起了美国的注意。1908 年，美国国会通过罗斯福的咨文，向中国政府正式发表声明，将偿付美国庚子赔款的半数作为派遣赴美留学生之用，之后留美学生显著增加。

1906—1911 年，许多医科留学生毕业，清政府根据他们的成绩，赐予医科进士或举人。民国成立后，赴欧美或德日留学的学生日益增加。海外留学生学成归国后，成为传播西方医学的主要力量。

（五）西医传入对中国医学的影响

作为建立在近代自然科学基础上的西方医学，它的传入客观上为中国带来了新的科学知识，促进了中国西医学的进步，对中国的医疗卫生事业的发展、医学队伍的建设产生了深远的影响。

第一，西方医学的传入，使中国出现了一支新的医学队伍——西医。这支队伍成为中国西医事业的主要力量，为西医学在中国的发展作出了重要贡献。

第二，西方医学对传统中国医学构成了极大的冲击，并由此形成了中西医学之间旷日持久的论争。

三、西医护理学的传入

中国传统医学长期以来处于医药护一体的状态，无专门的护理队伍和独立的护理学科。随着西方医学在中国的传播和发展，中国的西医护理学开始随着教会诊所与医院的开办及护士培训学校的创建而逐渐建立起来。

（一）西医护理的艰难开始

西医护理学是伴随西方医学的传入由传教士带入中国。1884年3月，美国耶稣会传教士麦克奇尼（Elizabeth Mckechnie）应莱芙辛德（Elizabeth Reifsnyder）医生的邀请来到上海妇孺医院（Margart Willamson Hospital）从事护理工作，成为西方受过训练来华工作的第一位耶稣会护士。麦克奇尼毕业于费城女子医院的护士培训学校，来华之前，就职于美国一家妇女医院。

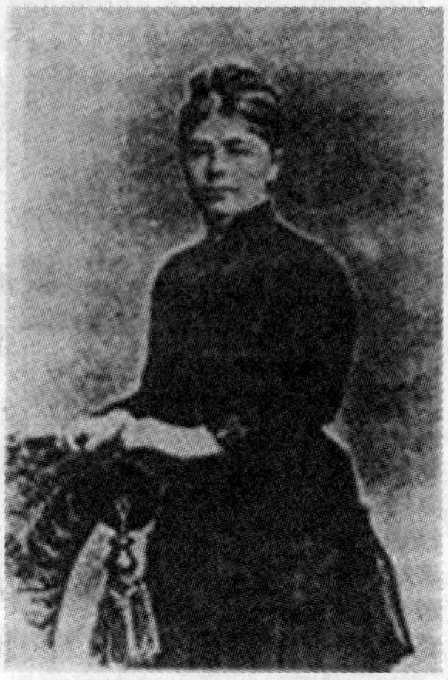
图3-1-3 麦克奇尼像

当时上海妇孺医院正在建设之中，面对简陋的医疗设备和对西方医学与护理充满怀疑的中国人，麦克奇尼和莱芙辛德努力工作，以实际行动赢得当地居民的信任。麦克奇尼克服重重困难，悉心置备各种医疗、护理用具。如用火炉自制蒸馏水供腹部手术之用，还亲手配制各种外用药膏等。为了克服护理中的语言障碍，她还努力学习汉语，汉语水平有了显著提高。

随着就诊病人的增加，麦克奇尼感到力不从心，于是决心招收中国护士学徒，并积极筹备护士培训学校。1887年麦克奇尼在中国率先开办护士训练班，这可以认为是中国近代护理教育的开端。

在当时的教会医院中，护士非常缺乏。如1843年英国伦敦会医生雒魏林来华，在上海创办山东路医院，虽然这是当时中国设备较好的一家医院，但是直到1914年这家医院还只有两位主管护士。据1914年美国洛克菲勒基金会派送的医学传教士统计，当时大约有140名外籍护士在中国的100多家医院中工作，平均一个医院只有不到2名正规训练的护士。

1900年后，随着西方医学在中国的传播，欧美各国专业护士来华者日渐增多。但是由于教会医院的迅速发展，外籍传教士护士远远不能满足需要，传教士医生越发感到需要培养中国本土的护士。中华博医会首任主席嘉约翰和美国长老会医生文恒理（Henry W. Boone）都认为，训练中国本土的医生和护士比传教士直接在医院、诊所或是病人的床边照顾病人更有意义。文恒理从1880年起负责上海同仁（St. Luke Hospital）医院的工作，他曾强烈呼吁，“应该建立培养西医的护士体系，医院、诊所和病房的许多工作需要护士来完成，护士的工作是高尚的，是受人尊重的。”在这种情况下，上海、北京、武昌、天津、广州、苏州、南京、福州、长沙、德州、汉口、成都、重庆、太原、沈阳、安庆、保定等地的教会与教会医院逐渐开展中国护士培训。培训方式主要是在医院设立附属护士学校。

1887年，文恒理报告说上海同仁医院一名男护士和一名女护士接受专业的护理训练。1888年，约翰逊（Ella Johnson）在福州的马戈医院（Magaw Hospital）创立护士学校，训练女护士，1890年有2人毕业。1896年，美国传教士特尼尔（Julia M. Turneer）在广东实施了2年制护士教育计划。学校开设的基础课程有护理伦理学、卫生学、草药学、解剖和生理学；临床课程有外科学、产科学、妇科学、感染和传染病学、儿科护理和按摩等。

早期护士培训工作的开展是相当艰难的，为了适应中国的本土文化，外籍传教士必须学习汉语，甚至学习中国的方言。最初成立的护士学校，条件极差，水准也很低。教学方式完全是一种学徒式的技能传授，护生需要从工作中去体验护理的知识和技能。又因为受中国传统文化的影响，国人对护理工作的认同度很低，生源非常困难。加之传教士作为基督教福音传播者和西方文明表现者的特殊身份，当时能够主动接受西医护理教育的中国人非常有限。另外，早期的护士培训其目的往往局限于满足教会医院的需要，谈不上在中国发展专业的护理学术。

（二）中国早期的护理教育

19世纪末至20世纪初是传教士在中国开展护士培训的快速发展期。

这一时期开始培训中国护士的学校主要有：1900年上海同仁医院；1904年，美国宾夕法尼亚大学的基督教会担负起在岭南大学附设医学系的任务，选派4名医生和1名护士来中国，为一个班的学生用英文授课，兼教一个班的护士。

1905年在武昌由美以美会开办一所护士学校；同年在北京，英国伦敦会、美国长老会和美以美会三个外国教会联合扩大英国医生斯万利（Saville）在协和医学堂创立的护士训练工作，并于第二年成立协和护士训练学校，只招收男生，所用教科书从英文翻译而来，开设的课程包括内科学、外科学、五官科学、眼科学、护理学和临床操作，课程设置以医院需求为主。

1906年，中国妇女高氏和美国医生联合创立杭州妇产医院和助产士培训所。由梅恩（Main）医生和中国助手刘明之讲授解剖、生理和助产，梅恩医生的夫人和英国护士莫瑞斯（Morris）负责实习训练，她们还向学生介绍如何接种牛痘和治疗鸦片中毒的病人，1908年第一批学生毕业。

1907年，广州的戴维·格雷戈（David Gtregg）在博济医院开办一所护士学校；武昌的伊丽莎白·布恩纪念医院（ElizabethBunn Memorial Hospital）以及美国圣公会在安庆建立圣·詹姆斯医院（St. James Hoapital）。其中圣·詹姆斯医院1908年正式招收男女护生，学制3年，毕业后在教会服务2年，中文教学，男女生分别授课。

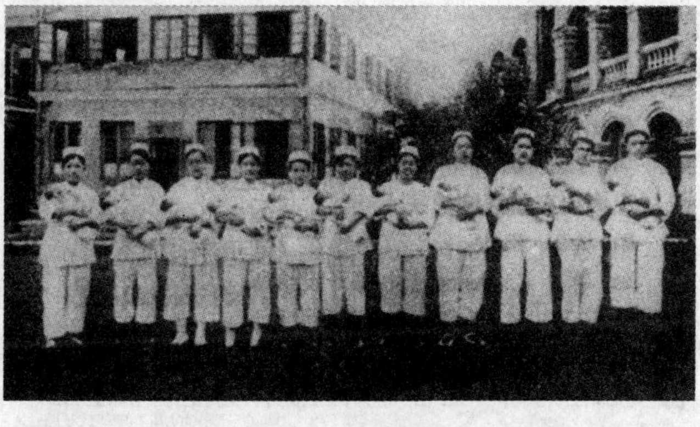

图3-1-4　广东省戴维·格雷戈医院的护士（1922年）

1908年，南京协和护士学校成立（Nanking Union Nurse Schools）。1909年福州马戈医院的护士培训所改为“南丁格尔护士学校”，美国基督教卫理公会妇女部来华护士信宝珠（Cora E. Simpson）任校长，学制3年或3年以上，并规定只有护士学校的毕业生才有资格接受产科培训。

1909年，曾获美国威莱士理工大学文学学士学位、纽约大学理学学士学位的盖仪贞（Niaa D. Gage）由美国雅礼会委派来到湖南的长沙，为在雅礼医学校（1913年改称湘雅医学院）建立护士学校做准备。1910 年 9 月盖仪贞顺利主持了雅礼医学校第一届护校学生的开学典礼。护士学校设置了 4 年的课程——分为预备级、初级、中级、高级。为了适合中国的需要，1925 年学校将学制缩减为 3 年。截止到 1921 年 1 月，雅礼医学校共有 65 名护生毕业。

在广东系统地培训护士的是 1912 年从博济医院开始的。这家医院曾得到曼弗尔（E. M. Manful）护士的资助，由施万伯（Louis Schwab）夫妇具体负责，1913 年改由美国浸礼会护士威瑟斯（L. A. Withers）负责培训护士。

1914 年上海哈佛医学校设立女护士培训班，学制 3 年。同年美国长老会医生希尔（Oscar F. Hill）在上海开办玉皇顶医院，医院设有护士培训学校，1915 年 12 月以前学校由普里莫罗斯（Adelaide Primrose）负责，以后改由沃森（A. R. Watson）接管，曾有中国医生在该医院工作。1915 年北京霍普金斯纪念医院（Hopkins Memory Hospital）设立了男护士培训班。

这一时期，中国护士逐渐出现在护理培训队伍中。1907 年金韵梅得到北洋政府的支持，在天津东门建立了一所护士学校，一直开办到 1915 年。1914 年，德州的卫氏博济医院开办了护士学校。1918 年漳州武进医院在一位中国乡绅的资助下，由罗塞尔（W. B. Russel）医生负责建立医院，一位接受过训练的中国护士在这所医院成立产科，并且开办了护士培训班。

全国各地开办的护士培训班和护士学校，为中国早期的西医护理学培养了最初的专业护士；1920 年北京协和医院护士学校建立，迎来了中国早期护理教育的第一个高峰。

（三）北京协和医院护士学校

1913 年美国成立洛克菲勒基金。为了在中国建立世界一流的医学校，1914 年 12 月 8 日成立中华医学基金会，制定了建立护士学校的计划。约翰·霍普金斯医院的格林（Roger Green）当选为洛克菲勒基金教育委员会主席和中华医学基金会主席。1915 年 3 月 22 日，中华医学基金开始启动，并选定北京协和医学院作为办学校、建医院和培训护士的基地。

关于如何培训中国护士，霍顿（Henry Houghton）提交了长达 4 页的论证报告，旨在阐明应该吸引高素质的中国妇女加入到护士职业中，护士应该有丰厚的薪水，得到社会尊重、经济保障和人文关怀。因此高标准、高追求、高质量成为协和护士学校的办学方针。来自美国约翰·霍普金斯医院的护士沃安娜（Anna Dryden Wolf）参与了协和护士学校的创建并担任校长。

沃安娜出生在印度的一个传教士家庭，1915 年毕业于美国约翰·霍普金斯医院培训学校。1916—1919 年，沃安娜在约翰·霍普金斯医院作为主管护士工作了 3 年，并且在维瑟女子学院讲授护理课程。她的出色工作得到了娜汀（Mary Adelaide Nutting）等美国护理学前辈的赞赏，被推荐到中国从事护理教育。1919 年沃安娜来到中国，开始护士学校的筹建。她参考美国的护理教育，明确了护士、医生和病人的关系，制定了护士工作规则，确定了护士训练课程，并结合中国的实际情况，制定了协和护士学校办学方针，即护士培养与医院的经济利益分离，医院不得利用护校学生护理病人。1920 年 9 月 28 日协和护士学校顺利开学，招收高中毕业生。学校规定学制 4～5 年，课程包括基础理论课和实习课，均由外籍教师授课。

协和护士学校要求护校学生必须有两年的大学预科背景，学生需经 1 至 2 年燕京大学、

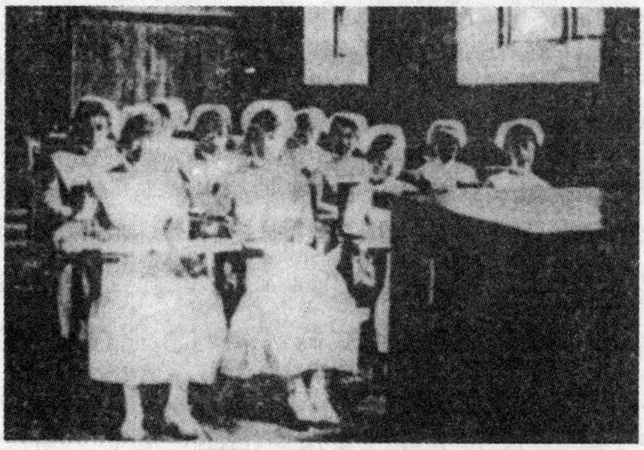

图 3-1-5　北京协和医院护士学校学生在听课（1926）

金陵女子文理学院或辅仁等大学护理预科学习，再到协和护校学习三年，获学士学位。这是当时我国唯一一所培养护士学士学位的学校。由于入学要求较高，第一批学生只招收 3 名女生，到 1924 年毕业时仅剩曾宪章一人。1925 年后，毕业人数渐增，每年约 5 至 10 人。

协和护士学校以办学严格而著称。学校课程设置广泛，基础课程包括汉语、英语、生物学、化学、解剖生理学、基础护理学、心理学、社会学、护士伦理学、护病史、药理学、细菌学、病理学、寄生虫学等，临床课程包括内科学、外科学、妇产科学、儿科学、眼耳鼻喉科学、营养学、疾病饮食学、神经精神病学、急救学、各科护理学等。虽然新中国成立前从协和护士学校毕业的学生人数有限，但她们在中国的护理学事业中发挥了重要的作用。

（四）中华护士会的建立

中华护士会始建于 1909 年，初由 7 名外籍护士和 2 名外籍医生组成，会长一职长期由美英护士轮流担任，直至 1928 年始由中国护士接任。在近代护理发展的历程中，中华护士会历经辛亥革命、军阀混战、北伐战争、抗日战争和解放战争等沧桑岁月，对中国护理事业的发展作出了杰出的贡献。

1. 学会创办及名称变迁

1907 年，在福州基督教协和医院从事护理工作的信宝珠（C. E. Simpson），注意到中国各地医院开办医护教育没有形成统一的体系。她认为从长远考虑应该像欧美那样成立护士组织，对护士和护理工作进行统一管理。于是信宝珠致函中国博医会，倡议在中国成立护士会。博医会给予了支持，并决定在博医会刊物《博医会报》上免费为护士们提供 1～2 页篇幅，以便她们进行联系与活动。各地护士对倡议反响热烈，适逢当时一些外籍护士与医生在江西牯岭度假，于是，她们聚集一起，经磋商，决定于 1909 年（清・宣统元年）8 月 19 日成立全国性护理机构，定名为“中国中部看护联合会”，后在 8 月 25 日护士会的第二次会议上，改名为“中国看护组织联合会”。其目的是统一全国护理教育标准，提高护理服务水准。

1914 年在第一届全国护士会员代表大会上，中国护士钟茂芳认为当时将“Nurse”译为“看护”不妥，她多次请教语言学家，详细审议，广阅参考，最后根据《康熙字典》将 Nurse 译为“护”，而“士”字则是指受过相当教育之人。后经护士会决定，将会名正式定为“中华护士会”。1936 年，第十三届护士会员大会召开时，鉴于中华护士会多年来在提高护理教育水准及完善护理工作标准方面成绩显著，符合人民团体立案资格且已发展为一学术团体的性质，更名为“中华护士学会”。1964 年 7 月 24 日，在第十八届全国护士代表大会上，改称“中华护理学会”，此名称沿用至今。

中华护士会是我国最早的学术团体之一，也是我国护士唯一的专业学术组织。

2. 中华护士会的贡献

中华护士会成立后，首先着手护士学校注册制度的建立和完善。1912 年看护组织联合会在江西牯岭举行第三次常会，会议决定统一中国护士学校课程，规定全国护士统一考试时间并订立章程，同时成立护士教育委员会。1914 年 7 月，第一届全国护士会员代表大会讨论并制订出全国护士学校注册章程，后经多次修订，对注册学校的医院应具备的床位数、病人数、教学设备、师资力量等作了详尽的规定。

1914 年第一届全国护士会员代表大会之后，中华护士会开始护士学校的注册工作，当时福州基督教协和医院护校、上海仁济医院护士学校、上海西门妇孺医院护校、福州龙山妇幼医院护校作为首批符合注册条件的学校向中华护士会注册。之后，注册学校逐年增加，1949 年已有 183 所。

1912 年，中华护士会教育委员会成立，由几名外籍护士参考美国和英国的护理教育经验与方法，讨论并制订护士教育的规定。1913 年，中华护士会教育委员会制订出护士教育课程大纲，同时还制定了全国护士统一考试规则。但限于办学条件不同，只有部分学校能够达到课程大纲的要求。

鉴于欧美各国的护士很早已实施政府登记管理的政策，中华护士会也呼吁将护士教育作为医学教育的一部分，应归教育部统一管理。在中华护士会的推动下，1934 年由内政部及教育部共派代表 4 人，又聘资深护士会员 5 人组成中央护士教育委员会。中央护士教育委员会从 1934 年 12 月成立至新中国成立前，成为中国护理教育的最高行政领导机构。1935 年 7 月，教育部函令全国护士学校一律向教育部办理立案手续，同时将护校规章、课程标准、教材大纲以及护校立案须知等小册子分发各校以便执行。1936 年正式开始执行护士登记工作。该年 1 月 8 日政府颁布了护士注册章程，公布毕业护士向卫生署领照之规则，并刊登《护士暂行条例》。

中国护理教育被纳入国家教育行政系统后，直接隶属教育部，与其他各类学科的教育受同等重视。由国家办理注册获政府承认后，护士具有了法律地位，得到政府直接的保障，提高了护士及护士职业在社会上的地位。

中华护士会建立后，在翻译出版护理书籍方面也颇有建树。中华护士会一方面翻译出版国外的护理教科书，一方面积极出版国内护士所著书籍。护士会出版的书籍有《接产须知》、《护士推拿法》、《见习护士手册》、《护病学》、《牛津护理手册》、《护士饮食学》、《看护要义》、《护病新论》、《实用护病法》、《看护药科学》、《护士伦理学》等。当时各地护校众多，护士教育迅速发展，教科书供不应求。中国护士会每出一书籍即向国际护士会图书馆寄送一册。国际护士会赞誉：“除用英语的国家和德国外，中华护士会出版的书籍，在其他诸国中首屈一指。”

（五）近代早期西医护理教育的特点

近代护理教育是伴随着西方传教士在中国的医护活动而开始的，最早的专业护理培训都是在教会医院和由教会医院创办的护士学校进行的。因此，中国的近代西医护理学带有鲜明的迥异于中国文化的西方特点。

1. 宗教色彩

尽管教会医院创办的护士学校的设施条件不尽相同，但宗教性质与办学宗旨是一致的。如有的护士学校规定招生对象必须是教会学校的学生，而且要求护士须有善言善行，因为护士的人品、性情、修养直接关系到医院声誉与风气。上海仁济医院要求护士必须有为人服务之心，否则必不能成为基督徒。教会学校的早祷和读经成为每个护生必须参加的活动。有的学校要求护生一律寄宿，以便在预备学习期内考察每个护生的表现。除繁重的课程外，课余及星期日尚有圣经研究及宗教礼拜。毕业考试除各科成绩及格外，尤以“圣经”课要求优良。“5·12”护士节以及毕业典礼都是在教会的礼拜堂举行，以宣传南丁格尔的仁慈、博爱、吃苦精神。当时中华护士会的领导职务大都掌握在受教会派遣来华的外籍护士手中，因此，教会医院与护士学校中宗教色彩相当浓厚。随着社会的发展以及中国本土医护力量的发展，医院及护士学校中宗教意识逐渐淡薄。

2. 西方师资

英国是现代护理学发源地，美国的护理模式与发展居世界前列，加之英美两国是当时在中国传教和建立医院的主要国家，我国的护理工作与护理教育，无论在方式方法上还是管理体系上都不可避免的留下英美特点。

中国最初的护士教育，主要依赖于英美外籍护士。美国护士麦克奇尼、文恒理及约翰逊分别于19世纪80年代在中国倡行南丁格尔式护理并训练中国护士。20世纪以后，美籍护士信宝珠、盖仪贞，英籍护士贝孟雅（Leila A. Batty）和施德芬（Gladys E. Stephenson）等来华，从事护理和护理教育工作。1921年中华护士会中有外籍会员200多人，1930年前达到700余人。

20世纪30年代后期，一批毕业于教会护士学校并留学欧美的中国护士陆续归国，并担任了护士学校专职或兼任护理教师，如伍哲英、施锡恩、聂毓禅、王懿、王瑷瑛、陈琦等。此后，每年都有留学欧美专攻护理的人才不断回国从事护理教育，但仍然不能满足我国护理事业发展的需要。

3. 英美原文或译本教材

民国时期，我国护士中著书立说的人极少，护士学校所采用的教科书大多为英美原本或译本。如1915年《护病教科书》、《护生须知》；1916年《接产须知》、《护士推拿法》；1917年《彭氏解剖生理学》、《李氏细菌学》；1918年《药科注释》、《护病学》、《牛津护理手册》、《医生到来之前》、《包扎术》、《见习护士手册》；1920年《护士饮食学》、《护病新论》和《看护要义》等，这些翻译书籍成为护士学校的专用教材。

随着护理教育的发展，护理教科书及参考书目日渐增多，但大多仍为译本。值得一提的是，当时的护理教育特别强调“护病历史”与“护士伦理”方面的学习，认为通过这些课程的学习，有助于护士潜移默化地接受品德修养教育。这些书籍成为介绍西方护理理论知识最早的著作。

思考题

1. 西方医学传入对中国医学造成哪些影响？

2. 简述中华护士会的创建和变迁？

3. 中国早期的护理教育有什么特点？

第二章 西方医学和西医护理学在中国的发展

提要：20世纪初，中国逐步创建了医疗卫生行政机构，形成了医学教育体制，建立了医学研究机构和学术团体，以西方医学为模式逐渐形成了近代西医学体系。西方医学体系的建立，逐渐与传统中国医学构成冲突，由此产生了中西医学之间的论争与汇通。其间卫生护理工作获得进一步发展，中国护理学历经十年土地革命战争、八年抗日战争和三年解放战争，不仅为战地军民提供必要的护理服务，也为新中国成立后护理工作的发展奠定了基础。

一、西医学体系的形成

通过创建医疗卫生行政机构，以及近代医学教育体制的形成、医学研究机构和学术团体的建立等活动，以西方医学体系为模式的中国近代西医学体系逐步得以建立。

（一）近代医疗卫生行政机构的创建

随着社会的发展，社会对医疗卫生的需求不断增加，人们也逐渐认识到医学具有重要的社会功能，医学在公共卫生管理、疫病的预防与控制、提供社会医疗保障等方面，都具有不可替代的作用。于是，协调医疗卫生与社会发展的卫生行政机构就成为近代社会的一个重要部门。

1. 中央卫生机构

我国近代卫生管理事业开始于1905年，清政府在巡警部警保司内设置卫生科，这是在我国政府机关第一次出现“卫生”一词，也是第一次出现专门的公共卫生管理机构。卫生科掌管医学堂的设置，负责对医生考核、发给执照、制定实施防疫计划、审定卫生保健章程。1906年，预备立宪厘定官制，改巡警部为民政部，将卫生科升为卫生司，下设保健、检疫、方术三科。

北伐战争结束后，1927年国民党政府在内政部下设卫生司，负责管理卫生行政事务。1928年11月改为卫生部，另设中央卫生委员会为审议机构。其后又陆续增设中央医院、中央卫生试验所、西北防疫处、蒙绥防疫处、麻醉药品经理处、公共卫生人员训练所及各海关检疫所等机构，至此，中央卫生行政体制逐渐完备。

中央卫生机构的主要职能是负责传染病及地方病的预防，海港及铁道的检疫，医师及药师的监督管理（西医），药品及药业的化验及管理（西药），卫生协会、地方卫生机关及医院有关事项的管理。

2. 地方卫生机构的发展

1898年上海市公共租界内设立卫生处，为来华经商、传教、办医院、建学校等的各种侨民服务。1900年天津设立都统衙门，附有卫生局，管辖地方卫生工作，后由清廷收回，改称北洋局。这是我国地方卫生行政组织的开端。

1905年巡警部建立，开始管理各省巡警，但各省统一的卫生行政机构尚未建立。1907年各省增设巡警道，各省的巡警制度得到统一。巡警道下设有卫生课，“掌卫生警察之事，凡清道、防疫、检查食物、屠宰、考验医务、医科及官立医院各事项皆属之”，这是我国直省机构中第一次统一出现医药卫生机构。1928年12月，国民政府公布《全国卫生行政系统大纲》，规定省设卫生处，市、县设卫生局，各大海港及国境要冲地带设立海陆检疫所，卫生行政建制至此确立起来。

到1947年，全国有26个省设立了卫生处，共有医疗卫生机构214个。设立市卫生局的城市有14个，10个市设卫生处，11个市设卫生事务所，8个市设卫生科。据不完全统计，各市所管辖的卫生机构有248个。县设卫生院达1440所，区卫生分院353所，乡镇卫生所783所。1947年，县级医疗卫生机构共有病床11226张。

3. 医药卫生法规和医事管理

1906年清政府五大臣出访，着重调查各国法律施行的情况，为中国的法律改革作准备。1907年清政府陆续制定大清新刑律、民法等法典，其中就有医药卫生的法规。

北洋政府时期，尚未建立医药管理制度，也无完善的卫生行政系统，医学学术、医学教育、医师管理归教育部；公共卫生归内政部警察总署；公共防疫和海关检疫归外交部。教会开办的医学教育和医疗机构不受北洋政府管辖。因此，中国的医药卫生管理处于松散状态。

此时，北洋政府也颁布了一些法令和法规，对推动近代西医在中国的传播起到保护作用。1913年颁布《解剖尸体规则》，1914年公布《解剖尸体规则施行细则》，使尸体解剖工作得以在医学院校和医院正常进行。为了解决控制传染病的问题，1916年公布《传染病预防条例》，列出霍乱、痢疾、肠伤寒、天花、斑疹伤寒、猩红热、白喉和鼠疫等8种传染病须上报。1918年公布《检疫委员会设置规划》、《火车检疫规则》和《清洁方法消毒方法》等法规，对防止传染病传播起到一定作用。

1915年中医界建议国家应实行统一的医药管理，北洋政府未予采纳。南京政府成立后，1928年卫生部公布试行的《卫生行政系统大纲》，同时还公布了一批有关传染病预防、环境卫生管理、食品卫生管理及接生婆管理的条例和法规。1929年召开卫生事业规划和医学教育与行医问题讨论会。会后不久，颁布“开业医生登记法”，但遭到开业医生的反对。1929年成立中国医师联合会，保护医师的权利，并要求取消登记法中不合理的条文。

据不完全统计，从南京政府时期至1948年，先后颁布了有关医疗卫生法规和条例近百个，对于推动我国医疗卫生工作发挥了一定的作用。

（二）医学教育体系的建立

第二次鸦片战争后，看到中国在武器装备和军事技术上远远落后于西方，洋务派主张学习西方先进的生产技术和练兵方法建设国防，于19世纪60至90年代掀起了“师夷长技”的洋务运动，主张学习西学，提倡“新教育”。

1862年清政府在北京设立同文馆。1865年同文馆设立医学科，聘请德贞为教授，这是我国仿照西方自办医学堂的开端。每个班只有几个学生，无临床实习。1881年李鸿章在天津设立医学馆，由英美驻天津的海军外科医生担任教学工作，1894年扩充校舍，并将医学馆改名为北洋医学堂。这是中国第一所官办的近代西医学校。1902年袁世凯将医学堂改为海军医学堂，同时还建立了北洋军医学堂，1906年后者改名为陆军军医学堂，这是我国陆军设立军医学堂的开始。其他各省也相继开办医学堂，如 1908 年张之洞创办湖北医学堂，1909 年广东成立光华医学专门学校，但是这一时期的医学校，无论是在学制还是课程设置上都缺乏统一规划。

1912 年“中华民国”教育部颁布《大学令》(壬子学制)，废除封建教育体制，建立近代教育体系。在医学教育方面，公布医学专门学校规程、修业年限和必修课目。从此，中国将医学列入正式教育系统。1913 年民国政府教育部颁布“壬子癸丑学制”，规定医科分为医学和药学二科。学制分别为医学预科一年，本科四年；药学预科一年，本科三年。1922 年北洋政府公布新的《壬戌学制》，规定大学分为四个层次：大学、专门学院、专修科以及大学院。

这一时期，北京、直隶、江苏、浙江、广东等省先后成立一批国立医学校。如 1912 年北京成立北京医学专门学校、杭州成立浙江省立医药专门学校，1916 年保定成立省立直隶医学专门学校，1927 年国立同济大学医学院创办，1928 年河南省立中山大学医科创办。与此同时，一批私立医学院校也相继开办，如 1909 年广东创办公医医科专门学校，1912 张謇创办南通医学专门学校，1926 年上海创办私立东南医科大学。据 1949 年的统计，国民党时期共有公私立医药院校 56 所，在校学生约 14000 人，在教育制度、教学方法及教材内容方面，多沿袭国外，甚至聘用外籍教师，采用外语教学，充分反映了半殖民地半封建教育的特点。

(三) 学术团体的建立

学术团体对学科发展非常重要，通过学术团体举办学术会议、出版学术期刊、组织专题研究和讨论等形式，可以促进学术交流，推动科学进步。19 世纪中叶，我国开始出现专业性学术团体。

美国圣公会传教士医生文恒理鉴于传教医学活动范围的扩大，急需通过学术团体来协调，于是在《教务杂志》上倡议成立“中国医务传教会”(China Medical Missionary Association)，简称“博医会”，并推荐嘉约翰为主席组成筹备委员会。倡议获得响应，博医会遂于 1887 年宣告成立，并在华北、上海、武昌、汉口、广州、福建、台湾等地设立分会。博医会设有出版及翻译、公共卫生、医学教育、医学研究、护士会、医院行政等专业委员会。主要活动有编译医书、统一中译医学名词、提倡公共卫生、推广医学教育、举行学术会议、出版医学杂志等，推动了中国西医学事业的发展。

国人创立的西医学术团体较早的当推 1897 年在上海成立的“上海医学会”。最有影响力的学术团体是 1915 年在上海成立的中华医学会。学会以“巩固医家交谊、尊重医德医权、普及医学卫生、联络华洋医界”为宗旨，选举伍连德为首任会长，成立编辑部、会员部、医学名词部、公众卫生部分别开展工作，为我国近代医学事业的发展作出了重要贡献。1907 年冬，在日本学习药学的留学生王绝文、伍晟、曾贞等发起成立“中华药学会”，1912 年药学会迁至北京，编辑出版《中华药学杂志》。1904 年上海成立万国红十字会，1907 年清政府将其改名为“大清红十字会”，辛亥革命后又改名为“中国红十字会”，1912 年被接纳为国际红十字会会员国。此外，1909 年在庐山成立的中国护士会、1915 年成立的中华民国医药学会、1926 年在北京成立的中国生理学会均为国人创办的西医学术团体。

除上述团体外，1921 年创立的中华卫生学会和上海医学联合会、1926 年成立的中国麻风协会、1933 年成立的中国防痨协会、1935 年成立的中国预防花柳病协会、1935 年成立的中国卫生教育社、1937年成立的中华麻风救济协会、1938年成立的中华天主教医师协会、1946年成立的中华营养促进会、1947年成立的中国解剖学会都是影响比较大的医学团体。

(四)研究机构的建立

1911年以前，我国已有一些小规模的西医研究机构，如1892年香港设立天花疫苗研究所，1905年香港设立细菌学研究所，1909年成都设立法兰西细菌学研究所。民国以后，随着近代教育和科学在中国的发展，各地高校中，有不少设有医学院系，并开展一些研究工作。

北洋政府也设立了一些科学和医学研究机构，如中央防疫处等。1927年国民党南京政府成立后设立了中央研究院、北平研究院等国立学术机构。同时，按《增订教育行政大纲》规定，在大学中设立研究院，这样很多学校设立了医学研究机构。1928年民国政府教育部在杭州西湖钱王祠设立热带病研究所，这是我国早期重要的热带病专门研究机构。

此外，来华的外籍学者也在中国建立了一些医学研究机构，如1923年，拉斯瑞（Lassoarn）医生在天津设立巴斯德研究院，1929年雷氏德（H. Lester）信托会在上海成立雷氏德医学研究所等。

除独立的研究机构外，一些医学院校也设立研究机构，如国立中央大学医学院先后设有解剖、生理、生化、药理、病理、细菌学、寄生虫学、公共卫生、法医等学科及研究所。国立同济大学医学院内设病理、药理、细菌、生理、生化、解剖等基础学科，每科均设有专科研究馆。1940年该校迁入四川南溪县后，设立细菌学研究所。1941年国立北平大学医学院成立中药研究所。北平协和医学院拥有较好的研究条件，分别设立了解剖学系、生理学系、生物化学系、药理学系、细菌学系、寄生物学系，各个系的研究工作都卓有成绩。

(五)海港检疫权的收回

早在1863年中国就成立了海关医务所，负责海港检疫等工作。1873年东南亚地区霍乱流行危及国民，促使上海海港检疫条例公布，其他港口纷纷效仿。检疫条例的公布，有利于控制鼠疫、霍乱等流行病暴发流行的情况。然而，各港口检疫站几乎均由外国人把持，这种情况一直延续到1932年。

1930年，财政部长宋子文、海关行政处总监张作霖、海关税务检察官梅兹及各海关官员、各海港地区的领事及商业组织代表共同协议，决定由中国政府独立设置海港检疫机构。卫生部主持拟订全国《海港检疫条例》，任命伍连德为海港检疫处处长。1930年6月28日，卫生部公布了中国第一个全国性的《海港检疫章程》，同时还公布了《海港检疫消毒蒸熏及征费规则》和《海港检疫标式旗帜及制服规则》，并通令全国各口岸分别施行。这标志着国家正式收回海港检疫权。

1931—1936年，海港检疫权陆续回到中国人手中。

二、中西医学论争

西医最初进入中国时并没有立即引发中西医之争，但教会深入内地后，反洋教运动逐渐兴起，最终聚集成激烈的义和团运动，西医也被当作洋教的一个方面被加以抵制。

鸦片战争以后，西方医学大量传入，接受西方教育的人很难以辩证唯物主义的观点认识中医，接受中国传统的医学理论。加之，西医病原微生物学说的提出、病灶理论的发展以及各种仪器的应用，使人们更容易接受西医学，而对中医学较为抽象的概括和推理持怀疑态度。从更为广阔的历史背景来看，鸦片战争后，西方社会以坚船利炮为代表的先进科技给中国知识分子以极大的冲击，“师夷长技以制夷”的思想成为一部分先进知识分子试图改变国民命运的主张，并由此开始了对西方知识、技术、文化的译介和接受。“五四运动”中，知识界以更加革命与彻底的姿态批判封建文化、推崇科学思想，甚至提出“全盘西化”，中医学面临有史以来最严酷的冲击。

近代中国主张废除中医的始作俑者，当推清末国学大师俞樾。1879 年，俞樾发表《废医论》，之后又发表《医药说》，提出“医可废，药不可尽废”的观点，这也是近代“废医存药”思想的滥觞。随着俞樾思想影响的逐渐扩大，1900 年前后，思想界已出现否定五行学说的思潮。到民国时期，废止中医作为当时“中西文化思潮之争”的一部分，在思想界乃至政界都引起激烈的争论。作为中国传统文化的一部分，中医药学被当作旧传统、旧文化，遭到完全否定。当时最有影响的思想家如陈独秀、胡适、鲁迅、梁启超等都持这种观点。

在废止中医的活动中余云岫是一位重要人物。余云岫认为废止中医有四个理由：第一，作为中医理论基础的“阴阳五行六气脏腑经脉”学说是杜撰的；第二，中医源自纬候之学，荒诞无稽；第三，中医缺乏诊断方法，不能调查死因，进行疾病分类，无法防疫，更不能“强种优生”；第四，中医理论和政府普及现代卫生科学的目的相抵触，阻碍社会科学化。因此他主张废医存药。他的观点在当时的西医界影响广泛，尽管大多数人并不像余云岫那样坚决废止中医，但都认为中国医学的发展应基于西医而不是中医。

近代，废除中医的浪潮主要有三次。

（一）漏列中医案

1912 年北洋政府统治时期，以中西医“致难兼采”为由，在教育部第一届临时教育会议上，通过并颁布了《中华民国教育新法令》。该法令完全把中医排斥在医学教育系统之外，只提倡专门的西医教育，这就是近代史上著名的“教育系统漏列中医案”。消息一经传出，引起轩然大波，中医界纷纷表示抗议。扬州中西医学研究会创始人袁桂生率先发表言论，“教育部定章，于中医学校之课程，删中医科目，是可忍，孰不可忍。”由此拉开了中西医第一次论争的序幕。

1913 年京师医学会代表要求将中医列入医学教育系统，北洋政府教育总长汪大燮在接见代表时，言称“决意今后废去中医，不用中药。所请立案一节，难以照准”。随后，教育部公布了“大学规程”、“医学专门学校规程”和“药学专门学校规程”，仍拒中医于政府教育体系之外，理由是中医不合教育原则。于是，上海“神州医药总会”会长于伯陶等联合全国 19 个省市中医界和同仁堂、西鹤年堂等药业人士，组织了“医药救亡请愿团”，赴京请愿。迫于压力，政府一面搪塞说废除中医的政策不会实施，一面仍拒绝将中医列入教育计划。

（二）废止中医案

1929 年 2 月，南京国民政府召开第一届中央卫生委员会，会议通过了余云岫等人提出的“废止旧医（中医）以扫除医药卫生之障碍案”，并规定了 6 项消灭中医的具体办法：①施行旧医登记，给予执照方能营业，登记限期为 1 年；② 限 5 年为期训练旧医，训练终结后，给予证书，无此项证书者停止营业；③ 自 1929 年为止，旧医满 50 岁以上、在国内营业 20 年以上者，免受补充教育，给特种营业执照，但不准诊治法定传染病及发给死亡诊断书等，此项特种营业执照有效期为 15 年，期满即不能使用；④禁止登报介绍旧医；⑤检查新闻杂志，禁止非科学医学宣传；⑥ 禁止成立旧医学校。余云岫为政府“废止中医”设计了自认为“渐进有效”的手段，其目的在于使中医自然消亡。

这就是历史上著名的“废止中医案”。消息传出，全国中医药界群情激愤。上海中医界随即联络各地中医同行，商议组织抗议活动。各地中医团体代表于1929年3月在上海开会，并于3月20日组织请愿团前往南京请愿。

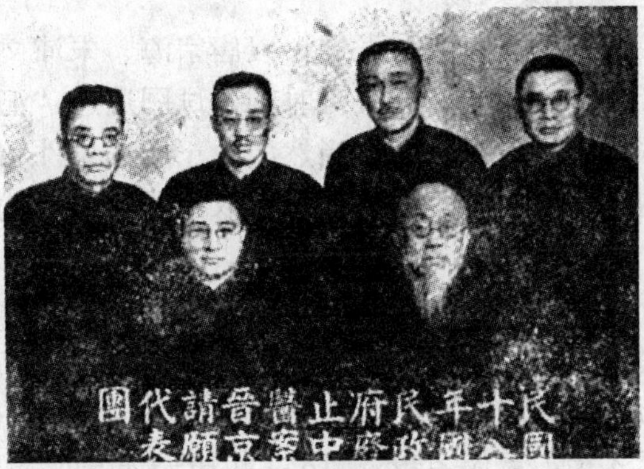

图3-2-1　反对废除中医的斗争

在中医药界及舆论的强大压力下，南京政府的反中医政策不得不暂缓执行。但事已至此，“废止派”索性在报纸上公开发表文章，力陈“废止中医”的必要，中医人士则撰文回应，引发一场旷日持久的中西医论战。

民国政府歧视、限制中医的种种措施，遭到了中医药界的一致反对，虽然未能达到消灭中医的目的，但使中医受到严重的摧残。

（三）第三次论争

建国初期，全国卫生工作会议拉开了中西医第三次论争的帷幕。1950年，余云岫在全国卫生工作会议中，提出了名为“改造旧医实施步骤”的草案。草案将“废止”变成“改造”，将中医“堕其首都也，塞其本源也”。这次会议上，针对解放前医药卫生条件落后的状况，党中央制定了我国卫生工作的三大方针，其中之一便是“团结中西医”。遗憾的是，这项政策在执行初期被理解为把中医改造成西医。政府开办中医进修学校，进修的却是现代西医学；青年中医也被选送到西医学院再学习。这一情况使中医再次陷入困境。

20世纪50年代，中央发现“团结中西医”政策被错误施行后，立即开展了一场自上而下的学习，以纠正对中医的偏见。然而，“文革”期间，由于种种错误导向，全国绝大多数老中医被批斗、迫害，很多中医古籍被当成“四旧”销毁。“文革”之后，中医才从浩劫中再次恢复了元气。直至1982年，在宪法中提出“发展医疗卫生事业，发展现代医药和我国传统医药”，这才给予了中医和西医同等的地位。

三、中西医学汇通

（一）中西汇通派的产生

随着废止中医的声音，另外一些学者则从博纳中西之长的角度，提出了汇通中西医的思想。

1890年李鸿章在为《万国药方》作序时提出，“倘学者合中西之说而会其通，以造于至精极微之境，与医学岂曰小补！”一些思想比较开放的医家，深感中医学要继续提高和发展，必须吸收西方医学的长处，摒弃中医学术之短处；试图把中医学术与西医学术加以汇通。他们著书立说，发表自己的观点，形成了中国医学史上一个新的学术派别——中西医汇通派，产生了较大的影响。代表人物有唐宗海、朱沛文、恽铁樵、张锡钝等。

（二）中西汇通派的主要代表人物

随着近代西方医学在中国广泛传播和发展，以唐宗海、朱沛文、张锡钝、恽铁樵为代表的中西汇通派，在统治者妄图消灭中医的关键时刻，试图通过“汇通”的方法来适应当时的需要，为保护和发展中医作出了重要贡献。当然，由于历史条件和研究方法上存在不少机械的、形而上学的思想限制，汇通中西医的活动未能取得明显的成就。

1. 唐宗海

唐宗海（1851—1908年），字容川，四川彭县人，因其父体弱多病，因而少年时即立志学医，刻苦钻研医学，遍览方书，多方求师，后终成一代名医。19世纪后半叶，唐宗海注意到西方医学“制造之巧，格致之精，实为中国所不及”，故主张中西医之间取长补短，“去彼之短，用彼之长；以我之长，盖彼之短”。1884年唐宗海写成《血证论》一书，该书共八卷，多系个人实践之心的体会，尤其在运用活血化淤等方法上有独到之处，对后人有很大启发。后又有《中西汇通医书五种》问世，在医学史上明确提出“中西汇通”之说的即始于他的著作。

唐氏是我国中医界倡导“中西医汇通”的第一人，他从保存和发扬中国传统医药学的愿望出发，力图证明中医并非不科学。他认为中西医学，由于产生的地域不同，理论体系各有千秋，说理方法也不尽相同，但究其义理，多可一致。他说“西医谓心有出血管导血出，又有回血管导血入，西医名管，中医名脉，二而一也”。但是他只是从文字上将中西医加以类比，并不能真正汇通中、西医学体系。

唐氏汇通的意图沿袭了经典学派医家的见解，认为“自轩岐至仲景，医法详明，与政治声教相辅佐。晋唐以后，渐失真传，宋元以后，尤多纰缪”。对有些人对中医的妄说予以驳斥。他认为：“西医剖割视验……则止（只）知其形，不知其气，以所剖割只能验死尸之形，安能见生人之气化哉。”在他看来，凡是可以用来印证中医古典医理的西医学说才是可取的，他认为西医的解剖、生理等新说都没有超出《内经》的范围。

唐氏汇通思想的初衷是维护传统中医学，但未免牵强附会，而且存在尊经崇古的倾向。不过，他大胆引用西医知识来印证和解释中医、汇通中西医学的革新精神是值得肯定的。

2. 朱沛文

朱沛文（约生于19世纪中期），字少廉，又字绍溪，广东南海（今佛山）县人。他出身于医学世家，自幼研读《内经》、《难经》等多种中医古籍，医学知识十分丰富。由于他精通英文，又生长在医学传播兴盛的岭南一带，得以阅读西医学书籍。据说他曾到西医院观看人体解剖，所以，对于西医学的了解比唐宗海多。

朱沛文对于中西医有比较客观的认识。他认为中医“精于穷理，而拙于格物”，但又“信理太过，而故涉于虚”。西医“专于格物，而短于穷理”。因此中西医“各有是非，不能偏主”，不能勉强把两种医学硬凑在一起。他主张在汇通中以临床经验为准则，亲验脏腑，反对空谈名理。强调学习西医的解剖知识，以弥补中医学对人体结构缺乏细致了解的不足。

朱沛文的代表作是《华洋脏象约纂》，内容系统、全面，集中反映了中西医汇通的学术思想。朱沛文对于汇通中西医学，采取了比较慎重的科学态度，是一位开明而又实事求是、富于实践的医家。

3. 张锡纯

张锡钝（1860—1933年），字寿甫，河北盐山人。世儒出身，幼年学习四书五经及医书，青年时已可为人诊病，30岁开始接受西医学说。曾任军医，在沈阳创办“立达中医院”，在天津开办国医函授学校。著有《医学衷中参西录》一书，共30卷，总结了多年的临床经验，在辨证论治、选药立方上，注重实践，讲究疗效，并结合中西医理论和医疗实践，阐发医理，有不少独创见解。本书流传较广，对临床有一定参考价值。

张锡钝认为“中医包括西医之理”。他说：“年过三旬，始见西人医书，颇喜其讲解新异多出中医之外，后又十余年，于医学研究功深，乃知西医新异之理，原多在中医包括之中，特古籍语意浑含，有赖后人阐发耳。”他对西方医学抱有热情欢迎的态度。他从维护中医的立场出发，提出“衷中参西”的主张。在基础理论方面，他说：“中医谓人之神明在心，西说谓人之神明在脑，及观《内经》，知中西之说皆函盖其中也。”在病理方面，张氏也强调衷中参西。在临床上，张氏主张中西药物并用，在临床上进行了大胆探索，常将中西药配合使用，治疗肺结核、烂喉痧、淋病、吐血、下血等证。

张锡钝的汇通思想试图印证中西医理相通，说明中医并不落后于西医。他所进行的中西医汇通，虽然存在片面性，并有牵强附会之处，但他重视临床并用中西药，对后人有较大的影响。

4. 恽铁樵

恽铁樵（1878—1939年），名树珏，江苏武进县人。因中年三子均亡于伤寒，便努力钻研医学，对《内经》、《伤寒论》以及温病学说均有比较深刻的认识。由于恽氏具有深厚的旧学根底，又通晓英语，使他有条件对中西医学进行比较深入的研究。在十几年的时间里，著成《药庵医学丛书》，共8辑。他还开办中医函授学校，终生都不忘中医事业。

恽铁樵对中医、西医的认识是比较客观公正的。他指出：中医重形能、主气化，重视人体生理在整个大自然系统中随着四时阴阳而进行的运动变化。而西医生理重解剖，在病理上重视细菌和局部病灶之研究。

恽铁樵还明确指出，中医不应以《内经》为止境，要吸收近代科学来研究自然和人体的生理、心理和病理；提出中西医学汇通应以中医为主并强调要注重实际效果。在医疗实践和著作中，恽铁樵试图做到兼采中西医各家之长。

四、战争时期的医疗护理工作

1921年中国共产党成立，中国进入了一个新的发展阶段。共产党领导下的医疗护理工作也在艰苦的环境中，从无到有，取得了很大发展，并为新中国成立后医护工作的蓬勃发展奠定了基础。

（一）战争时期的医疗工作

1. 医疗卫生机构概况

中国共产党对人民的医疗保健非常重视，早在根据地创建时期，就确立了卫生工作为军民健康服务、以增强战斗力、保证革命战争胜利的指导思想。

1927年秋收起义中，红军团部以下就设有卫生队。红军到达井冈山后，在茅坪建立了第一个红军后方医院，当时只有3名医生（2名中医和1名西医），12名护理人员。1928年4月，毛泽东和朱德率领工农红军在井冈山会师，随即在大井及小井设立医务所和红军医院。同时在湘鄂西、海陆丰、鄂豫皖、闽浙赣、左右江、陕甘、湘鄂川黔等根据地都相继建立了小型医院，为革命根据地的医疗护理工作打下了基础。

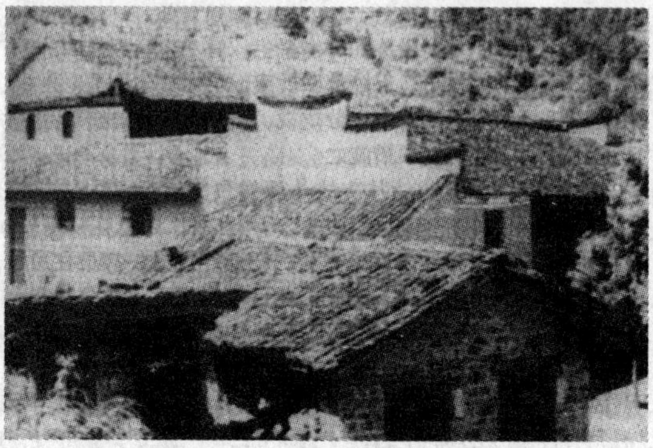

图3-2-2　茅坪红军医院（1927年）

1931年春，根据中央的指示，中国工农红军军事委员会总军医处成立，1932年改为总卫生部，军团和师的军医处也改成卫生部，负责领导红军的医疗卫生工作。1932—1934年10月红军长征前，卫生医疗机构发展迅速，已形成一个比较完整的卫生工作体系。1931年11月，中央苏区工农政府成立，内务部下设卫生管理局，负责制订卫生政策，建立规章制度，中央苏区的卫生工作得到全面开展。1933年省市、县区各级苏维埃设立卫生运动委员会，负责管理地方医药卫生工作。1933年，根据毛泽东的建议，为保障根据地军民的健康，在江西瑞金成立中央红色医院。

抗日战争时期，毛泽东提出“应积极地预防和医治人民的疾病，推广人民的医药卫生事业”的方针。边区政府积极开展卫生工作，开办卫生训练班，培养乡村卫生员。

解放战争时期，1946年成立了延安总部卫生部，统一领导各解放区的卫生工作。为了适应规模空前的运动战和攻坚战的需要，各野战军都建立了野战医院，对医疗救护工作提出了“高度运动、大量收容、阶梯战伤治疗”等方针，在历次大规模的战役中，有效地保证了部队的战斗力，为解放战争的胜利做出了卓越贡献。

2. 预防为主的方针和群众卫生运动

红军创建初期，为了保障人民和红军的健康，党中央接连颁发了有关卫生防疫工作的决议和条例。1931年1月，中共六届四中全会通过了卫生防疫决议案，公布了《暂行防疫条例》，以后又颁布了《中央军委关于开展卫生运动的训令》。1933年3月中华苏维埃临时中央政府公布《卫生运动纲要》，更明确地指出污秽和疾病是苏维埃政府要解决的一个大问题，并号召根据地军民开展广泛的卫生运动，以减少疾病。与此同时中央军委也颁布《暂定传染病条例》，规定了对霍乱、痢疾、伤寒、天花、鼠疫、斑疹伤寒、猩红热、白喉、流行性脑脊髓膜炎9种传染病的报告、检疫、隔离及消毒制度。

抗日战争时期，总卫生部进一步明确了“预防为主”的方针。在中央的直接领导下，各地都相应地开展了疾病预防工作。

解放战争时期部队不仅在战伤的预防工作中取得了显著成绩，而且还在群众中展开卫生宣传和防疫工作。这些预防措施有力地保障了根据地人民和军队的健康，也为新中国的医药卫生事业奠定了坚实的基础。

3. 军医学校的建立

根据地和解放区的医学专业人员十分缺乏，为了医药卫生工作的需要，工农红军、八路军、新四军在抗击国内外敌人的艰苦环境下，从1931年起先后办起了各种类型学校和学习班，培养医护人员。

1931年11月经中央军委批准，中国共产党创办的第一所军医学校在瑞金宣告成立。1932年2月，军医学校在江西于都北口外天主教堂旧址举行开学典礼。贺诚任校长，教育长为陈志芳，教员有彭真、李治等，中央红色医院被定为附属医院。1933年5月，红军军医学校改名为红军卫生学校。1937年第四方面军所办的卫生学校与陕北中央红军卫校合并，不久改称八路军卫生学校。此外，还成立了延安西北医药专门学校、妇女学校助产训练班、延安制药厂附设药科学校、华中医科大学、晋察冀白求恩卫生学校、苏中卫生学校以及苏浙医务职业学校等，这些学校共培养了3000多名医药卫生干部。抗日战争时期，还有计划地进行了在职卫生干部教育，成立短期轮训班及医务研究会等，以提高卫生干部的业务水平。

解放战争时期医学院校有了进一步发展。1946年延安医科大学与原张家口医学院合并，接受哈尔滨医科大学，称为中国医科大学，除总部外，还设有五个分校，并开办了东北药科学校。1947年山东军区成立华东白求恩医学院。1949年军委卫生部设有三个军医大学，各大军区成立了五个军医学院，各省军区也多开办了卫生学校。部队70%以上的卫生人员由这些军医学校培养，他们成为中国人民解放军及新中国卫生工作的骨干力量。

（二）战争时期的护理工作

1927—1949年，中国共产党领导下的革命根据地（包括解放区）及人民军队的护理工作同医疗卫生的其他部门一样，经历了从无到有，从小到大，从不正规到逐步正规的发展过程。

1. 土地革命时期的护理工作

1927年八一南昌起义后，中国共产党制定了土地革命和武装起义的方针，这一时期的护理工作者（当时称看护）与全体卫生工作者一起，在战争的艰苦环境下，积累了战伤救护和疾病防护工作的经验，提高了护理技术水平。

（1）护理工作的开端

南昌起义后，起义部队由武装起义和工农暴动两部分力量组成。凡是由起义军队改编成的红军，其卫生组织大部分保持了原来的形式，在师设军医处，在团设卫生队，连、营设有卫生组织，进行战时简易的医疗救护工作。以工人纠察队、农民禁卫军暴动队为基础改编成的红军，几乎没有卫生组织，更无护理组织。有伤病员时，主要由行政干部负责照顾和安置。在革命根据地创建的早期，几乎没有专门的地方卫生机构，在伤病员护理方面，轻伤员随部队行动，自己照顾自己，或互相扶助照料，重伤员多安置在群众家里，由当地医院或慈善机构派人治疗或护理。这种就地疏散的方式成为完成繁重的护理任务的基本做法。

随着红军卫生机构和卫生体系的形成和发展，护理组织也初步形成。1930年中央红军在第一次反“围剿”中，医护有了初步分工，并设有看护长。以后逐步从看护班发展到看护排、看护连和看护营。1934年9月中央革命军事委员会发布命令，公布了暂行红军卫生机关编制表，各级卫生机构均设有看护编制，其中军团医院所部编制设看护37人，师卫生部兼野战医院设看护37人，团卫生队编制设看护16人，军区卫生部兼甲种疗养所设看护18人，乙种疗养所设看护12人，分区甲种疗养所设看护15人，分区乙种疗养所设看护10人。由看护长、班长领导，护理组织初步形成。

由于红军部队时常处于行军作战中，加之医药物资匮乏，卫生护理工作的主要任务是看护伤病员。护理工作方面初步建立了下列制度：一是医护分工制，1935年护理工作已分为消毒、换药、护理三个班。二是领药服药制度，由医生查房开处方，由看护或卫生员去药房取药，然后分给伤员服用。三是换药制度，规定外科重伤员在床边换药，由医生亲自操作，看护负责小伤口换药。四是查房制度，院长查房有时单独进行，有时由医生、看护长、卫生队长、管理科长相随。五是医院管理制度，有时医院设防疫处，由看护长负责管理。此外，还建立了出入院制度、院规、床头卡、请销假制度和工作人员作息制度等。

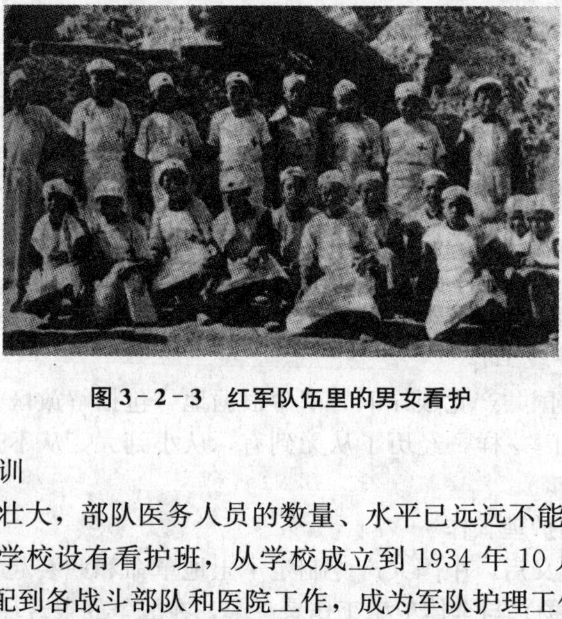

图3-2-3　红军队伍里的男女看护

(2) 护理教育与培训

随着红军部队日益壮大，部队医务人员的数量、水平已远远不能满足形势发展和作战的需要。当时的红军卫生学校设有看护班，从学校成立到1934年10月长征，共培养看护约300名。学员毕业后分配到各战斗部队和医院工作，成为军队护理工作的骨干。

为解决红军医护人员的不足，除红军卫生学校外，凡是有条件的医院、军团和军区卫生机关，也分别开办了看护学校或训练班，招收政治条件好、年纪轻、有一定文化程度的青年入学，进行2～6个月的短期训练。根据具体情况讲授简明解剖生理学、简明细菌学以及内科学、外科学、急救、药物学、护理学、卫生学、绷带学、创伤疗法等课程。教员编写讲义，随编随讲。在教学中，注意学用结合，鼓励学员实际操作。由红军培养出来的看护，意志坚强，吃苦耐劳，并有丰富的战伤救护和实际工作经验，为保障红军的健康作出了贡献。

(3) 反“围剿”战争及长征时期的护理工作

1930年11月至1933年1月，蒋介石调动兵力，对中央根据地进行了四次大规模的“围剿”。在这个时期，医护人员的主要任务是战伤救护，在战斗中，卫生员（或看护）背着药包、木夹板等进入战场，救护伤员，然后由担架队将伤员运到绷带所，包扎后视伤势的轻重送往红军医院或转送后方医院。

在抢救护送中，看护的任务一是负责接送、照顾伤员，解决食宿，并进行生活护理，给伤病员喂水、喂饭、擦洗、处理大小便等。二是配合医生进行检伤分类和急救治疗。对伤病员及时检查，按伤情（轻、中、重）进行登记，实施进一步的包扎、止血、换药、执行小手术及抢救工作等。三是参加伤员后送工作，即将伤员按轻重缓急逐级后送，轻伤员留治，中等伤员或重伤员则送到后方医院治疗。看护常常轮换运送伤员，并补充解决运送工具等。在行军途中，看护需负责抬扶伤病员，并及时进行换药、发药、安排伤病员吃住。在后方医院，为了收治大批伤员，医生组成一个小组，分别到各所实施手术治疗和复杂伤口换药，每所配一名看护长，负责观察伤情变化及给镇痛药等。看护每两人一组，分别到各所负责伤口换药、煮沸消毒敷料。在工作中，看护们表现出高度的献身精神：天气寒冷时，看护把自己的衣服送给伤病员穿，把粮食省下来给伤病员吃。每逢节日，看护还主动组织歌咏队，到病房巡回演出，慰问伤病员。

1934 年 10 月红军被迫开始长征，护理工作变得十分艰巨而繁重。医用物资很快用光，伤病员有增无减。在这种严峻的形势下，护理人员克服重重困难，本着宁可牺牲自己也要抢救伤病员的决心，在边行军边作战的情况下，挽救了大批战士的生命。

每次行军前，护理人员都要进行卫生宣传，指导战士们穿好草鞋，避免打脚泡或磨破脚，打绑腿不要过紧或过松，行军中不要喝生水。每次休息，卫生员都要检查病号，请医生治疗，并指导“倒脚”活动，增进下肢血液循环，防止静脉曲张和下肢溃疡的发生。宿营以后，督促战士们洗脚，烤干衣服，多休息。看护人员在行军中非常辛苦，既要携带医药物资，又要照顾伤病员。当时部队中将看护分成消毒、换药、护理 3 个班。消毒班负责消毒卫生器材；换药班准备好内服和外用药品；护理班派出打前站的看护，先行出发到休息地或宿营地烧开水、做饭等。在行军途中医生和换药看护编成一组伴随重伤员，到达宿营地后，马上找门板、禾草给伤病员铺床，打洗脸水、洗脚水，安排伤病员休息。由于有了比较明确的分工，从而使极为繁忙的工作能够有条不紊地进行。

在爬雪山、过草地时，护理工作亦十分艰巨。战士十分疲劳，粮食供给困难，药品奇缺，硼酸水、双氧水、红汞、碘酒等极为珍贵。一个棉球，一块纱布总是用了洗，洗了用，视如珍宝；注射针头用钝了，磨了再用；后来连纱布、棉球也没有了，只能想方设法地找些代用品；没有药，沿途采集些中药给伤员治病。晚上给伤病员看病、上药、护理，先伤员、后病员，一切处理完毕后医护人员才能休息。这一时期是护理工作最艰难的阶段。

2. 抗日战争时期的护理工作

1937 年 7 月 7 日抗日战争爆发以后，国共两党建立统一战线，中国工农红军改编为国民革命军第八路军，相继开辟了晋察冀、晋冀鲁豫、晋绥、山东等抗日根据地，发动群众，开展抗日游击战争。南方八省红军游击队则改编为国民革命军新编第四军，先后建立了苏南、淮南、淮北、苏中、苏北、鄂豫等抗日根据地。在八年抗战中，护理人员与其他卫生人员在艰苦条件下，完成了 30 多万名伤员的救治任务，医治的病员达 61 万人次以上，为保障部队指战员的健康和抗日战争的胜利作出了重大贡献。

（1）抗日根据地的医院护理组织

抗日战争开始时，八路军共有医院 8 所。1939 年朱德总司令、彭德怀副总司令发布《医院组织标准》命令，统一规定了八路军医院的编设标准。1940 年八路军医院已有 30 多所，1941 年后日军进行“大扫荡”，八路军精简机构，医院数减少一半以上。1943 年后形势好转，到1945年八路军医院有30多所，新四军医院有20多所。

抗日根据地医院建立后，开始逐步建立护理工作的组织系统。由于各医院发展不平衡，护理组织形式也不相同。条件较好的医院，设立护士主任，负责全院护理工作。护士主任下设科护士长，负责领导本科室的护士工作，每日上午查房前检查夜班护士对重伤病员的护理经过，再随医生查房，记录医嘱，统计伤病员饮食，报护士主任。科护士长下辖护士、助理护士、清洁员等。这种护理组织形式成为我军现代医院护理组织模式的雏形。

其他抗日根据地医院和休养所一般只设1～2名护士长（有的仍称看护长），是医院护理工作的最高领导，负责全院伤病员的治疗、护理、饮食以及看护的学习、生活、劳动等。护士长下辖数名看护班长，看护班长由资历深、经验比较丰富的护士（看护）担任，负责指导护士（看护）和参加护理工作。当时医院除少数几名医生外，大部分是看护。因此，护理队伍是医院工作的一支主要力量。

(2) 游击战争中的护理工作

在八年抗日战争中，八路军、新四军主要是在敌后进行持久的游击战争。游击战有许多不同于一般战争的特点，敌占区和解放区犬牙交错，我中有敌、敌中有我，部队常处于“扫荡”和“反扫荡”的状态，经常转移，这些情况给伤员救护工作带来许多困难。卫生部门根据这些特点，因地制宜，密切联系和依靠当地群众，建立了各种不同类型的临时医院，如山地医院、地道医院、苇塘医院、流动医院，使伤员在日军“扫荡”时有了比较安全的隐蔽地，便于治疗、护理与管理。

从1943年开始，敌后抗日根据地转入恢复和发展时期。随着医院专科化的出现，医疗护理工作逐步专科化。如1940年延安白求恩国际和平医院设有内科、外科、妇产科、小儿科、五官科等科室，并设门诊、换药室、手术室、消毒室、化验室、营养师、X光室，各科室设专科护士长及专科护士。当时基础护理的主要工作包括为轻伤员换药，负责注射、发药、灌肠、温水浴、热水浴等一般护理工作，为伤员送水送饭，完成大小便等生活护理和饮食护理。

因部队不断发展壮大，护理人员不能满足需求，各部队从实际情况出发创办了卫生学校。如延安中国医科大学（前身即中国工农红军卫生学校）、白求恩护士学校、新四军军医学校、晋冀鲁豫卫生学校、晋绥军区卫生学校、晋察冀白求恩卫生学校、山东军区卫生学校等。这些学校均设有护理专业，开展护士培训。各级卫生机构也开办了多种形式的短期训练班、看护训练班、卫生员训练班等，加强在职训练，为部队培训了大批护士和卫生员，充实了部队和医院。

这些学校根据战争情况和各方面条件采取不同的学制，如延安白求恩国际和平医院护士学校学制为1～2年，晋察冀白求恩卫生学校护士班学制为六个月。各学校课程设置亦不统一，在教学上注重理论与实践相结合。一些学校提出了“一面战争，一面学习”的口号，创造了灵活多样的教学方法。一是“游击教学法”，即将学生编成若干小组，每组几十人，教员走乡串户教学员学习。二是“武装上阵”法，即利用打仗间隙，在全副武装的情况下，见缝插针，进行教学。三是“行军教学”法，每次行军出发前，根据教员事先布置的教学内容，如药物名称、作用、剂量、用法等，写在纸上，行军时贴在前一人的背包上，边行军边学习。1938—1945年，在艰苦的战争环境中，部队培训各类医务人员3000多名，其中包括护士千余名。对于在职人员，则提出养成爱好学习的习惯，做到“战斗中不忘学习，学习中不忘战斗”的要求，开展护理技术练兵，帮助护理人员学习卫生勤务、看护法、护理技术及卫生防疫等。

中国的抗日战争得到许多主持正义的外国团体和爱好和平的国际人士的支援。来华的国际援华医疗队有加拿大和美国共产党派遣的以诺尔曼·白求恩为队长、加拿大护士琼·尤恩参加的加美流动医疗队，爱德华博士任队长的印度援华医疗队。来华的医生则有美国医生马海德（原名乔治·海德姆）、奥地利医生罗生特、德国医生宋勒、朝鲜医生禹镛、苏联医生柯洛夫、奥地利医生傅荣等。他们有的在前线冒着枪林弹雨，英勇地参加战伤救护；有的在后方夜以继日地工作，为抗日根据地的军民解除疾苦，培养医务人员。

特别值得学习和赞扬的是国际共产主义战士白求恩，他对战地医院的救护工作做出了杰出的贡献。1938 年白求恩来到晋察冀军区，了解到护理人员业务水平较低，有的还是文盲等情况，就向军区建议抓紧护理人员的培养工作，并亲自开办护士训练班，讲理论、练操作。他还编写教学小册子，内容包括急救、夹板固定、药物、解剖生理、伤口处理等，全区医护人员人手一册。白求恩还积极建议筹建卫生学校，亲自拟定教学大纲和教学计划，并提出培训专科护士的设想。1939 年 9 月晋察冀军区卫生学校在河北省唐县成立，白求恩参加开学典礼，鼓励学员努力学好技术，为伤病员服务，他还把从国外带来的部分仪器和书籍赠送给卫生学校。

白求恩很重视护理工作，他制定了护士守则，使每个护士都明确自己的职责。他告诫护士：“一个护士，一个看护的责任是什么？就是使你的病人快乐，帮助他们恢复健康，恢复力量。你必须把他们看作是你的父兄，实在说，他们比父兄还要亲切些，因为他们是你的同志。”白求恩要求护士在病房工作中，不许将手放在口袋里，而是随时做好工作准备。他重视消毒工作，提出可以把用过的各种敷料全部收回，通过收集、分类、浸洗、暴晒、蒸笼、消毒、密封、标识等步骤，进行严格细致的消毒。这种方法后被推广到其他医院，取得较好的效果。

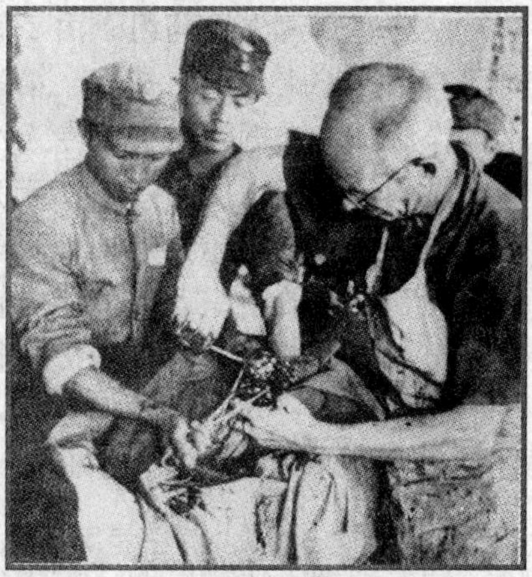
图 3－2－4　白求恩在工作

在八年抗战中，护理工作者继承发扬了红军卫生工作的光荣传统，完成了战伤救护任务，为赢得抗日战争的胜利立下了功勋。

3. 解放战争时期的护理工作

抗日战争胜利后，中国国内政治形势发生了急剧变化，主要矛盾由民族矛盾转为国内矛盾。在美国政府支持下国民党于 1946 年发动内战，进攻解放区。中国共产党领导人民解放军同国民党军队进行了大规模的解放战争，历时三年，其间护理工作顺应战争进展阶段的需求，亦呈现不同的特点。

（1）护理工作的特点

解放战争时期的护理工作可分为五个发展阶段：第一阶段为争取和平民主、应战准备阶段。军队卫生部门加强各级组织建设，整顿和扩大医院，接收日伪医院，加强卫生干部培训。第二阶段为内线作战，粉碎国民党军队的进攻阶段，护理工作的主要任务是保障战争的医疗救护工作，开展战时护理。第三阶段为外线作战，由防御转入进攻阶段，护理工作除继续加强护理、保健、训练外，各野战军制定了一系列护理工作制度，推广战伤救护的新技术。第四阶段为战略决战阶段，进行辽沈、淮海、平津三大战役。护理工作转入大兵团作战的医疗救护和卫生防疫等工作。第五阶段为向全国进军，追歼国民党残余部队阶段。卫生护理工作既要保障大兵团在各个方向上的作战，又要协助接管国民党军队的卫生机构，开展新区护理工作。

解放战争的锤炼，使护理工作得到了新的发展。在战伤救护、阶梯治疗、组织管理、护理训练、专业技术、规章制度、卫生防疫等方面都有不同程度的提高，护理工作更加制度化、正规化。在三年半的战争中，医护人员共救治、护理128万余名伤病员（包括敌军伤病员），为部队补充战斗力量，为解放战争作出了重大贡献。

（2）护理管理规范化

各军区卫生部为了加强医院建设先后制定了各种规章制度，使医院管理有所依据，并加速了护理的正规化管理。随着解放战争的迅猛发展，野战手术室、换药室、护士办公室有了一定的发展。

野战手术室护士已有明确分工，并制定有详细的手术室管理工作制度，规范了对伤员接待室、民工担架队的组织管理。手术室护士每日苦练穿针引线及手术器械的包装，敷料的折叠、包装，做到基本功训练日常化，以便能根据战势需要迅速转移。

换药室则建立换药组。由1～2名医生和2～3名护士组成，且相对固定、分工合作，当时已有第一护士、第二护士、第三敷伤者之分。对换药方法也逐步改进，由1人操作改为流水操作法：专人拆除敷料、专人消毒、专人换药、专人包扎、专人消毒敷料。制定了换药规则，做到轻伤集中换药，重伤床旁换药。

护士办公室的建立是护理管理工作正规化的一个重要标志。护士办公室的带班护士是病房治疗和护理的组织者，由能力较强的护士班长担任，协助护士长工作。一切医嘱、病员饮食及出入院手续，都由带班护士整理和布置，带班护士还要对医嘱执行情况进行检查。每周在护士办公室召开一次护士会议，每天在办公室里由医生向护士长布置工作。同时，护士办公室负责管理护理档案，护理文书包括医嘱本、护理病情报告本、治疗单、服药单、护理单、饮食单、测温记录单。

随着护理工作制度的逐步健全，各级护理人员职责日趋明确。各医院相继建立了病房护理工作细则和各项护理常规及制度。专科护理也有发展，制定了瘫痪、尿瘘、粪瘘、脑外伤、骨折等伤员的护理常规。有的医院还制定各级护理人员职责、护士日夜班工作程序。如1948年冀中后勤部、卫生部拟定的工作要求明确了护士与看护的职责，看护只做生活护理，不做技术治疗。

（3）护理新业务的开展

解放战争中，各野战卫生部门十分重视更新医学观念和战伤新疗法的普及和应用，重视开展护理新业务、发展护理新技术，主要有以下几个方面。

加强休克早期的综合性防护。主要措施为战地救护要做到包扎快、抢救快、运转快；为伤员补充水分，加强保暖，镇静止痛；护士需严密观察伤员，记录脉搏和呼吸。师以上救治机构对严重创伤和有效血容量不足引起休克的伤员，立即进行输液、输血、人工复苏术等，降低了休克的发生率和死亡率。

输液和输血技术的改进。早期输液技术多采用皮下输液法，因输入量有限，且疼痛剧烈，伤员不易接受。后改为静脉输液和皮下输液相结合的方法，使输液量大大增加。液体种类也不仅限于等渗盐水和葡萄糖盐水，少数危重病员输25%和50%葡萄糖液，甚至输血浆和全血。有些医疗机构和后方医院还设有包括药剂人员和护理人员在内的专门输液组。

严格执行无菌技术。手术室用的敷料一般要求经过2小时蒸汽消毒，对特殊感染的伤员所用的敷料要求焚烧。换药时必须用3把镊子，要求一个伤员用一套换药器具；导尿操作时，导尿管、镊子等物品都要求煮沸消毒。

石膏绷带护理技术的应用。石膏绷带技术最常见于四肢骨折和大块软组织损伤的应用。1947—1949年，仅华东部队应用石膏绷带治疗伤员就达3000余例，占同期手术率的18.7%，因此要求医护人员普遍掌握石膏绷带的制作及操作和护理方法。

基础护理工作。在野战医院或团卫生队以下的卫生机构里，护理技术主要为“止血、包扎、固定、搬运”；后方医院中则以灌肠、导尿、换药、肌肉注射、温水擦浴等技术为多。随着新技术的发展，护士逐步掌握了输液、五官用药、鼻饲、牵引、气管切开及切开后的护理等操作。在伤愈过程中，护理人员重视饮食护理、功能恢复，保持伤肢的功能位置、鼓励功能锻炼，注意精神、心理护理，对精神错乱的伤员改约束法为精神安慰，力求减少精神刺激。

阶梯治疗中的护理工作。阶梯治疗属于伤病员后送体系。阶梯治疗分为三个阶段：第一阶段是连营团救护工作。连卫生员主要负责止血、包扎、临时骨折固定、搬至隐蔽地点并组织后送，要求做到快抢、快救、快运。营救护所（绑扎所）的工作是协助医生包扎伤口、止血、补充水分，对骨折伤员上临时夹板固定，对重危伤员注射强心剂、止痛镇静剂，迅速组织伤员后送。团救护所（绑扎所、卫生队）的救护工作主要是检伤分类，分开轻重伤者和传染病人。第二阶段是师（旅）救护所的救治护理工作。这是“野战治疗的中心”，任务是早期扩创手术、石膏固定、留治短期内能治愈的轻伤员，其护理工作包括检伤、配合手术、做好手术前后的护理、治疗、清洁、保暖、饮食、换药。第三阶段是军（纵队）卫生机构的护理工作。其任务依然是担负转运中的救护工作。到达后方医院则是完全治疗，直到恢复健康为止。

解放战争规模宏大，参战兵力多，受伤人数多。护理人员在战争中积累了丰富的大兵团运动战和城市攻坚战的护理经验，积极为伤病员服务，为解放战争的胜利作出了重大贡献。

思考题

1. 简述历史上三次中西医论争的经过。
2. 列举中西医汇通派的主要代表人物及其思想主张。
3. 试述战争时期护理工作的发展。

第三章　中国现代医学与护理学成就

提要：新中国成立后，党中央根据人民健康状况及卫生资源条件，制定了卫生工作四大方针，使严重危害人民健康的传染病、寄生虫病和地方病得到了有效的控制，基础医学、临床医学、预防医学、中西医结合医学都取得了显著进步。党的十一届三中全会揭开了中国历史的新篇章，护理工作也得到蓬勃发展。随着社会主义市场经济体制的建立，卫生事业中的一些深层次问题开始凸现，卫生事业面临着许多新情况、新问题、新变化。中国的医疗卫生体制以及医学、护理学教育进入到全面改革和发展的时期。

1949年新中国成立后，我国的卫生事业迅速发展，公共卫生设施改善，医药卫生资源增强，人民物质文化生活得到保障，健康水平有了显著提高。1966—1976年，国家遭受严重挫折，医疗护理事业蒙受巨大损失。1978年以后，十一届三中全会重新确立了党的思想路线、政治路线和组织路线，尤其是改革开放以来，中国经济迅速发展，卫生事业也硕果累累。

一、新中国的卫生工作方针

（一）建国初期的卫生工作方针

解放初期，国家缺医少药，各种急慢性传染病、地方病和寄生虫病严重威胁着人民的生命和健康。1949年9月，中央政府卫生部和中国人民解放军军事委员会卫生部召开卫生行政会议，初步确定全国卫生建设的总方针为：预防为主，卫生工作的重点应放在保证生产建设和国防建设方面，面向农村、工矿，依靠群众，开展卫生保健工作。

1950年8月，卫生部与中央人民政府革命军事委员会卫生部联合召开了第一届全国卫生会议。根据毛泽东题词“团结新老中西各部分医药卫生人员，组成巩固的统一战线，为开展伟大的人民卫生工作而奋斗”的精神，会议确定了“面向工农兵”、“预防为主”、“团结中西医”为指导的新中国卫生工作的三大方针，反映了新中国卫生工作的基本策略。

1952年第二届全国卫生会议总结了贯彻三大卫生工作方针的成就和经验，深刻认识到卫生工作必须与群众运动相结合才能取得显著成绩。大会接受周恩来总理的建议，增加“卫生工作与群众运动相结合”作为第四大卫生方针。至此，形成了建国初期卫生工作“面向工农兵、预防为主、团结中西医、卫生工作与群众运动相结合”的四大方针。

“面向工农兵”反映了卫生工作的方向，强调卫生工作要为广大群众服务。“预防为主”反映了卫生工作的重点。抓紧、抓好预防工作，可以用最少的医疗投入达到最大的维护人民健康的目的。“团结中西医”反映了中国医学的发展特点。“卫生工作与群众运动相结合”反映了卫生工作的方法。以“除四害、讲卫生、减少疾病”为主要内容的全国性爱国卫生运动成为卫生工作与群众运动相结合的典范。

（二）新时期的卫生工作方针

经过建国后50多年的努力，中国卫生事业得到蓬勃发展。尤其是改革开放以来，社会生活的各个方面都发生了巨大的变化，卫生事业获得了发展的良机。

1979年全国卫生厅局长会议召开，探讨并制订了新时期卫生工作的具体方针和任务：第一，预防为主；第二，坚持中医、西医、中西医结合三支力量长期并存，共同发展；第三，当前中国医疗卫生工作的重点是农村，要解决好八亿农村人口的防病治病，同时做好工矿和城市的医疗卫生工作；第四，加强卫生工作的科学管理、经济管理和行政管理；第五，采取多种形式和途径搞活基层卫生工作。1997年2月，党中共、国务院提出了我国今后15年卫生工作的奋斗目标和指导思想，即以马克思列宁主义、毛泽东思想和邓小平建设有中国特色社会主义理论为指导，坚持党的基本路线和基本方针，不断深化卫生改革，到2000年，初步建立起具有中国特色的包括卫生服务、医疗保障、卫生执法监督的卫生体系，基本实现人人享有初级卫生保健，国家健康水平进一步提高。到2010年，在全国建立起适应社会主义市场经济体制和人民健康需求的、比较完善的卫生体系，国民健康的主要指标在经济较发达地区达到或接近世界中等发达国家的平均水平，在欠发达地区达到发展中国家的先进水平。

2007年10月15日，在党的第十七次全国代表大会上，胡锦涛指出：健康是人全面发展的基础，关系千家万户的幸福。要坚持公共医疗卫生的公益性质，坚持预防为主、以农村为重点、中西医并重，实行政事分开、管办分开、医药分开、营利性和非营利性分开，强化政府责任和投入，完善国民健康政策，鼓励社会参与，建设覆盖城乡居民的公共卫生服务体系、医疗服务体系、医疗保障体系、药品供应保障体系，为群众提供安全、有效、方便、价廉的医疗卫生服务。完善重大疾病防控体系，提高突发公共卫生事件应急处置能力。加强农村三级卫生服务网络和城市社区卫生服务体系的建设，深化公立医院改革。建立国家基本药物制度，保证群众基本用药。扶植中医药和民族医药事业的发展。加强医德、医风建设，提高医疗服务质量。确保食品、药品安全。坚持计划生育的基本国策，稳定低生育水平，提高出生人口素质。开展爱国卫生运动，发展妇幼卫生事业。人人享有基本医疗卫生服务被作为卫生工作的重要目标得以确立。党的十七大为卫生工作指明了发展的方向。

二、现代医疗卫生体系的建立与发展

新中国成立50多年来，在党和人民政府的领导下，各类医药卫生机构逐步建立，成为贯彻执行卫生工作方针、开展卫生工作、维护人民健康的业务实体。

（一）卫生行政机构

卫生行政体系是医疗卫生事业发展的重要保证。建国伊始，中央人民政府卫生部成立，1954年11月10日改为中华人民共和国卫生部，负责领导全国的卫生工作。

全国各省、市、区、行署、县也分别根据卫生部所设的业务司、局结合各地卫生工作的实际情况，成立了相应的局、处、科（股）等卫生行政机构，分管各项业务工作。为了促进全国卫生工作的开展，1952年在党中央和国务院的直接领导下，成立了中央爱国卫生运动委员会。

随着卫生工作的深入开展，中共中央和国务院还相继成立了其他卫生机关，主要包括国家计划生育委员会、中国主要地方病防治领导小组、中共中央血吸虫病防治领导小组、国家医药管理局。

1986年国务院召开会议，讨论中医药发展问题。7月，国务院正式下达了《关于成立国家中医管理局的通知》，明确规定国家中医管理局是国务院直属机构，由卫生部代管。任命卫生部副部长胡熙明兼任国家中医管理局局长。11月，卫生部设立了国家中医管理局重大中医药科技成果评审委员会。1988年5月，国务院常务会议决定成立国家中医药管理局，把中药管理职能由国家医药管理局划归国家中医药管理局。国家中医药管理局的成立，把中医和中药工作统管起来，有利于中医药事业的发展。

（二）医疗卫生服务机构

在新中国成立之初，受经济和社会发展水平等多方面因素的限制，中国的医疗卫生事业发展水平低下，中国医疗卫生机构很少，且分布不均衡。据统计，1949年全国各级各类医疗卫生机构共计有3670个，医疗病床8.46万张，卫生技术人员总数50.5万人（其中中西医师的数量为31.4万人、护士3.3万人），妇幼保健所（站）9个，药品检验所/站1个，医学科研机构3个。并且这些卫生机构大多集中在大城市和沿海地区，广大农村处于缺医少药甚至无医无药的状况，广大劳动人民根本得不到医疗卫生保障。

新中国成立以后，为保障人民享有基本的医疗卫生保健权利，党和政府创建了更多的各类卫生机构，培养和壮大了医疗卫生队伍。各类卫生机构和从业人员的数量都明显增加。到1957年，全国的医疗卫生机构已发展到122954家，医疗床位46.18万张，卫生技术人员的人数比1949年翻了一番，达到103.92万人。至1998年，全国医疗机构已达到31.4万家，医疗床位314.3万张，卫生技术人员442.37万人。

为了改变农村缺医少药的局面，党和政府从1950年起着手建立和健全县级医疗卫生机构。以县级医疗卫生机构为中心，到20世纪60年代末至70年代初，逐步形成县、公社（乡）、大队（村）三级农村医疗预防保健网。县防疫站、妇幼保健站和乡镇卫生院的建设也得到加强。

改革开放以来，中国农村三级医疗保健网历经整顿、建设、改革、发展和提高的过程。农村卫生服务体系逐步健全。截至2006年年底，1632个县建有县级医院5673所，县级妇幼保健院1625所，县级疾病预防控制中心1726所，县卫生监督所1141所，3.47万个乡镇拥有乡镇卫生院4万所，62.4个行政村设置村卫生室60.9万个，设置卫生室的行政村数占总行政村数的88.1%。

为贯彻预防为主的工作方针，加强疾病预防工作，国家的卫生防疫机构从无到有，得到较快的发展。重点建立了一些防治地方病、寄生虫病、职业病的专科防治所，1986年卫生部成立了中国预防医学科学院。

妇女儿童保健事业是中国卫生事业的一个重要方面。国家除在综合医院设有妇产科和儿科外，在全国各地建立了妇产医院、儿童医院、妇幼保健院（所/站）等妇幼卫生机构。

通过努力，中国逐步形成了包括医疗、预防、保健、康复、教学、科研等比较完整的医疗卫生服务体系。在城市，形成了市、区两级医院和街道门诊（所）三级医疗服务体系及相关卫生防疫体系；在农村，则形成了以县医院为龙头、以乡（镇）卫生院为枢纽、以村卫生室为基础，集预防、医疗、保健功能于一体的三级医疗预防保健网。另外，医学教育、科研等机构建设也取得了长足进展。

（三）医疗保障制度

新中国成立以来我国一直实行企业职工的劳保医疗制度及党政机关事业单位的公费医疗制度，20 世纪 50 年代末到 70 年代中期又在农村发展了农村合作医疗制度。这些都对在计划经济条件下保障职工健康，促进生产力的发展起了积极的作用。在 80 年代末到 90 年代初期，针对公费医疗和劳保医疗费用迅速上涨，国家和企业难以承担等现实问题，国家开始对原有社会医疗保障体制进行了多种形式的改革尝试。

1. 城镇医疗保障制度

我国自 1951 年起，先后实施医疗保险制度和公费医疗制度，前者是解决国有和集体所有制企业职工的医疗保健问题，后者则是对各级政府、党派、团体及其所属事业单位的国家工作人员。劳保医疗的资金由企业职工福利基金支付，按工资总额的 5.5％提取，公费医疗的资金由各级财政预算支付。20 世纪五六十年代后两者的享受范围和人群逐年扩大。

我国现行的职工劳保医疗和公费医疗制度，对保障职工健康、促进经济发展、维护社会安定发挥了重要作用。但是，由于缺乏有效的医疗费用制约机制、缺少合理的医疗经费筹措机制、医疗保障制度覆盖面较窄等因素，广大人民群众对医疗改革的呼声越来越高，从 20 世纪 80 年代末到 90 年代初期，针对公费医疗和劳保医疗费用迅速上涨，国家开始对原有社会医疗保障体制进行了多种形式的改革尝试。

1998 年，国务院颁布《关于建立城镇职工基本医疗保险制度的决定》，要求在全国范围内建立与社会主义初级阶段生产力水平相适应、覆盖全体城镇职工、社会统筹和个人账户相结合的基本医疗保险制度，确定了中国医疗保险制度改革的基本目标、基本原则和主要政策。2000 年，为了解决医疗保险制度改革中面临的体制性障碍，国务院决定同步推进医疗保险与医疗卫生体制和药品流通体制改革的决策和部署。

医疗改革的实质是改变以往国家和企业大包大揽的制度，减轻国家和企业负担，增加职工个人自负比例，医疗改革的道路虽然是艰难曲折的，但是改革的决心是坚定的，改革的目的是明确的，这就是要保障职工的基本医疗需求。

2. 农村合作医疗制度

农村合作医疗，是中国农村社会通过集体和个人集资，用以为农村居民提供医疗保健服务的一种互助互济制度，它既是有特色的中国医疗保障制度，也是中国农村社会保障体系中的重要内容。

1956 年，全国人大通过《高级农业生产合作社示范章程》，规定合作社对于因公负伤或因公致病的社员要负责医疗，并且要酌量给以劳动日作为补助，首次赋予集体介入农村社会成员疾病医疗的职责。随后，许多地方出现以集体经济为基础，以集体与个人相结合，互助互济的集体保健医疗站、合作医疗站或统筹医疗站。1959 年卫生部召开全国农村卫生工作会议，正式肯定了农村合作医疗制度。到 1965 年底，全国已有山西、湖北、江西、江苏、福建、广东、新疆等 10 多个省、自治区、直辖市实行了合作医疗制度。70 年代末期，农村合作医疗制度走向低潮。

鉴于上述情况和历史经验，八届人大一次会议的《政府报告》和党的十四届三中全会都重申，要发展和完善农村合作医疗制度。2007 年全国新型农村合作医疗由试点顺利进入全面推进阶段。截至 2007 年 9 月 30 日，全国开展新型农村合作医疗的县、市区达到 2448 个，占全国总县市区的 85.53％，参加新农合人口 7.26 亿，参合率达到 85.96％。我国认真组织实施农村卫生服务体系发展建设规划，已经取得明显成效。

（四）医学教育和研究机构

1. 医学教育

新中国成立前，全国高等医学院校仅38所，中等医药学校124所，主要集中在沿海大城市，1/5的院校接受外国津贴或直接掌握在外国教会手中，学制和专业设置混乱。新中国成立后，1949—1952年进行全国性院系调整。1953—1957年，仿照苏联模式对教学制度、内容、方法、组织等方面进行改革，统一了不同级别医学教育的培养目标和教学大纲。到1957年，全国高等医药院校的专业为6种，中级卫生学校的专业为11种，制订和编写高、中级医学教材145种，建立了大批教研室、实验室、研究室，扩建或新建了附属医院。1958—1960年大跃进时代，医学教育出现盲目发展，医学院校猛增到204所，1960年中央提出“调整、巩固、充实、提高”的方针，1962年对医学院校进行再次全面调整。调整后，西医高等医学院校为50所，中医学院18所，医学专科学校15所，中级卫生学校229所。各级学校的结构渐趋合理，学制渐趋统一，教学质量逐步提高。1966—1976年，医学教育结构遭受严重打击，高等医学院校只招收工农兵学员，他们的主要任务是“管理大学、改造大学”。文革结束后，医学教育得以恢复和发展。1978年根据《全国重点高等学校暂行工作条例》划定了全国重点院校，同时恢复研究生制度，并向国外派出留学人员。1979年起我国开始接收外国留学生，中国与国外高等医学院校逐步开展了校际交流与科研合作。1981年起正式授予高等医药院校硕士和博士学位。医学学科建设逐步完善，据1993年7月《普通高等学校本科专业目录和专业介绍》统计，高等医学教育分为9类37个专业。2000年国家对高等教育进行第三次全面调整，一批高等医学院校并入综合性大学。

在发展普通医学教育的同时，国家还大力发展在职进修教育。从1982年起，全国陆续建立了7个卫生干部培训中心。1984年起，各省、市陆续建立职工医学院。全国各县建立了县级卫生进修（职工中专）学校，初步形成了一个多层次、多形式的医学教育体系，这些医学教育机构将为我国医疗、卫生、科研等各条战线，培养出更多更合格的人才。

2. 医学研究机构

1949年我国医学科研机构仅有3个，专职高等医药卫生科研人员不足300人。新中国成立后，国家十分重视医学科学的发展，卫生部设立了卫生科学研究委员会（1954年改称医学科学研究委员会），筹建的国家级医学科学研究机构有：中国医学科学院（1950年成立中央卫生研究院，1956年改为此名称）、中国预防医学科学院（1983年成立中国预防医学中心，1986年改为此名称，2002年又更名为中国疾病预防控制中心）、军事医学科学院及中医研究院（1955年成立，2005年更名为中国中医科学院）。另外，还设有各类医学科学研究咨询机构，在国家科学技术委员会中设有医药卫生类专业组、学科组，在卫生部设有各类医学科学委员会。这些研究机构是中国医学研究的重要基础，对全国医学科学的研究起指导和协调作用。

学术团体是医学研究的重要组织机构。中华医学会是目前中国最主要的医学团体，其前身是博医会，成立于1915年，下设二级、三级学会，遍布全国。到2004年，中华医学会已经拥有78个专业学会、321个学组，出版70种医学专业期刊。

除中华医学会外，全国性的重要医药学术团体还有：中国药学会、中国中医药学会、中国中西医学会、中国生理学会、中国解剖学会、中国防痨协会、中国生物医学工程学会等。

这些学术团体为发展我国的医药卫生事业、提高医学科学水平、推动各学科的研究起到了积极的作用，并与国际学术团体开展了广泛的学术交流。

三、我国现代医学的主要成就

新中国成立后，医疗卫生事业蒸蒸日上。严重危害人民健康的传染病、寄生虫病和地方病得到了有效的控制。基础医学、临床医学、预防医学、中西医结合医学都取得了显著进步。

（一）疾病防治

1. 严重传染病的防治

建国初期，党和国家通过医疗专业队伍与群众相结合的形式，开展了大规模的传染病防治工作，使一些过去严重流行的烈性传染病，如天花、霍乱、鼠疫、斑疹伤寒等，在20世纪50年代就被消灭或基本被消灭。到1985年，急性传染病的死亡率从第一位下降到第十位。另外，我国积极研制开发疫苗，依靠国有力量，开展传染病防治。于1960年研制成功脊髓灰质炎减毒活疫苗、麻疹减毒活疫苗，1981年研制成功乙肝疫苗。

对于一些儿童传染病，党和政府通过有组织地实施计划免疫接种，成功地降低了传染病的发病率。1981年我国加入WHO全球扩大免疫规划，实施麻疹疫苗、脊髓灰质炎疫苗、卡介苗、百白破三联疫苗的接种，使儿童传染病显著下降。

2. 寄生虫病的防治

血吸虫病是一种危害严重的寄生虫病，建国初期流行范围达200多平方公里，患者达1100万以上，严重地区户灭村毁。1950年毛泽东发出“一定要消灭血吸虫病”的号召，全国广大农村填旧沟，挖新渠，消灭钉螺，医务工作者深入农村进行防治，经过长期不懈的努力，血防工作取得巨大成就。截至1986年，广东、福建、上海三地消灭了血吸虫病，在372个流行县市中，124个县市消灭了血吸虫病，154个县基本消灭血吸虫病。

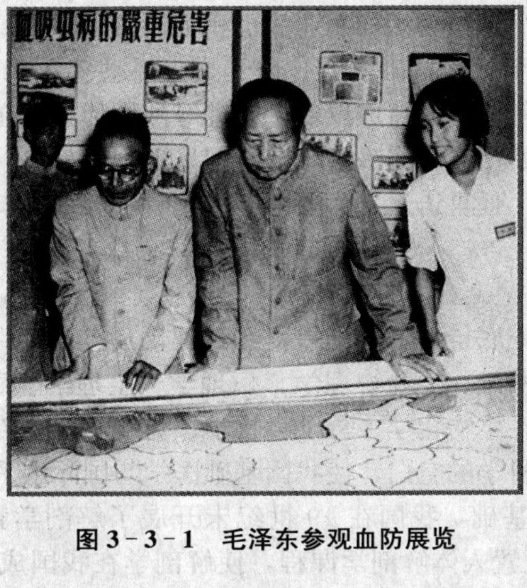

图3-3-1　毛泽东参观血防展览

疟疾是由疟原虫通过蚊子传播感染人体的消化道传染病，建国初期每年的发病人数约3000万人，波及全国80%以上的县、市。经过30多年的防治，疟疾发病率大大下降，患者已减少到30万人，重点流行区的发病率下降到1‰以下。

此外，丝虫病、钩虫病和黑热病也都得到了有效的控制。

3. 地方性疾病的防治

我国有地方病70多种，列入国家重点防治计划的有：克山病、大骨节病、地方性甲状腺肿、地方性克汀病和地方性氟中毒等。新中国成立前，地方病处于无控制状态。新中国成立后，党和政府非常重视地方病的防治和研究工作，1960年成立北方防治地方病领导小组（1981年改称地方病领导小组），流行地区分设相应的领导小组和办公室。经过多年的防治，成效显著。地方性甲状腺肿已基本控制和消灭，克山病的流行范围和发病特点基本查明，大骨节病、地方性氟中毒也取得了良好的控制效果。

4. 其他疾病的防治

新中国成立初期，急性传染病、结核病及寄生虫病等的发病率、死亡率较高，经过大规模的除害防病工作，上述疾病的发病率显著下降，而心血管病和肿瘤的患病率却相对上升，因此人口的死亡原因也发生了很大变化。脑血管病、心脏病、恶性肿瘤的死亡率逐渐上升。根据1996年卫生部卫生统计信息中心的死因分析，占据城市居民死因前三位的分别是脑血管病、恶性肿瘤和心脏病；农村居民死因的前三位则是呼吸系统疾病、脑血管病、恶性肿瘤。到2005年城市居民前3位的死因为：恶性肿瘤、脑血管病、心脏病。恶性肿瘤成为城市居民的首位死亡原因。

早在70年代，我国先后开展了对恶性肿瘤疾病的普查，明确了常见的15种恶性肿瘤的分布情况。在某些恶性肿瘤的临床诊治方面，特别是绒癌、舌癌、喉癌的治疗，肝癌、鼻咽癌的免疫学诊断、病因研究及手术疗法，食管癌的流行病学和病因学研究，已居世界前列。目前，脑瘤、喉癌的基因治疗已进入临床试验阶段，中子刀治疗癌症的技术已引起国内外的重视。

国家对冠心病、肺心病和高血压病等开展了大规模的流行病学调查和防治。1989年底，我国完成了《中华人民共和国脑血管病发病率、患病率、死亡率分布地图集》，这在国内外均属首次。此外，对多发病、常见病和职业病也积极进行了防治。尽管在重大疾病的防治方面取得了很大成绩，但由于我国基础研究比较薄弱，有些疾病未能得到控制，加之自然灾害、人口流动、对外开放等原因，造成鼠疫、霍乱等烈性传染病在局部地区时有发生；血吸虫病、结核病、性病等有所回升；艾滋病已在我国呈现蔓延趋势；病毒性肝炎等还威胁着1亿多人的健康。疾病防治，任重道远，需要医务工作者和全社会长期不懈的努力。

（二）医学研究

1. 基础医学

我国基础医学理论研究底子薄、基础差，经过建国后50多年的努力，进展较快，成效显著。在解剖学、组织胚胎学、生物物理学、病理学、生理学、病理生理学、细胞生物学、病毒学等方面获得进展，在生物化学、分子生物学、免疫学、遗传学等新兴学科方面开展科研工作，填补了许多医学科学的空白，使我国基础医学与国际水平的差距日益缩小。

解剖学是西方医学的基础，我国在19世纪末开展了解剖学教学。1881年天津医学馆（后更名为北洋医学堂）设置人体解剖学课程，使解剖学在我国成为一门独立的学科。1947年由中国学者组建的中国解剖学会在上海成立。解剖学的研究领域主要包括人类学、人体解剖学、临床及应用解剖学、神经节解剖学、细胞学、组织学、胚胎学等学科。20世纪90年代以前，中国的解剖学研究多以体质调查为主，90 年代以后采用基因重组、分子克隆、微量生化检测、计算机图像分析等先进的技术方法，打开了解剖学发展的新局面。

生理学是研究组织器官生理功能的科学。1928 年林可胜发起创建中国生理学会。在他的组织和带领下，中国的生理学者开展了激素、循环、呼吸、消化、代谢和营养、内分泌、生殖生理学等领域的研究工作，取得了可喜的成就。20 世纪 70 年代开始的造血干细胞研究、80 年代开展的视觉研究以及心脏内分泌研究都取得了显著进展，有些已达到国际先进水平。

生物化学形成于 19 世纪末 20 世纪初，1924 年吴宪在北京协和医学院成立了生物化学系，开启了中国的生物化学研究。此后，一些医学院陆续建立了生物化学系和生物化学学科。1953 年中国学者完成了牛胰岛素的全部氨基酸序列分析，1965 年人工合成了具有生物活性的结晶牛胰岛素，1981 年人工合成酵母丙氨酰 tRNA，这些成果居于当时的世界领先水平。

20 世纪 50 年代是生物化学向分子生物学发展的阶段。20 世纪 70 年代后期，在重组 DNA 技术的推动下，中国生物化学研究所、预防医学中心病毒研究所先后开展基因工程研究。80 年代初完成了人干扰素在大肠杆菌中的高效表达，并先后引进了 DNA 探针、核酸杂交技术、基因扩增技术、克隆技术、聚合酶链反应技术，研制出多种诊断试剂盒。90 年代初开始基因治疗研究，国家“863”计划已设立“人类重大疾病相关基因的分离、克隆、结构与功能”的研究。2000 年 4 月中国科学家成功破译了人类 3 号染色体中的部分遗传密码，提前完成了承担 HGP 的任务。

我国人工器官的研究开始于 20 世纪 50 年代，如人工肾、人工心肺机、人工血管等。1996 年我国政府批准了湖北省农科院“转基因作为器官移植供体的研究项目”，标志着我国在器官移植研究方面的进步。在人工器官方面，高性能的金属和生物瓣膜、人工心脏瓣膜的研究已达国际水平。在生物材料方面，筛选出一批具有优良生物相容性、血液相容性和一定机械性能的生物材料。在生物信息和控制方面，对神经网络的理论和应用的研究已达到了较高的水平。在生物医学测量方面，开发出心脏超声三维成像及动态显示技术等。在医药生物工程技术上，工程菌（疫）苗的研究、单克隆抗体技术的应用等已接近或赶上国际先进水平。

新中国成立以来，我国的免疫制剂研究进入到高潮，全国范围内推广使用的疫苗、菌苗、类毒素已达 30 多种。利用免疫学技术和成果，我国在 1958 年基本控制了鼠疫，1961 年消灭天花，2001 年消灭脊髓灰质炎。目前，对白喉、麻疹、破伤风、结核、钩端螺旋体病都获得了有效控制。随着免疫学领域的拓展，我国的现代免疫学已发展为包括免疫化学、免疫生物学、免疫遗传学、免疫病理学、免疫毒理学、临床免疫学、肿瘤免疫学和植物免疫学、中医免疫学等多个分支的学科体系。免疫学技术不断提高，免疫标记技术、单克隆抗体技术、淋巴细胞活化技术、超速离心技术、分子筛技术、转基因小鼠等先进技术已普遍采用。在基因工程干扰素和肝炎疫苗的研制方面都取得了显著成果。在细胞因子、细胞因子受体、细胞因子拮抗剂、白细胞分化抗原等国际免疫学热点问题的研究中也取得了出色的成果。

2. 临床医学

（1）临床诊断学

西方医学发展的诊断方法和诊断仪器，如体温计、血压计、血型检查、细菌学检查、光电比色分析、血尿分析逐渐应用到我国。同时，中国科学家也积极开发自主知识产权的诊断仪器。1958我国研制成功电子管心电图机，以后多次更新换代。20世纪50年代实验诊断学发展迅速，临床化学、医学微生物学、免疫学实验技术、血液学实验技术获得长足进步，临床诊断的准确性和灵敏性得到显著提高。70年代以后，超声诊断仪、各式内窥镜和医用电子仪器更多地应用到临床中。各种新型的检查方法在逐步推广和应用，心血管图像分析技术达到国际水平。临床检验向微量化、自动化、快速化、智能化方向发展。

影像学的介入丰富了临床诊断手段。70年代前的X线平片、胃肠道钡餐造影、泌尿系碘剂造影，70年代以后的CT、MRI，80年代后的MPCR（磁共振胰胆管成像）、MRU（磁共振输尿管成像）、ERCP（逆行胰胆管造影）、PTC（经内镜肝胆管造影术）等检查技术，不仅可以准确诊断疾病，还能够帮助医生制定适宜的手术方案。

（2）内科学

20世纪六七十年代，我国自主研制的苯唑青霉素和先锋霉素提高了对呼吸道疾病的治疗效果。80年代以后，对呼吸系统疾病的认识越来越深刻，了解了间质性肺炎、结节病、肺泡蛋白质沉积症、睡眠呼吸障碍综合征等疾病。70年代以前，治疗心血管的药物不足15种，目前已经超过150种。心脏介入疗法发展迅速，1963年我国开始研制心脏起搏器，1976年开始使用埋藏式心脏起搏器，1982年首次运用经导管消融术和经皮穿刺球囊肺动脉瓣成形术，1984年开展冠状动脉成形术，1993年开展经皮穿刺冠脉内支架安置术。目前，我国已能够生产多种类型的人工心脏起搏器、心脏电复律器、机械辅助循环仪器和心脏监护仪。人工心脏也在研制中。

70年代以前消化道疾病治疗方法较少，70年代后伴随内窥镜技术的推广，治疗方法显著增多。在内分泌系统疾病方面，糖尿病的发病率逐年升高，引起了人们的普遍关注。在泌尿系统疾病方面，80年代后期对肾衰患者采取透析技术，包括血液透析、腹膜透析、连续动静脉血液滤过方法；90年代随着免疫学、遗传学、分子生物学的进展，对多种肾脏疾病的发病机制有了比较清楚的认识。血液系统方面，从50年代的单一药物治疗到联合化疗，60年代以后利用骨髓移植的方法治疗再障、急性白血病、慢性粒细胞白血病。

（3）外科学

我国临床外科学发展较快，特别是在断指再植和大面积烧伤的治疗方面处于世界领先地位。1963名上海第六人民医院陈中伟等医生，成功地完成已断离的右前臂的再植手术。现在我国的显微外科已广泛应用于整形外科、骨科、眼科、神经外科、心血管外科、泌尿外科、普通外科、妇产科和肿瘤外科的手术中。

20世纪70年代我国开始器官移植。1992年哈尔滨医科大学首次成功实施心肺移植。我国的胰岛移植、脾移植技术处于世界领先地位。甲状旁腺、肾上腺、胸腺等多种类别的胚胎器官移植已全面开展。每年心脏瓣膜置换总数已接近1500例，手术死亡率在10%以下。颅内动脉瘤和脑血管畸形的治疗、泌尿系统肿瘤的基础研究和经尿道膀胱切除手术、人工关节置换等手术均跻身世界先进行列。目前我国的腹腔镜手术已广泛应用于腹部外科、泌尿外科、妇产科等领域。

（4）妇产科学

我国在妇产科方面也取得不少新成果，除原来的产科和妇科临床工作外，增添了计划生育、优生学、围产医学、防癌普查以及两病（子宫脱垂和尿瘘）防治等多项内容。妇科普查使宫颈癌的患病率明显下降。建国后，积极推广新法接生。20 世纪 70 年代围产医学的建立成为提高人口素质、保证优生优育的重要措施。辅助生殖技术为不孕夫妇带来希望。1984 年上海第二医学院首次利用人工授精技术治疗不孕症取得成功，1988 年我国第一例试管婴儿在北京大学第三医院诞生。

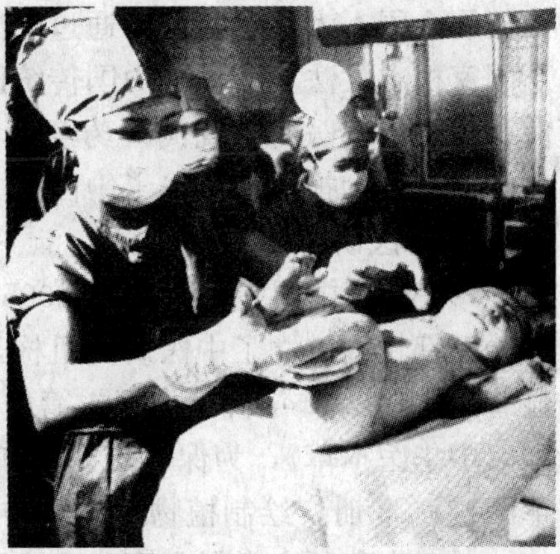
图 3-3-2　中国第一例试管婴儿平安降生（1988 年）

（5）儿科学

20 世纪初中国近代儿科学开始崛起，1926 年北京协和医院设立儿科，随后上海、广州、成都、武汉、济南、天津、沈阳等地相继设立儿科。控制传染病、预防儿童营养不良成为儿科工作的重点。由于认真贯彻预防为主的方针，积极实行计划免疫，在小儿常见病和多发病方面取得了很大成就。儿童医疗保健机构迅速发展，80 年代省级儿童医院普遍建立，很多省市成立了儿科研究所。

3. 预防医学

20 世纪 50 年代初，我国引进前苏联的卫生保健统计制度。1952 年卫生部首次制定全国卫生统计报表制度，1984 年开始施行中华人民共和国统计法。新中国成立 50 多年来，我国成立了各级卫生防疫站、寄生虫病防治、地方病防治等机构，对食道癌、鼻咽癌、肝癌、克山病、大骨节病的高发区进行普查，对肺结核、糖尿病进行大规模的抽样调查，取得了大量的统计数据，有效地指导了预防工作。此外，在环境卫生、劳动卫生、食品和营养卫生、妇幼卫生、流行病学等方面都取得了一定成绩。

为改善劳动条件，保障生产人员身体健康，我国制定了劳动卫生标准，加强了健康监督、中毒急救、职业流行病学、卫生毒理学等方面的研究；开展了尘毒危害的治理和改造工作，有效地解决了光气、汞、铬、硫化烟气、粉尘、噪声等职业危害；还颁发了一系列食品卫生法规、标准和管理方法，加强了对食品卫生的监督管理。

在妇幼卫生方面，开展了孕期和产褥期保健，预防难产、早产及妊娠高血压综合征等并发症，大大降低了孕、产妇和婴儿死亡率。推广新法育儿及儿童免费预防接种。为保证计划生育工作的顺利进行，开展各种节育手术，并开设优生优育咨询门诊。

近年来，对心脑血管病、尘肺等多种疾病的调查研究，取得了一些重大成果。1989 年底首次绘制出《中华人民共和国脑血管病发病率、患病率、死亡率分布地图集》，可有效指导“高危人群”采取预防措施，降低脑血管病的发生。另外，一些新兴学科蓬勃兴起，社会医学、卫生经济学、医学管理学、医学社会学等学科的建立，促进了预防医学事业的全面发展。

（三）中医药学成就

中国医药学是中国人民几千年来同疾病作斗争的历史经验总结，有着丰富的实践经验和理论基础，是我国卫生事业的重要组成部分。建国以后，为了继承和发扬中国医药学的宝贵遗产，党和政府制定了一系列方针政策，强调保存和发扬中医特色，将工作重点转移到狠抓中医、中西医结合的科研、学术和临床疗效上来，为中医学的发展创造良好条件。1982 年第五届全国人大五次会议，通过中国宪法总纲，规定“发展现代医药和传统医药”的内容，从国家根本大法上保证了中国传统医药学的继承和发展。1991年提出了中西医并重的方针，使我国的传统医药与现代医药互相补充，共同承担保护和增进人民健康的任务。2007年，在党的十七大报告中重申了中西医并重的原则。

1. 中医研究与学术组织

1955年中国中医研究院（2005年更名为中国中医科学院）在北京成立，大部分省、市、自治区都相继成立了中医研究机构，在发掘整理中医古籍文献和中医药科研工作上，取得了显著的成效。90年代是中医古籍出版年的繁荣阶段，国家组织编辑了大型医籍《中华大典》和《中华医本草》，为保存古文献和开发中医药作出了贡献。从1980年起，还组织编写《本草图鉴》25册，绘制植物药、动物药、矿物药科学标本图谱5000张，科学价值极高。

对于中药所含微量元素的研究取得许多新的进展。对地道药材进行的研究证明，当归有补血作用得益于其补血物质维生素 B_{12} 中含有金属钴（Co）；黄芪的补气作用，除了与所含的有机成分有关外，还与丰富的锌（Zn）和硒（Se）有关，黄芪抗癌及治疗大骨节的疗效与硒有关。此外，对中药炮制原理、中药复方、成药的药理研究也取得了一定成果。在中药剂型方面进行了大胆的改革。目前，中药的新剂型已有注射剂、片剂、冲剂、胶囊剂、滴丸剂、气雾剂、栓剂、膜剂等，突破了丸、散、膏、酒、丹等传统剂型。

为了培养中医药技术人员，1956年在北京、上海、成都、广州建立4所中医学院，并将南京中医学校改为南京中医学院。同时在西医院校开设中医或增设中医药课程。从此，在中国历史上中医教育被正式纳入国家高等教育的轨道。

随着中医药学术交流的日益频繁，1979年成立了中华全国中医学会，来自全国各地的中医专家、中西医结合专家以及藏医、蒙医、维吾尔医等代表参加了成立大会。此后，又成立了中医理论研究会、中医内科学会、中医外科学会、医古文研究会以及中华针灸学会等，有力地促进了中医药各科的学术交流和发展。

2. 中西医结合医学成就

中西医结合医学是我国医疗卫生事业发展的特殊产物。从1955年开始，北京、上海、广州先后举办了学制为两年半的西医离职学习中医班，培养了一批热爱中医，掌握中、西医两套本领的医生，推动了中西医结合工作的开展。1958年《人民日报》发表“大力开展西医学习中医的运动”的社论，将西医学习中医的运动推向高潮。由于受到左的思潮的影响，“文革”期间片面强调西医学习中医，使“西学中”出现了混乱，中西医结合流于形式。80年代后，中西医结合工作有了新发展，全国相继设立的中西医结合的博士点达28个，硕士点78个，1995年以后开始设立中西医结合专业的博士后流动站。中西医结合取得了一系列新成果。

20世纪五六十年代，天津医院创立了以内因为主导、以小夹板局部外固定为特点、以手法整复和功能锻炼为主要内容的中西医结合治疗骨折的新方法，在国际上引起轰动，并在全国得到普及推广。近年来，对陈旧性骨折、脊柱骨折和感染开放性骨折的治疗，在理论上和治疗技术上也有新的突破。20世纪八九十年代，中医证候动物模型的实验研究发展迅速，病证结合的动物模型纷纷建立，为深入研究中医理论和病机提供了帮助。在血瘀证研究、藏象生理学研究、证候实质研究、中医诊法研究方面，成绩突出。

中西医结合治疗急性阑尾炎、溃疡病急性穿孔、急性肠梗阻、急性胰腺炎、胆道蛔虫症，使人们见证了中西医结合治疗急腹症的效果。胆道结石及泌尿系统结石的中西医结合治疗，使人们知道这些疾病可以不依靠手术也能够治愈。中西医结合治疗白内障、传染病、肿瘤、外伤性截瘫等疾病，也取得良好成绩。抗疟药物青蒿素提供了治疗疟疾的新药物。

针刺麻醉写下了麻醉史上新的一页。应用针刺麻醉不仅可以进行小手术，也可应用于开颅手术、心内直视手术、腹部大手术、股骨颈三刃钉内固定术等，是我国对世界医学的一项重要贡献。

随着中国和世界各国友好往来的日益加强，我国政府已多次派出中西医结合专家、学者出国讲学和考察，开拓了对外医学交流的新领域，促进了我国医学事业的发展。

四、新中国护理事业的主要成就

（一）新中国成立初期护理事业的发展

1. 护理管理体系的建立

1949—1952 年国民经济恢复时期，全国护理工作的行政与业务由卫生部下设的医政局管辖。1957 年后，则由卫生部医疗预防司负责管理全国的护理工作。

各省、自治区、直辖市卫生厅（局）设有医政处，全面管理本省的护理工作。县（市）人民政府一般设卫生科（局），管理县（市）的卫生行政工作、护理的行政管理和业务管理工作。县以下设农村卫生院，担负公社、乡镇的卫生工作及防病治病任务。在城市的居民委员会下设公共卫生委员会，在农村的生产大队或自然村下设合作医疗站或卫生室等。这种自上而下的护理行政管理机构为护理工作的全面发展奠定了良好的基础。

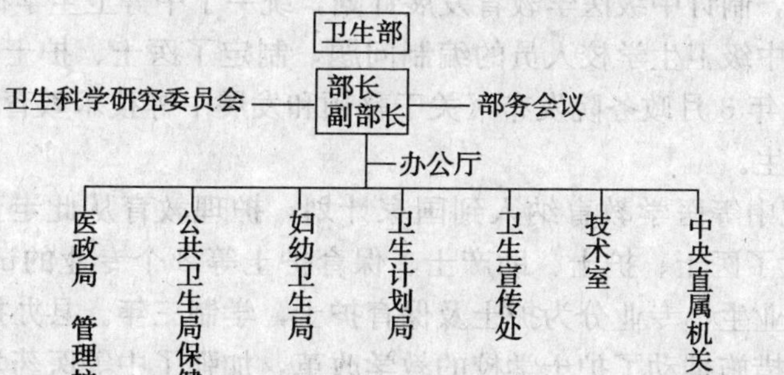

图 3-3-3　1942—1952 年卫生部组织机构

2. 中华护理学会的工作

1950 年 8 月中华护士学会在北京召开了第 17 届全国会员代表大会。1958 年学会被吸收为中国科学技术协会所属团体之一。此后，学会作为中国护理科技工作者的群众学术团体及中国科学技术协会的组成部分，归属中国科协和卫生部的双重领导。1964 年 7 月中华护士学会改名为中华护理学会。

为适应新中国医疗机构迅猛发展及护士队伍迅速壮大的要求，学会积极在全国范围内组建省、市、自治区分会。1964 年，全国 29 个省、市、自治区分会组织基本建立，会员 27 000多名，并建立了部分会员登记卡。中华护理学会和各地分会的组织建设逐步健全，推动了护理学科的进步和护理队伍的壮大。为适应护理事业的发展，1953 年 10 月学会编印了第一期内部发行的《护士通讯》，1954 年 5 月 1 日第一个正式学术刊物《护理杂志》在全国发行。中华护士学会与各地分会所积极组织形式多样的学术活动，极大地促进了全国护士们学习的积极性。

1950 年 6 月朝鲜战争爆发，中华护士学会积极响应号召，组织了抗美援朝护士教学队，为来自各医院的护士长和护校教员进行救护培训，并到鸭绿江边考察战场救护工作，及时提出改进意见。

3. 护理教育概况

新中国成立前，全国护士仅有 32800 余人。建国后护士队伍虽有发展，但普遍数量不足、质量不高。50 年代后期，国家取消了医院办护校，改为由卫生学校实施护理教育。

(1) 护理教育与培训

1949 年以后，政府大力开展中等护理教育事业，主要有三种形式：独立的护士学校、中等卫生学校的护士专业、医院附设护士学校。中等护理教育执行全国统一的教学计划和教学大纲，使用统编教材，招收初中毕业生并执行严格的入学考试制度。

1949—1952 年，护理教育主要是接管旧护士学校，上海最具有代表性。1949 年中国人民解放军上海市军事管制委员会接管了公立护士学校、助产学校，由市政府任命学校校长。1950 年上海市政府接管了市内所有教会护士学校，至 1951 年 9 月全部改为公立护士学校。

1950 年 8 月第一届全国卫生会议上提出：医学教育实行高、中、初三级制，以发展中级医学教育为主。护理教育被列为中级专业教育之一，学制两年。1951 年 9 月卫生部召开中等卫生教育会议，制订中级医学教育发展计划，统一了中等卫生学校的名称、学制、课程及教学法，讨论了中级卫生学校人员的编制问题，制定了医士、护士、助产士等 13 种专业教学进程表。1952 年 3 月政务院发布《关于整顿和发展中等技术教育的指示》，护理教育如雨后春笋般应运而生。

1952 年国家把中等医学教育纳入到国家计划，护理教育从此走上了全国统一的轨道。1954 年卫生部颁发了医士、护士、助产士、保育护士等 8 个专业的试行教学计划。中等医药学校招收初中毕业生，专业分为护士及保育护士，学制三年。县办护校的学制可稍短，但不少于两年。这些措施推动了护士学校的教学改革，加强了中等医药学校对全面发展教育的认识。

1953—1957 年第一个五年计划期间，护理教育主要是学习苏联模式。当时，我国已有护校大多采用英美译本教材或自编讲义。1954 年政府号召全面学习苏联，参照苏联模式进行教学改革，引进翻译了数十种苏联中等护士学校的教材，主要在东北、华北地区使用，而当时苏联的护理教育远远落后于英美。因此这种教育改革对我国的护理事业帮助不大。

为解决医院对护士的急需，各地护校纷纷招收初中毕业生，学制减为二年，毕业实习压缩到 2～3 个月，结果削弱了学生的动手能力，毕业生需通过 3～5 个月的跟班学习才能独立工作。与此同时，举办了护理员训练班。在护士严重缺编的情况下，护理员承担起病人的生活护理工作。

针对新的教学计划在执行过程中出现的问题，1955 年卫生部下发修正草案，修订了护士、医士等 6 种专业的教学计划，增加了专业课程的时间，增设了中医及军事医学课程，强调理论联系实际。1957 年首批三年制护理毕业生进入临床，在工作中显示出优势，受到医院的欢迎。但由于停办高等护理导致我国护理教育几十年停滞于中专教中专、医生教护士的局面。

(2) 护士学校的调整

在“大跃进”的年代里，各地大办中等医学教育，甚至提出“县县办卫校、专区办医专、各省办医学院”的口号。全国中等卫生学校从1957年的182所猛增至1960年的1333所，在校学生从19737人骤升至120878人。

这些中等护校大多由医院兴办，实行半工半读、半农半读的教育制度。既无经费、校舍和设备，更无专业师资，多数是外科医生讲解剖，内科医生教生理，药房主任讲药学，护理部组织讲专业。加上片面强调劳动，医院很难贯彻教学为主的原则。各医院随意改变教学计划，导致教学质量普遍下降。中级医学教育的无序发展，带来了一系列的困难，削弱了社会对护理专业的关注。

1961—1965年针对“大跃进”造成的混乱局面，党中央提出“调整、巩固、充实、提高”的方针，对中级卫生教育进行调整合并，停办了许多不符合办学条件的学校。1961年全国中等医药学校由1333所压缩到555所，1962年再压缩至219所，在校生由1960年的12万减至7万人。1963年卫生部召开了中等医学教育工作座谈会，总结了多年的办学经验与教训，修订了护士、助产士等专业的教学计划，组织力量编写、修订教学大纲和教材，明确了各门课程的目的、任务和要求。为培养学生实际工作能力，强调了基本知识和基本技能与训练，会议引导中等医学教育走上健康发展的道路。至1965年，中等卫生学校共培养各类毕业生30余万人，为旧中国时期的7倍多。在17年的护理教育发展中，反映出的主要问题是医护招生比例失调。1951—1961年，高、中级毕业生的比例为1∶3.35，到1962直线下降至1∶0.6。1950—1963年，中级各专业招生数的实际比例是医士、护士各占35%左右，助产士和助产医士占12%左右，其他专业为18%左右。

(3) 中医护理的发展

新中国成立以后，党和政府制定了一系列保护和发展中医的政策，使中医事业在全国大力发展，中医护理也随之发展起来。

在十年动乱期间，大批医护人员被下放，中医护士学校停办。值得一提的是，一些中医医护人员在艰苦的条件下，抱着对护理事业执著的精神，积极参加农村医疗队，为中西医结合护理工作打下了基础。

十一届三中全会以后，随着中医事业的重新振兴，中医护理工作取得了可喜的成就，主要表现在以下几个方面：第一，初步培养了一支中医护理专业队伍。从70年代末到90年代中期，在全国2522所中医医疗机构中，有8万余人从事中医护理工作，成为发展中医护理事业必不可少的力量。第二，初步形成中医护理理论体系。各地认真做好中医古医籍中有关护理内容的收集、整理和研究工作，陆续编写出版中医、中西医结合方面的护理专著。如1958年，江苏率先出版《中医护病学》，填补了我国中医护理的空白。1978—1985年，北京、南京等地的中医医院相继出版《中医护理学》、《中西医结合护理浅说》、《中医护理管理》等著作。诸多著作的出版，预示着中医护理作为一门新兴的学科，日臻完善。第三，新中国成立以来，随着全国省、市级中医院中医护理研究室的建立，各级政府在人力、设备、经费等方面给予一定的投入。中医护理科研工作从无到有，逐渐发展。第四，中医临床护理逐渐趋于规范化和标准化。1984年卫生部中医司组织专家编写《中医护理常规和技术操作规程》，1992年国家中医药管理局组织专家对该规程进行全面修订和补充，形成了包括内、外、妇、儿等各科常见病证护理常规和21项常用的技术操作规程，增加了五种护理文件书写规范，并附有评分标准和流程图，为中医临床护理实现规范化、标准化提供了依据。第五，学术水平不断提高。由于历史原因，中医护理长期以来未能形成一门专业学科。1983年中华护理学会第十九次理事会决定增设中医、中西医结合护理专业委员会，中医护理学术活动开始活跃起来。1991年全国首届中医护理工作会议在北京隆重召开，交流经验，表彰先进，制定中医护理发展计划。第六，在三级甲等中医院和示范中医院中加强护理制度建设。第七，创办专业期刊。1986年，由国家中医药管理局和河南省卫生厅主管，中华护理学会中医、中西医结合护理专业委员会和河南中医学院第一附属医院主办的《中医护理报》创刊。

（二）“文革”后护理事业的恢复和发展

1．“文革”时期护理事业的停顿

“文革”给各行各业带来了深重的灾难，护理事业也不例外。1966—1972年，全国中等护校停止招生。中华护理学会和各地护理学会被迫中断工作。学会的组织机构陷入瘫痪，专业期刊《中华护理杂志》也于1966年7月被迫停刊。

此外，医院的护理工作也极度混乱。护理部被取消，护士长“靠边站”，医院护理工作无章、无序。一批未经专业训练的人员顶替招工进入医院从事护理工作，当时我国的护士训练不足者或未经训练者约占32%，全国25万多名护理员在从事护士工作，省级医院陪住率高于15%，地区级医院高于30%，县级医院高于50%。医院取消医护分工，提倡“护改医”、“护学医”，推行“医护一条龙”等错误做法，许多优秀护士和护理骨干被调离护理岗位，削弱了护理队伍的力量。青年护士不安心本职工作，违反操作规程或不严格执行查对制度，差错不断，医院的护理质量普遍下降。

据调查，当时全国各地的护理人员大多由三类人组成。第一类是60年代前后正规护士学校毕业的中级护士；第二类是“文革”期间各医院自行训练的护士；第三类是护理员，一般只经过“学徒式”训练或未经训练就充当护士使用。这三类人员统称“护士”，着装相同，工作一样，甚至有的医院护理员还充当护生的带教老师。“十年动乱”带给护理事业的损失是无法估计的，以1965年全国中等卫生学校招生36604人计，1966—1970年少招生159425人。1971—1976年中等卫生学校和医院护校招收学生345204人，表面上看，在数量上似乎得到了补充，但由于学生文化底子薄，训练不正规，加上“读书无用论”思潮的影响，毕业时多数不合格。医护比例倒置，高水平护理人员缺乏，尤其难以胜任对危重病人的监护和特殊的高水平护理工作。

2．“文革”后护理事业的恢复

1976年10月，党和国家纠正十年文化大革命的错误路线，重新确定国家发展方向。1978年，党的十一届三中全会在北京召开，决定把“解放思想、开动脑筋、实事求是、团结一致向前看”作为党的指导方针，并做出了把工作重点转移到社会主义现代化建设上的战略决策，像全国各行各业一样，中国的护理事业也开始复苏。

1977年中华护理学会重新恢复工作，重新调整和充实了全国理事会，并聘请邓颖超继续担任名誉理事长。根据护理学科逐渐向专科方向发展的趋势，学会先后成立了护理行政管理、护理教育、护理科普、内科护理、外科护理等五个全国专科学术委员会，全国各地分会亦相继建立。1977年9月《护理杂志》正式复刊，对促进国内外护理学术交流、及时沟通信息，作出了积极的贡献。

恢复和加强护理教育，为护理队伍输送合格的人才，是“文革”后护理发展的一个重要方面。1980年7月，全国护理教育学术经验交流会在天津召开，这是我国第一次召开护理教育学术大会。与会代表一致认为，护理学是一门科学，随着医学科学的发展，它的工作和研究的范围及内容应当不断扩大与充实，一致建议除提高现有中等护理教育质量外，还应开展护理进修教育及高等护理教育。

1982年天津医学院开始筹建护理系，并于1983年开始招收护理专业本科生，率先恢复护理本科教育。1984年1月，教育部和卫生部在天津联合召开了高等护理专业教育座谈会。这次会议是我国护理事业发展史上的一个重要转折点。大会明确了护理教育，特别是高等护理教育的地位及作用，同时就护理教育的层次、规格、学制及教学大纲进行了讨论。根据会议精神，1984年教育部批准北京医科大学、协和医科大学、中山医科大学、山东医科大学、西安医学院、上海医科大学、上海第二军医大学、上海医学院、中国医科大学10所高校招收护理本科生，学制4～5年，授医学学士学位。

随着护理教育工作的恢复和发展，护理学术活动与对外交流也恢复和发展起来。仅1978—1983年，中华护理学会就组织召开全国性学术会议12次，包括基础护理经验交流会、心血管疾病护理学术经验交流会、病房管理专题学术会议、护理教育学术经验交流会、新业务新技术经验交流会议、内外科护理专业学术经验交流会等，共征集论文4500余篇，有力地推动了护理人员深入钻研业务，相互学习，提高专业技能和素养。针对我国内地和边远地区护理学术水平发展的不平衡状况，中华护理学会组织中西护理专家赴吉林、辽宁、新疆、甘肃、宁夏、青海、贵州、延边、锦州、大连等省和地区进行支边讲学，受到欢迎和好评。

国际护理交流也随之展开。1981年10月卫生部与世界卫生组织联合委托上海干部进修学院在上海举办了“全国护理教育讲习班”，来自29个省、自治区、直辖市的护校校长、教员、医院护理部主任和护理学会领导成员共40人接受培训。世界卫生组织的护理专家们介绍了当前国际护理教育的设施、方针和任务，并与我国同道进行交流。1987年3月在北京召开了首届中美护理学术会议，中国、香港、澳门、美国380余名代表出席了大会。1989年6月在北京召开了首届国际护理大会，六个国家和地区的50余名代表及国内80余名代表参加了会议。通过与国际护理界的广泛接触，我国护理工作者开阔了眼界，学到许多国外的先进护理经验，并且为选送护士出国学习创造了条件。改革开放后，我国护士出国考察、访问和各国护士来华访问、讲学的次数和人数日渐增多。

五、中国卫生事业的改革与发展

随着我国社会主义市场经济体制的建立，卫生事业中的一些深层次问题开始凸现，卫生事业面临着许多新情况、新问题、新变化。中国的医疗卫生和护理事业必须正确合理地引入市场机制，深化各项改革，迎接新世纪的挑战。

（一）医疗事业面临的机遇与挑战

21世纪是科学发展史上的新纪元，生命科学和医学科学将是最有发展潜力的科学之一。人类健康水平的提高、生命奥秘的揭示、尖端科学技术在医学中的渗透与应用，都将是未来医学的重要研究课题。

首先，社会公众对增进自身健康、提高身体素质的迫切需要比以往任何时候都明显增强，健康问题成为人们关注的焦点。党和国家对卫生事业高度重视，认识到健康是人类生存与发展的基础，是评价一个国家经济发展与社会进步的重要标志。其次，国民经济持续、协调、稳定和快速地发展，为卫生事业提供了一定的物质保障。1950 年我国的卫生事业总费用仅为 5.59 亿元人民币，占当年国家财政支出的 1.5%。1995 年，我国的卫生事业费为 163.26 亿元，占国家财政支出的 2.39%。综合国力的增强，经济实力的提高，使得国家对改善卫生状况，为全社会成员提供卫生、文明、舒适的生存环境的能力也相应提高。最后，卫生领域的科学研究不断取得新突破。以基因工程、成像技术、人工器官、远程医学、计算机为代表的新技术、新材料和新方法的运用，给传统医学模式、思维方式和工作方式带来了巨大的变革，为未来的医疗卫生事业提供了广阔的前景。

困难与希望并存，机遇与挑战同在。首先，一些已被消灭的传染病、地方病又有死灰复燃的迹象，新的危害较大的传染病时有发生。其次，由于生活方式、工作方式和环境因素引起的慢性非传染病性疾病，如心脑血管疾病、恶性肿瘤、精神性疾病等已上升为主要的死亡原因。最后，卫生投入不足与卫生资源分配不均、浪费严重、医疗费用不合理现象并存。面对这些困难与挑战，只有进一步深化改革，才能更好地适应新形势的要求。

（二）护理事业的改革与发展

1. 护理管理体制与护士专业职务晋升制度的建立

“文革”后，随着全国护理工作的恢复和发展，加强护理管理，提高病房管理水平和护理工作者的专业素质，成为迫在眉睫的事情。

1982 年卫生部发布了《全国医院工作条例》。条例中明确规定，医院要加强对护理工作的领导，要有一名副院长分管护理工作。护理部主任或总护士长在副院长领导下，负责管理全院的护理工作。科室护理工作实行护士、护士长、科护士长三级负责制或护士、护士长二级负责制。护理人员的培训、考核、院内调配由护理部或总护士长负责，任免、晋升、奖惩等要充分听取护理部的意见。同年，卫生部医政司护理处正式成立。此后，各省市卫生厅、局设立护理科并配备护理专职行政干部。

长期以来，医院的护理工作被置于从属地位，独立的护理管理体制尚未普遍接受，护理部有职无权的情况较为普遍，有的医院甚至取消了护理部，为此，1986 年 5 月卫生部在南京召开“首届护理工作会议”，重点研讨了在改革中如何加强护理工作领导，理顺管理体制，振兴护理事业等问题。1989 年 11 月卫生部发布了《医院分级管理办法（试行草案）》和《综合医院分级管理标准（试行草案）》，明确规定了质量管理、技术水平与护理标准的达标要求。

技术职务是专业人员技术水平和职责的标志。长久以来，护理队伍缺乏技术职务的设定和评聘制度，护士不分文化高低、能力大小、贡献多少、技术职务一律按中级人员对待，严重制约了护理人员的专业发展，影响了护理队伍的稳定性。1978 年卫生部下发了《医学卫生技术人员职称及晋升条例（试行）》。对此条例，中华护理学会及时组织了学习和讨论，并建议卫生部将卫生技术人员分类简化为医、药、护、技四类；对于护理人员使用“护师”而不用“护理师”，在护士职称系列中增设高级职称。1979 年 2 月由国务院批准，卫生部正式颁发了《卫生技术人员职称及晋升条例（试行）》，明确规定护士的技术职称分为主任护师、副主任护师、主管护师、护师、护士五级。护士专业职称的确立，对调动全国护士的积极性和发展我国护理学科有着深远的意义。1986 年由中央职称改革工作领导小组正式批发了《卫生技术人员职称试行条例》，该条例确定卫生技术职务分为医、药、护、技四类；其中主任护师、副主任护师为高级技术职务，主管护师为中级技术职务；护师、护士为初级技术职务。对各级职称的专业护理人员任职资格、各级岗位职责等给予了规定。

随着护理事业的发展，为了适应全国护士职业考试、护士立法注册以及开展护理学术研究及信息交流工作等的需要，在中华护理学会的建议下，卫生部于 1984 年成立了卫生部护理中心，以协助卫生部加强对护理管理、护理教育的领导及临床护理的质量控制和技术指导，开展护理科学研究，培养护理师资、收集整理国内外护理科技信息资料等。护理中心又先后设立了护理管理、护理科研和护理教育三个专业委员会，定期进行护理专题研讨，这些举措促进了我国护理事业的发展。

2. 护理教育改革与发展

自 1985 年恢复护理本科招生以来，我国高等护理教育有所发展，但也暴露出一些不合理的现象，例如：普通基础课、医学基础课占比重过大，人文社会学科、护理专业基础课及专业临床课所占比重偏小；尚未改变传统的“医学基础＋专业理论＋临床实践”的老三段课程结构，前期课与后期课缺乏有机的联系等。因此高等护理教育课程结构亟待改革。

1995 年 10 月经国家教委批准，协和医科大学护理学院正式成立，成为我国第一所国家重点大学的护理学院。在中华医学基金会资助下，协和医科大学护理学院开始进行大胆的课程设置改革。按照护理专业要求，重新组织教学内容，减少公共基础课的学时，增加人文和社会科学内容，增设心理学、人类的发展与哲学、沟通交流、美学、逻辑思维与推理等课程。根据护理专业的特点，将原来所学的课程都做出了相应的调整，改变了传统的课程设置。自 1996 年起护理大专和本科采用新的课程设置，本科学制由五年改为四年。

1996 年上海医科大学和中山医科大学成立护理学院，1998、1999 年湖南医科大学和华西医科大学相继成立护理学院。1999 年，北京医科大学护理学院成立（2000 年更名为北京大学护理学院）。这些高等护理学院的成立大大推动了我国护理教育的发展。

随着高等护理教育在各医学院校的开展，护理师资缺乏的现象更见突出。1990 年 12 月经国务院学位委员会批准北京医科大学为护理专业硕士学位授予单位，1992 年正式招生。之后，中国协和医科大学、上海医科大学、广州医科大学、西安医科大学和华西医科大学也相继获准为硕士研究生招收单位。2004 年中南大学湘雅医学院获得国内首批护理博士学位授予权，同年开始招收我国第一批社区护理研究方向的博士生。

3. 专科护理成就卓然

随着医疗分科越来越细，20 世纪 70 年代专科护理应运而生。中华护理学会根据专科护理发展的情况和趋势，适时扩大并增设了专科护理学术委员会，以加强对相应学科的指导与管理。各专科委员会发挥各自专长，通过召开全国性学术会议及专科护理培训班，介绍和交流护理新技术、新理论，达到提高专科护理水平、解决专业疑难问题的目的。

（1）内科护理学

作为一门临床护理学科，内科护理学是建立在基础和临床医学、人文社会科学基础上的一门综合性应用学科。内科护理学的范畴包括呼吸、循环、消化、泌尿、血液、内分泌代谢疾病、风湿病、传染病、神经系统疾病病人的护理。

20世纪90年代，随着我国护理事业的蓬勃发展，与国际先进护理模式接轨的呼声日益高涨。内科护理逐渐由疾病护理转向在生物-心理-社会医学模式下的以人为中心的整体护理。1990年，在《内科护理学》中引入了基本需要层次论和护理程序。这两项新内容的增设，使得内科护理学发生了根本的转变。主要表现为在护理内容上增加了各种疾病的主要护理诊断、相关因素分析和护理措施设计，并逐步规范了内科常见病、多发病的健康教育。

临床其他相关学科的发展也促进了内科护理学的发展。例如对疾病的病因和发病机制的进一步认识，成为临床护理以及对病人及社会人群进行健康教育和保健指导的理论依据。临床护理科研的开展，丰富了内科护理学的知识，例如可以通过对病人的求医行为、治疗依从性的研究，探讨病人的行为方式和治疗效果及预后之间的关系。

(2) 外科护理学

外科护理学是现代护理学的重要组成部分，在实践中应用医学、外科学和护理学的基础理论对因创伤、感染、溃疡、梗阻、肿瘤、结石、畸形等原因而接受外科治疗的病人提供整体的护理，以达到去除病灶、预防残障、促进康复的目的。

随着医学科学的进步，外科护理工作范围与形式不断扩大和变化。外科学与其他学科彼此促进、交叉和重叠的同时，不仅丰富了外科学和外科护理学的内涵与外延，同时对护理工作者提出许多新要求。

近年来，心血管外科护理取得令人瞩目的成绩。从40年代初开展的动脉导管结扎术的护理，到50、60、70年代相继开展的二尖瓣扩张分离术、体外循环心内直视手术、瓣膜置换、冠状动脉搭桥术的护理观察，以及70年代后期至90年代的心脏移植、心脏监护、血流动力学监护、各种辅助循环等新技术的开展，先进护理仪器的引进与应用，加快促进了心血管外科护理模式与国际护理进一步接轨。

器官移植在我国起步较晚，20世纪70年代后期则有了较大的进展，90年代初近百家医院开展了肾移植手术，病例已过万计，同时对器官移植的护理都保持较高的水准。与之相随的手术室护理范围有了很大扩展，移植病房的无菌管理、术后排斥反应的观察以及病人心理适应等诸多课题，使护理科研跃上更高层次。

1980年北京协和医院建立了我国第一个重症监护病房（Intensive Care Unit，ICU），ICU使危重病人起死回生的业绩令人耳目一新，内、外、妇、儿各科都愿把一些术前、术后濒危的病人送到ICU。此后不久，ICU遍及全国。ICU在建立和不断完善的过程中，培养和造就了大批具有扎实理论知识及丰富经验的重症监护人才，丰富了现代护理学的内容，拓展和提高了现代护理领域及层次。

(3) 妇产科护理学

“优生优育、提高人口素质”的基本国策，对我国的孕产妇保健工作提出了更高的要求。产前诊断的开展，为提高围产儿的保健水平提供了更先进、更科学的方法，也拓展了护士的知识面。计划生育工作是我国的基本国策，为使人口增长与国民经济相适应，在宣传计划生育，普及有关科学知识中护士做了大量的工作。

母乳喂养是我国的优良传统，20世纪60年代受世界潮流的影响，我国母乳喂养率开始下降。为使我国2000年纯母乳喂养率达到85%，1992年在全国范围内进行了创建爱婴医院的活动，将促进母乳喂养工作纳入工作重点。以WHO和世界儿童基金会联合制定的“促进母乳喂养成功的十点措施”为原则，经过几年的努力，母乳喂养深入人心。同时母婴同室将医生和护士的工作直接置于产妇及社会的监督之下，促进了产科服务态度和服务质量的提高。

20世纪70年代英国学者成功地开展了试管婴儿的研究，导致了一系列助育技术的诞生。80年代中期，我国开展试管婴儿的研究工作。助育疗法涉及人的生理、心理、社会、伦理道德等方面，不言而喻护士在这个领域中承担着重要的角色。

预防新生儿院内感染、新生儿高胆红素血症、新生儿黄疸、照射中最佳护眼材料的选择以及无痛分娩等均列入专科护理的研究课题，并取得了丰硕成果。

(4) 儿科及其他学科护理学

儿科护理学包含了儿童各期的疾病防治、成长保健、重症抢救以及心理卫生中的健康教育。儿科护理工作者在预防疾病、保护儿童健康、教育儿童、全面了解儿童社会心理和健康状况、实施身心整体护理中作出了重要贡献。

精神科护理工作者开展了以心理护理为重点的整体护理，着眼于病人的个性特点和全面需要，对精神病人实施了“开放管理”等治疗举措，收到良好效果。

中医护理工作者总结出一套以辨证施护为特色的中医临床护理程序，为中医护理工作标准化、规范化展开了新的一页。

4. 护理学科的拓展

随着医学模式的转变和健康观念的更新，公众对护理的需求也在不断地提高。护理工作已从治病护理扩展到防病保健，护士开始走出医院迈向社会，逐步深入到临终关怀、老年护理、康复保健、家庭护理及社区护理等领域。

(1) 临终关怀护理

临终关怀运动始于英国的圣克里斯多弗医院。50年代，英国护士桑德斯（Cicely Saunders）在长期从事晚期肿瘤病人的护理工作中，目睹垂危病人的痛苦，决心改变这一状况。1976年她创办了世界著名的临终关怀机构（ST. Christophers'Hospice)，使垂危病人在人生旅途的最后一站得到满足和舒适的照顾。之后，世界上许多国家和地区开展了临终关怀服务实践和理论研究，70年代后期，临终关怀传入美国，80年代后期被引入中国。

此前，许多学者对 Hospice 和 Hospice Care 的翻译存有疑义。Hospice 曾被译为“济病院”或“死亡医院”。Hospice Care 被译为“安息护理”或“终末护理”。香港学者称之为“善终服务”，在台湾则被称为“安宁照顾”。1988年7月15日，美籍华人黄天中与天津医学院共同创建了中国第一个临终关怀研究机构——天津医学院临终关怀研究中心，“临终关怀”一词首次在中国正式应用。自1990年起，天津医学院临终关怀研究中心开始接收病人，迄今为止，已有数百名临终病人在这里尊严、舒适、安详地抵达人生终点，得到普遍的赞扬和肯定。

中国临终关怀事业虽然只有九年的历史，但已取得了令人瞩目的进展。其发展大体经历了三个阶段，即理论引进和研究起步阶段，宣传普及和专业培训阶段以及学术研究和临床实践全面发展阶段。1992年5月，经国家科委批准，天津医学院与美国东西方死亡教育研究学会联合举办“首届东西方临终关怀国际研讨会”，卫生部长陈敏章等领导出席会议并讲话，对临终关怀事业给予充分肯定，并决定将其纳入全国医疗卫生工作发展规划。2004年《临终关怀杂志》创刊，推动了我国临终关怀事业的进一步发展。

(2) 社区护理

社区护理是面对社区内个人、家庭及团体的健康服务工作，如健康教育、健康指导、家庭护理、康复指导、病人及健康人的营养指导、妇幼及老年人保健、心理咨询等。社区护理学综合应用了护理学和公共卫生学的理论与技术，以促进和维护人群健康为最终目的，提供连续的、动态的和综合的护理专业服务。

早在19世纪末，在威廉·勒斯朋（William Rothboon）和南丁格尔的倡导下，在英国创建了为城市贫苦居民服务的家庭护理服务和地段护理服务模式。随后在美国、加拿大、荷兰、澳大利亚、德国等西方国家也相继开始出现了访视护理活动，并不断成熟。随着公共卫生学的发展，公共卫生护理应运而生，后又进一步改称为社区卫生护理。

随着社会的发展、医学模式的转变以及医疗制度的改革，社区护理的重要性逐渐为社会各界尤其是护理界所关注，1993年11月卫生部对中等卫校护理专业课程设置作了调整，增设人文科学和预防保健等内容；部分大专院校也在高等护理教育课程中增设了社会护理学、预防医学、健康教育及社区护理等课程。社区护理作为社区卫生服务不可或缺的组成部分，将是21世纪护理发展的重点。

如何保证社区护理质量，确保病人达到最佳功能状态，是社区护理需要解决的重要问题。总之，社区护理是护理专业领域中的一个新课题，它是社会发展、科技腾飞以及医学模式转变的必然产物，是促进健康、保持健康和恢复健康的重要途径。

（3）老年护理学

20世纪20年代国外开始出现老年学学科，50年代中期开始出现中国老年学与老年医学研究，60年代，出现老年护理教育计划和教科书，从此老年护理学得到不断发展。中国是人口老化速度最快的国家之一，20世纪80年代以后，老年医学日益受到重视，老年护理学也随之提到我国护理工作的正式议事日程。

老年科护士的责任是根据老年人的特点，运用老年生物学、心理学、社会学以及生活适应等科学知识来提供护理服务以满足老人群体的特殊需求，同时还要指导和教育其他照顾老年人的工作人员。其主要工作包括医疗护理、生活护理、心理护理和终末关怀等。

（4）康复护理

现代康复医学起源于20世纪，康复护理是康复医学不可分割的重要组成部分。康复护理除包括一般基础护理内容外，还应用各种专门的护理技术，对患者进行残余机能的训练，努力挖掘残疾者心理上、躯体上的自立能力，为回归社会做准备。康复护士的基本职能包括：保存生命、减轻病痛和促进康复三个方面。

20世纪80年代，中国引进现代康复医学的理论和方法，并和传统康复医学相结合，促进了康复医学事业的蓬勃发展。90年代以前康复护理的文献多为护理体会，90年代以后有关康复护理的临床报道才逐渐增多。

康复医学必须回归社会，未来的康复医疗服务范围应当扩大到包括精神卫生、心理咨询等方面。迎接挑战，跟上国际康复护理发展的趋势，是我国广大康复护理工作者神圣而又艰巨的任务。

5. 临床护理模式的改革与发展

随着时代的变迁，护理模式要根据政治、经济、社会以及管理思想等的改变发生相应的变革，并在不同的文化中呈现不同的表现形式。临床护理模式是否科学、合理，既对临床护理质量产生直接影响，也制约着整个护理事业的发展。改革开放以来，我国广大护理工作者对此进行了积极的探索，由传统的单一的以疾病为中心的功能制护理逐渐转变到以病人为中心的责任制护理与系统化整体护理，这种改革有力地促进了我国护理质量的提高和护理事业的发展。

（1）功能制护理

功能制护理是护理学形成过程中以疾病为中心的护理思想的产物。受工业化大生产中流水作业管理思想的启发，根据生物医学模式的思想原理，护理管理者引进了工业流水作业的经验，设计了功能制的护理分工法，将整个护理工作的内容归纳为处理医嘱、打针发药、巡回观察、重症监护等若干功能类，每一功能类由 1 到 2 名护士负责，各司其职，互不干扰。按卫生部制定的三级甲等医院标准，病床和护士的比例为 1∶0.4。

实行功能制护理，病人接受不同的护理人员的片断护理。护士以医嘱为中心去完成各项护理任务，患者得不到由固定护士负责的完整护理，护士工作的主动性和创造性也难以得到充分的发挥。但功能制护理便于组织管理，有利于节省时间和人力，特别是在人员少、任务重的情况下，能够最大限度地发挥人力资源的作用。目前，这种护理制度在我国仍然普遍存在。

（2）责任制护理

20 世纪中后期，人本主义对护理领域产生了深刻的影响，病人群体呈现越来越复杂的趋势，为适应这种趋势产生了责任制护理模式。

责任制护理最初由霍尔（Lvdia Hall）于 20 世纪 50 年首先提出，并在美国明尼苏达大学付诸实践，70 年代在美国和欧洲得到推广。80 年代初，美国波士顿大学护理研究院美籍华人李士鸾在我国南京军区总医院承办的第一期高级护理进修班讲学时，将责任制护理、护理程序和护理诊断引进我国。

责任制护理制度的特点是以病人为中心，由责任护士对病人实施 8 小时上班 24 小时负责的有计划、有目的的整体护理，主要包括护理程序、组织形式、护理病历三方面的内容。由于责任制护理从病人入院到出院均由 1 名护士给予连续性护理，因而能够向病人提供整体、连续、协调、个性化服务的护理。这种护理使得护患关系更加密切。同时，护士与医生的关系也发生变化了，护士不再是医生的助手，而成为合作伙伴。

（3）系统化整体护理

随着人类社会进入到信息化与系统化的时代，系统论的思想已广泛渗透到社会各个领域的管理工作之中。护理作为一个与社会广泛接触，与人类健康息息相关的专业，需要与社会及相关学科协调发展。系统化整体护理的理论和实践，正是这种社会需要和护理自身变革的结果。

1994 年美国乔治梅森大学护理与健康科学学院袁剑云来华讲学，提出了适合中国国情又与国际先进护理接轨的系统化整体护理概念，简称“整体护理”。整体护理是以病人为中心，以现代护理观为指导，以护理程序为基础框架，将护理临床业务和护理管理的各个环节系统化的工作模式。整体护理的主旨是以病人为中心，要求护理的着眼点不能仅仅滞留在某一疾病上，而必须放在病人这个整体上。把满足病人需要、为病人解决问题作为衡量工作的准绳和护理成效标准。

整体护理模式的先进性与科学性，体现在全面地估量了健康与疾病的各种因素，并把社会心理因素纳入护理范围，是医学的科学文化与人文文化统一的体现。但是，整体护理模式片面强调了外因对生命本质的影响，忽略了主观能动性，目前的整体护理模式的设计和实施，还遗留着明显的功能制护理模式的痕迹，这些都是应该改进的地方。

（4）其他护理方式

功能制护理、责任制护理及系统化整体护理是临床护理体制的基本方式，除此之外，还有其他一些护理方式在临床上也常采用：

个案护理：是指一个或几个病人所需的护理，完全由一位护士完成。最早的护理模式就是个案护理模式，即类似于私人服务，对病人的所有护理均由1位护士来完成，包括心身健康的护理。目前这种护理方式常被用于ICU、CCU，也用于护生实习。个案护理的优点是护士可以与病人直接交流，明确地了解病人需要，护士有一定的自主权，护理职责明确，有利于保证工作质量，有利于加强护士的责任心。这种护理方式的缺点是需要较多护士，花费大，不适于所有病人。

小组护理：小组护理模式产生于20世纪50年代，它是由一组护士（包括护师、护士和护理员等）组成的共同体，其优点是能够较持续地对病人进行护理，有利于病人和护士之间更好地交流，小组成员工作有自主性。这种护理方式的缺点是对组长要求高，需要人力和设备较多。由于每个护理人员没有确定的护理对象，护理人员的责任心不强，整个小组护理工作质量受小组长能力、水平和经验的影响较大。

综合护理：是近年发展起来的一种护理方式。其特点是将责任制护理和小组护理融合起来，由一组工作人员一起护理8～12位患者，具有责任制护理的自主负责的精神。责任护士负责所有这组病人的整体护理计划，助理护士负责执行护理计划。

六、医学与护理事业展望

（一）成就与不足共存

新中国成立以来，我国的医学与护理事业的发展和变化是深刻的。随着现代医学模式和新的健康观念的发展，对医学和护理学科都产生了深刻影响，传统的疾病模式得到了部分纠正，人们把关注的焦点逐渐从疾病转移到患病的人和人的健康上来。

相对于世界先进水平，我国医疗卫生事业尚有不足。首先，同欧美等发达国家相比，我国医护人员的数量远远不够，护士尤为短缺；另一方面，医护人员的服务意识、服务理念、业务素质、技术水平与人民群众多元化健康服务需求存在差距，护理的专业化发展滞后于临床医学；多层次的医学和护理教育有待发展，医护人员的毕业后教育需要加强；专科护理技术水平还不能满足现代医学技术的需要，整体护理理念尚未很好地落实在实践中；尚缺乏科学有效的护理质量评价体系，护理管理的科学化水平需要提高；医疗的公平与公正问题需要得到不断的改善。诸多问题需要医护人员共同面对。

（二）机遇和挑战同在

21世纪初叶是我国加快全面建设小康社会的关键时期。医疗卫生事业的发展直接关系到人民群众的身体健康和生命安全，是社会进步和人的全面发展的重要标志，也是落实科学发展观、构建和谐社会的具体体现。作为医疗卫生事业的重要组成部分，医护工作与人民的健康利益和生命安全密切相关。展望未来，公众对提高生命质量的要求越来越强烈，使医护工作的责任越来越艰巨。医学模式的转变丰富了医疗护理工作的内涵，高新技术成果在医学领域的应用促进了医疗技术的发展，全球化趋势使国际交流与合作日益扩大。这些变化为医疗卫生事业的发展带来新契机，也对护理服务理念、护理工作内涵、护理服务模式以及护理专业人员素质、能力和技术水平等诸多方面产生深远影响。

21世纪对于每一个医护工作者都将是机遇与挑战并存的时代，医生和护士将成为WHO提出的“人人享有健康”目标的主力军。护士将成为向个体、家庭及社会进行健康教育的主要力量。护士将与医生、营养师、药剂师等医疗健康保健人员紧密配合，彼此成为平等的合作者，共同为维护人类的健康而努力。

思考题

1. 新中国成立后确定的卫生工作方针是什么？
2. 简述建国后中国医疗保障制度的确立与变革。
3. 简述新时期临床护理模式的改革与发展。

主要参考文献

1. 李时珍. 本草纲目（校点本）. 北京：人民卫生出版社，1975.
2. 甄志亚. 中国医学史. 上海：上海科学技术出版社，1983.
3. 王秀瑛. 护理发展简史. 上海：上海科学技术出版社，1987.
4. 刘元翼，龚纯等. 医史学. 湖北：湖北科学技术出版社，1988.
5. 甄志亚. 中国医学史. 北京：人民卫生出版社，1991.
6. 李经纬，程之范等. 中国医学百科全书·医学史. 上海：上海科学技术出版社，1992.
7. 上海医科大学、河北职工医学院. 健康学. 北京：人民卫生出版社，1993.
8. 钱宇平. 流行病学. 第2版. 北京：人民卫生出版社，1993.
9. 陈海峰. 卫生保健史. 上海：上海科学技术出版社，1993.
10. 张维耀. 中医的现在与未来. 天津：天津技术出版社，1994.
11. 耿贯一. 流行病学. 第2版. 北京：人民卫生出版社，1995.
12. 中国人民解放军总后勤部卫生部. 中国人民解放军护理发展简史. 北京：人民军医出版社，1995.
13. 程之范. 中外医学史. 北京：北京医科大学中国协和医科大学联合出版社，1997.
14. 廖育群、傅芳、郑金生. 中国科学技术史·医学卷. 北京：科学出版社，1998.
15. 《中华护理学会90年》编辑委员会. 中华护理学会90年. 北京：中华护理学会出版社，1999.
16. 王益锵. 中国护理发展史. 北京：中国医药科技出版社，1999.
17. 来茂德. 医学分子生物学. 北京：人民卫生出版社，1999.
18. 李树贞. 现代护理学. 北京：人民军医出版社，2000.
19. 郭桂芳. 外科护理学. 北京：北京医科大学出版社，2000.
20. 李经纬，林昭庚. 中国医学通史·文物图谱卷. 北京：人民卫生出版社，2000.
21. 李经纬，林昭庚. 中国医学通史·古代卷. 北京：人民卫生出版社，2000.
22. 傅维康，陈道瑾. 中医护理学历史与中医护理学临床应用. 上海中医药大学出版社，2001.
23. 王益锵. 护理美学. 北京：人民卫生出版社，2001.
24. 尤黎明. 内科护理学. 北京：人民卫生出版社，2002.
25. 马锦璋. 中医基础护理学. 北京：中国中医药出版社，2002.
26. 张海林. 近代中外文化交流史. 南京：南京大学出版社，2003.
27. 梁仁. 简明中国近现代史. 北京：中国中央党校出版社，2003.
28. 张大庆. 医学史. 北京：北京大学医学出版社，2003.
29. 邹询. 现代护理新概念与相关理论. 第3版. 北京：北京大学医学出版社，2004.
30. 张大庆、和中浚. 中外医学史. 北京：中国中医药出版社，2005.
31. 郑修霞. 社区护理学导论. 北京：北京大学医学出版社，2007.
32. 中华古文明大图集出版指导委员会. 中华古文明大图集·颐寿. 北京：人民日报出版

社，1992.
33. 洛伊斯·N·玛格纳著. 生命科学史. 河北：百花文艺出版社，2002.
34. 罗伯特·玛格塔著. 医学的历史. 广州：希望出版社，2003.
35. 卡斯蒂廖尼著. 程之范译. 医学史. 广西：广西师范大学出版社，2003.
注：英文参考文献略。